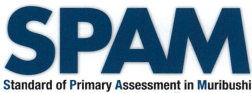

SPAM
Standard of Primary Assessment in Muribushi
浦添ER診療ガイドブック

監修 ● 山内素直
著 ● 浦添総合病院SPAM本制作グループ

中外医学社

浦添総合病院 SPAM 本制作グループ

★監修・執筆

山内素直　MD1 Program
Department of Emergency Medicine,
Newark Beth Israel Medical Center

★執筆者・責任者 （五十音順）

石塚光太郎　浦添総合病院　スポーツ関節外科センター
伊集院　駿　鹿児島大学大学院　医歯学総合研究科
消化器疾患・生活習慣病学分野
稲森大治　済生会熊本病院　内科専攻医
稲生真夕　浦添総合病院　病院総合内科
岩井俊賢　浦添総合病院　初期研修医
岩永　航　奈良県総合医療センター　集中治療部
上原正弘　京都府立医科大学　腎臓内科
宇都宮貴史　浦添総合病院　外科後期研修医
大里里子　浦添総合病院　内科後期研修医
大竹弘隆　藤田医科大学　救急総合内科
柿本忠俊　防府消化器病センター　消化器外科
神部宏幸　神戸市立医療センター中央市民病院　外科・移植外科
北原佑介　浦添総合病院　救急集中治療部
栗原　健　浦添総合病院　病院総合内科
小網博之　Department of Surgery, McGovern Medical School/
University of Texas Health Science Center at Houston
後藤崇夫　横須賀市立うわまち病院/東京ベイ・浦安市川医療センター
集中治療科
齋藤　学　合同会社ゲネプロ
左久間隆弘　浦添総合病院　初期研修医
杉山賢明　東北大学大学院　歯学研究科,
一般社団法人　みんなの健康らぼ
角谷和歌子　埼玉県立小児医療センター
総合周産期母子医療センター　新生児科

谷口洋平	関西医科大学附属病院	呼吸器外科
田村友里	東京医科歯科大学病院	整形外科
西村真唯	手稲渓仁会病院	産婦人科
野波啓樹	浦添総合病院	病院総合内科
東 拓一郎	厚地脳神経外科病院	脳神経外科
廣畑俊和	鹿児島大学病院	リハビリテーション医学
穂積拓考	あいち小児保健医療総合センター	集中治療科
佛坂扶美	久留米大学病院	眼科学講座
前住忠秀	昭和大学藤が丘病院	腎臓内科
松下和敏	神戸大学大学院	医学研究科
松野 敬	浦添総合病院	初期研修医
丸山和典	浦添総合病院	スポーツ関節外科センター
三浦 航	大阪市立総合医療センター	麻酔科・ICU
溝渕 海	浦添総合病院	初期研修医
見附明彦	市立札幌病院	腎臓移植外科
宮前伸啓	洛和会音羽病院	救急科
村田慎一	愛知県がんセンター	放射線診断・IVR部
山本ゆり子	横浜市立大学	産婦人科
李 瑛	鳥取大学医学部	地域医学講座

★イラスト

松坂恵介	千葉大学 医学部附属病院	病理診断科

★協力者

浦添総合病院教育研究室

玉城 格	浦添総合病院	臨床検査部
名嘉村 敬	浦添総合病院	病院総合内科/呼吸器センター

群星沖縄臨床研修センター

安田一行	長崎大学	熱帯医学研究所

本書では，疾患各論のいくつかの原稿で，"Radiopaedia.org"（https://radiopaedia.org/）からの画像をそれぞれの著作権者の許可を得て掲載させていただきました．

　Radiopaedia.org は，世界中の放射線科医やその他の医療関係者が参加するプロジェクトで，これまでにない世界最高水準の放射線領域関連の症例画像，文献などを，世界中の人々に，これまでもこれからも，無料で提供するために活動している非営利サイトです．

　本書の趣旨に賛同し，画像の使用を快く承諾して下さった各著作権者のみなさまに，この場を借りて感謝申し上げます．

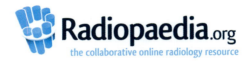

 @Radiopaedia.org

 Facebook.com/Radiopaedia.org

推薦の序

　研修医向けの救急外来での初期評価そして初期対応コース SPAM が 1 冊の本になりました．SPAM is Standard of Primary Assessment in Muribushi の略で，救急初療標準化コースです．群星沖縄プロジェクト基幹病院の一つであり，地域医療支援病院のモデルとなっている浦添総合病院の初期研修医が総力を挙げて作ってきました．群星沖縄プロジェクトは，2003 年に宮城征四郎先生（現名誉センター長）が立ち上げられた，沖縄県内の研修病院群アライアンスです．2017 年からは私がセンター長を引き継がせていただいています．

　コースのセッティングは救急外来の最前線．ここでは，研修医の皆さんがチームの最前線に立ち，ダイナミックに診療しています．緊急度と重症度が高い患者さんが，次から次へと多数搬送されて来る中で，迅速かつ適切な蘇生を行い，キラー疾患を見逃さないための診断と治療を行うという安全な診療が求められます．本書を読んで，救急外来で常に持ち歩き，必要に応じて再読を繰り返すことで，SPAM をマスターすることにより，このような診療が可能になると思います．

　本書は，医学生・研修医だけでなく，救急外来診療を行うすべての医師にお勧めです．宮城先生によるティーチングのコア・コンセプトであるバイタルサインの解釈を始めとした問診と診察の基本を一貫して忠実に重視し，記述されています．また，わかりやすい図表や，覚えやすい語呂合わせが豊富に付いており，読者の理解と記憶を助けてくれます．さらには，監修の山内素直先生を始めとしたコース作成 OB/OG たちが世界各地で活躍する中で，このコース内容に最新のエビデンスとグローバル・スタンダードの知見をインプットしてくれています．

　患者さんの急変はいつどこでも起こる可能性があります．本書の内容は，入院中，プライマリケア外来，在宅医療など，全ての患者さんの急変対応に応用できます．自信を持って患者診療を行うためには急変対応に対する備えが必要です．そのためにも，本書を，医師だけでなく，すべての医療者にもお勧めします．さあ，あなたも SPAM ポーズをマスターして，安全な医療を提供できるプロフェッショナルを目指しましょう．

　　2019 年 10 月吉日

　　　　　　　　　　　　　　　　　　　群星沖縄臨床研修センター長
　　　　　　　　　　　　　　　　　　　徳田　安春

発刊にあたって

このたび，浦添総合病院の初期研修プログラムの誇るべき伝統である「SPAM」が一冊の本としてまとまり，全国の皆さんにお届けできることを非常に嬉しく思います．この本（通称「SPAM 本」）を通じて，広く全国に SPAM を知ってもらうことはもちろん，日々 ER で頑張っている全医の研修医達が現場ですぐに活用できる一冊として，皆さんの白衣のポケットに忍ばせてもらえれば，執筆者一同これ以上に嬉しいことはありません．

SPAM の特徴として，研修医が「研修医目線」で考え，作り上げて継続されてきたものであること，研修医が救急外来で生き延びるための初期評価や初期対応に重点を置いていること，群星沖縄プロジェクトの強みであるバイタルサインや身体所見を重視していることなどがあげられます．この本は，決して専門的なものでもなければ，みんなが従うべきプロトコルとなるものでもありませんが，実際に ER で四苦八苦しながら闘っている「研修医の視点」に立って作られたガイドブックだという強みがあります．みなさんにも，そのことを意識してこの本を愛用していただければと思います．

この本の執筆に取り組んだのは，現役の浦添総合病院の研修医および，SPAM コースを生み出し，これまで育ててきた OB/OG 達です．自分達が経験した初期研修の伝統を，一冊の本として「カタチ」にすることは，浦添総合病院で初期研修をした全員の自信や誇りに繋がるものであり，SPAM の集大成として非常に貴重な経験となりました．また，それと同時に，浦添総合病院でのこれまでの自分たちの ER 診療を見つめ直す良いきっかけにもなりました．SPAM コースで教えていることや，自分達の普段の ER 診療がはたしてスタンダードと呼べるものなのか，改善点はないか，エビデンスはどうなっているのかなどを改めて調べ直し，カタチに残す．そんな作業を通じて，自分たち自身についても振り返って考える良い機会となりました．そのため，疾患各論の内容は，普段の SPAM コースで指導している内容や浦添総合病院 ER での実際の診療内容に加え，できるだけ最新のエビデンスに基づいた，現時点での「世界のスタンダード」に近い内容もたくさん盛り込んだパワーアップしたものとなっています．「スタンダード」はその時代によって変わっていくものでもあり，他のやり方を否定するものではありませんが，この本の中に ER 診療の奥深さや楽しさ，醍醐味を感じてもらえれば幸いです．

代々引き継がれてきた SPAM の内容をまとめ直し，カタチにする作業は一筋縄ではいきませんでした．ですが，プロジェクトに協力してくださっ

た現役研修医の皆さんおよび OB/OG の皆さんの協力のお陰で素晴らしい一冊ができたことに，監修者として感謝申し上げます．また，群星沖縄プロジェクトを素晴らしいリーダーシップで率い，長年にわたって私達を指導してくださっている宮城征四郎先生および徳田安春先生，この企画を受けることを戸惑っている際に背中を押してくださった浦添総合病院の宮城敏夫理事長，福本泰三院長，いつも快く私達をサポートしてくださる教育研究室の皆さん，その他多くの方々のご理解とご協力に心からお礼を申し上げます．そして，このような企画を提案いただき，度重なる原稿提出の遅れにも嫌な顔一つせず，私達の思いをカタチにするのに辛抱強く付き合って下さった中外医学社の宮崎さんに，感謝します．本当にありがとうございました．

　この本が，少しでも多くの研修医や医学生の力となり，ひいては今後の日本のより良い ER 診療への助けとなることを心から願っています．

　　　　令和元年 10 月吉日

　　　　　　　　　　　　　　　　　　監修・執筆　山内 素直

〜本書利用に際しまして〜

・ 本書の内容は，これまで SPAM コースで指導されてきた内容に，最近の文献やガイドラインで示されているエビデンスや知見を加えてまとめたものであり，浦添総合病院で実際に行われている診療内容と必ずしも合致するものでもなければ，他施設において採用することを強要するものでもありません．個々の患者における臨床診断および治療方針の決定は各医師の責任に基づくものであり，あくまでも個人の責任において本書を活用していただくようお願いします．

・ 本書で取り上げている様々なクリニカル・ディシジョン・ルールは，適切に使用した場合には診断や治療方針決定の一助となり得ますが，これらはあくまでも診療の補助的なツールであることを認識いただき，これのみに頼るのではなく，最終的には個人の責任において総合的に臨床判断を下していただくようお願いします．

・ 本書で示されている抗菌薬やその他の薬剤の使用例は，あくまでも一般的なものです．それぞれの薬剤の使用にあたっては，各施設でのアンチバイオグラムや，採用されている薬剤名，その適応・禁忌，投与量，投与方法，投与スケジュール等を確認の上，個人の責任において用いるようお願いします．

・ 本書の記載内容に起因する医療上の問題に関しては，監修者，執筆者ならびに出版社はいかなる責任も負いかねます．

目次

|第1章| SPAM 1
　1 ► SPAM ってなんだろう？ 2
　2 ► SPAM の二本柱
　　　～Primary Approach と Secondary Approach～ ... 6
　3 ► Primary Approach の実際 8
　4 ► Secondary Approach の実際 14

|第2章| A の異常 ～Airway～ 17
　1 ► A の異常へのアプローチ 18
　2 ► 急性喉頭蓋炎 22
　3 ► アナフィラキシー 26
　4 ► 気道異物 30
　5 ► 気道熱傷 34

|第3章| B の異常 ～Breathing～ 39
　1 ► B の異常へのアプローチ 40
　2 ► 肺炎 43
　3 ► 気管支喘息発作 51
　4 ► COPD 急性増悪 56
　5 ► 気胸 62
　6 ► 肺塞栓症 70

|第4章| C の異常 ～Circulation～ 79
　1 ► C の異常へのアプローチ 80
　2 ► ショック 84
　3 ► 急性心不全 96
　4 ► 頻脈 104
　5 ► 徐脈 110

|第5章| D の異常 ～Disability～ 115
　1 ► D の異常へのアプローチ 116
　2 ► 低血糖 120
　3 ► 失神 124

i

4 ► 糖尿病性ケトアシドーシス/高血糖高浸透圧症候群	······	132
5 ► 肝性脳症	············	136
6 ► 熱中症	············	139

第6章 | Advanced SPAM ············ 143

1 ► Advanced SPAM とは？	············	144
2 ► 腹痛編	············	145
① 感染性腸炎（嘔吐下痢症）	············	145
② 消化管出血（吐血/下血/血便）	············	149
③ 急性虫垂炎	············	156
④ 大腸憩室炎	············	160
⑤ 胆石発作/急性胆嚢炎/急性胆管炎	············	165
⑥ 急性膵炎	············	176
⑦ 産婦人科系の急性腹症	············	182
⑦-1. 異所性妊娠	············	184
⑦-2. 卵巣出血	············	188
⑦-3. 茎捻転（卵巣腫瘍茎捻転）	············	190
⑦-4. 骨盤内炎症性疾患	············	192
3 ► 頭痛・神経編	············	196
① 頭痛	············	196
② めまい	············	200
③ 痙攣発作（てんかん発作）	············	206
④ クモ膜下出血	············	212
⑤ 脳出血	············	218
⑥ 脳梗塞	············	222
4 ► 胸痛編	············	228
① ST 上昇型心筋梗塞	············	228
② 非 ST 上昇型急性心筋梗塞/不安定狭心症	············	234
③ 急性大動脈解離	············	238
5 ► 感染症編	············	242
① グラム染色	············	242
② 急性上気道炎/インフルエンザ	············	250
③ 尿路感染症	············	254
④ 皮膚軟部組織感染症 （蜂窩織炎/壊死性軟部組織感染症）	············	258
⑤ 髄膜炎	············	264
⑥ 感染性心内膜炎	············	269

6 ▶ 腎・泌尿器系疾患，電解質異常編 274
  ① 急性腎障害 274
  ② 高ナトリウム血症 280
  ③ 低ナトリウム血症 283
  ④ 高カリウム血症 287
  ⑤ 低カリウム血症 290
  ⑥ 泌尿器系の救急疾患
    （尿路結石/精巣上体炎/精巣捻転） 293
7 ▶ その他 297
  ① 小児の発熱 297
  ② 捻挫（足関節） 303
  ③ 骨折 309
  ④ 熱傷 317
  ⑤ 眼科救急疾患 322

SPAM マスコット誕生秘話 327

索引 331

本書の使い方

緊急度：😊😊😊😊😊 ／ 遭遇度：😊😊😊

ERで遭遇する頻度，および疾患の緊急度を5段階で表示．アイコンの数が増えるほど，遭遇度も緊急度もUP！

緊急度 😊😊😊　遭遇度 😊😊😊

2 ▶ 腹痛編
⑦-3. 茎捻転（卵巣腫瘍茎捻転）

図 西村真唯／圏 山本ゆり子

Points

😊「妊娠反応陰性」+「突然発症の腹痛」+「エコーで5cm以上の卵腫瘤」が診断のキー！
😊軽微な腹膜刺激症状見逃さないように丁寧な身体診察を！

Points

おさえておくべき重要なポイントを素早くチェック！

Memo

🔹チョコレート嚢胞の破裂も卵巣腫瘍茎捻転とした病態となることが多い．チョコレート嚢胞の破裂は陳旧性の出血貯留，古い通常の血液より腹膜刺激徴候が強い印象がある．また，破裂なので突然発症である．「突然発症で激烈な下腹部痛」+「妊娠反応陰性」+「月経困難症の既往」であれば，チョコレート嚢胞の破裂の可能性も考慮する．

Memo

知っておくと有益な豆知識や，最新のエビデンスが満載！

■ Introduction

なんらかの原因により卵巣が捻転し，阻血により痛みが生じた状態．卵巣には，骨盤漏斗靱帯内を走行する卵巣動静脈が通っており，卵巣門を軸に捻転することで血流（特に静脈流）が阻害され，卵巣が阻血状態に陥ることで疼痛が生じる．阻血が進むと，卵巣の壊死や梗塞，部分的な出血などをきたす．
卵巣腫瘍，傍卵巣嚢腫，卵管捻，子宮筋腫など様々な原因で起こるが，ここでは圧倒的に高頻度（茎捻転の約90%）な卵巣腫瘍茎捻転について取り扱う．5cm以上の卵巣腫瘍であれば捻転する可能性が高い．逆に，骨盤内を占拠するような大きな腫瘍や，4cm以下の小さな卵巣腫瘍では捻転する可能性は低い．

■ 主訴

急性発症の強い腹痛が典型的．嘔気，嘔吐を伴うこともある．
→初めからいきなり360度捻転しないことも多く，必ずしも突然発症の下腹部痛を生じるわけではなく，よくよく聞くと「徐々に痛み始め，しばらくして耐えられないほどの痛みになった」と話す患者もあり，また，数日かけて捻じれたり戻ったりしながら症状が徐々に進行する場合もある．

■ General & Vital signs

疼痛によって頻脈となることはあるが，基本的にはバイタルは安定していることが多い．

■ 鑑別診断

異所性妊娠，卵巣出血，卵巣腫瘍破裂などその他の婦人科系疾患に加え，虫垂炎，憩室炎，腎盂腎炎など．

■ 鑑別診断

ERで除外する必要のある他の緊急疾患や，考慮すべき鑑別疾患を確認！

■ 問診・診察

・腹痛の発症様式としては突然発症よりは急性発症の方が多く，痛みは間欠的なこともある．
・所性妊娠と同様，腹膜刺激状の有無を丁寧に診することが重要．

本書の使い方

第6章
2▼腹痛編

・内診や直腸診ができる環境であれば，内診指と腹壁からの圧迫で双合診を行い，付属器領域に腫瘤を触れたり，腫瘤に圧痛や可動痛があったりするかどうか確認する．

■検査

・血液検査：血算，生化学，凝固，血液型（術前検査セット）
・尿検査：妊娠反応
・超音波検査：腹部エコーもしくは経腟超音波．腹部エコーでは，膀胱を充満させて付属器領域に腫瘤がないかどうかチェックする（描出方法は異所性妊娠の項目を参照）．
　→エコーで卵巣の腫大や周囲に腫瘤を認め，その部位に一致した疼痛があれば，茎捻転と考えて婦人科にコンサル
　→エコーで描出　　　　　　　　　　　れば捻転する　　　　　　　　　　　描出できな

■ER での治療

・疼痛コントロ
・茎捻転と判断した場合，もしくは病歴や身体診察から疑わしい場合は速やかに婦人科コンサルト．
　→阻血に至っている時間が長いほど卵巣機能が低下する可能性が高く，妊娠可能年齢の女性であればできるだけ早期の手術が必要であり，疑いがあればコンサルトをためらわないこと．

■Disposition

卵巣腫瘍茎捻転であれば原則入院が必要．

〈参考文献〉
1) Ghandehari, et al. Emerg M
　5: 5.
2) Oltman SC, et al. J Pediat
　6.

Memo

🖉茎捻転を念頭にした超音波検査では，卵巣への血流エコーを確認する．血管の構造上，茎捻転では動脈よりも静脈の方がその影響を受けやすく，まずは静脈うっ血により卵巣の浮腫や虚血が進行していくという点に注意が必要．つまり，たとえエコーで卵巣動脈の血流が確認できても，茎捻転は否定できない．また，捻転が自然解除された可能性もある．

■General & Vital signs

SPAM で重視している，"First Impression"での見た目，およびどんなバイタルサインの異常がみられるかをチェック！

■Disposition

「患者処遇の決定」の意味．コンサルトのタイミングや，患者を帰宅させるか，入院が必要かなどの判断の参考に！

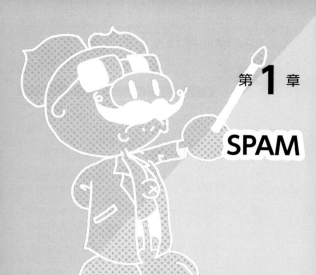

第 **1** 章

SPAM

1 ▶ SPAM ってなんだろう?

著 山内素直 / 齋藤 学

■ SPAM とは?

SPAM とは, "Standard of Primary Assessment in Muribushi" の略で, 初期研修医が救急外来 (ER) で自信をもって救急初期対応に臨めるよう, 沖縄県の浦添総合病院 (臨床研修病院群プロジェクト 群星沖縄 基幹病院) で生まれた救急初療標準化コースです.

研修医にとって, ER での救急車や重症患者への対応は, 自らの判断や対応が患者さんの生命に直結する場合も少なくなく, 極度のストレスに晒される試練の場です. 「なんだか怖くて救急車の患者さんを診るのを避けている」,「救急車が来ても何をしたらいいかわからない」など, 研修医なら誰しもが ER での診療に不安を抱えています. そのような中, ER で自信をもって初期対応に臨めるよう, 初期研修医や医学部高学年を対象とし, 統一された方法を用いて救急患者の初期評価, それに引き続く疾患鑑別, 治療を行っていく上でのいわば「お作法」を学ぶために研修医自らの手で開発されたトレーニングコース, それが SPAM です. シンプルながら救急診療の基本に沿ったアプローチで, 患者さんの生命を脅かすような救急疾患にも見落としがなく, 系統立って対応できるように設計されており, 浦添総合病院 ER における初期研修医教育の基本となっています.

浦添総合病院では毎年, 1 年目初期研修医を対象として, 彼らが入職して実際に ER で働き始めた時期に, 先輩である 2 年目初期研修医が中心となってこのシミュレーションコースを開催しています. また, 最近では近隣の医学部高学年生を対象とした学生版 SPAM や, 循環器や整形外科の疾患に特化したコースも行っています.

■ SPAM 誕生のきっかけ

~研修医たちのアイデアから生まれた SPAM ~

まだ駆け出しの初期研修医の多くは, ER での診療に不安を抱えながらも, 早く第一線で働きたいと思っています. そして, そのような研修医を教育する研修病院も, 実は医学生と大差のない駆け出し研

修医をいかに早く戦力化し，効果的な研修成果をあげるかに日々苦心しています．

初期研修期間は泣いても笑っても2年間です．その中で，日常診療で高頻度に遭遇する疾患に対するアプローチを標準化し，それを用いて研修医が自ら学んで成長していく，そしてさらにそれを後輩研修医に継承していくことこそが，2年間という短期間で初期研修医を戦力にする最短の方法であると私たちは考えました．

では，誰がその標準化されたアプローチ法をまとめ，そのテキストを作成するのがよいのでしょうか？　世に出回っている指南本の多くが，作成者の意図に反してあまり使われないことが多い傾向があります．「知りたいことが書かれていない」とか「読みづらい」とかいった理由もありますが，「専門医が作った，現場の実情にそぐわないものが多いから」ということも要因でしょう．「専門医が作った指南本が使えないのならば，研修医自らが作ればいい．」それが，私たちがたどり着いた結論でした．自らが使いやすいように，研修医ならではの目線で考え，取り組み，さらにその作成に関わる一連の作業を通じて上級医や専門医と合意し，共通認識を形成する．これこそ，初期研修医にとって最高の学びの機会になると私たちは考えました．

指導医には1年目の研修医の抱く質問が当たり前すぎて理解できないことがあります．しかし2年目の先輩研修医なら，その質問の意図，さらにはその奥に隠れる不安なども的確に理解することができます．これこそ屋根瓦式教育の本質でしょう．だからこそ，研修医が自らの手で作るこのテキストに意義があり，改訂を重ねるにつれて脈々とその病院の歴代の研修医たちの魂が吹き込まれていくのです．そのような議論や改訂を研修医たち自らが繰り返した結果誕生し，受け継がれ，成長してきたものが，研修医の，研修医による，研修医のための救急初療標準化コース，SPAM です．

■ SPAM の実際

SPAM は ACLS や JATEC などの講習会同様，簡単な講義と実践的なシミュレーションを交えた形式で行われます．SPAM は大きく分けて，患者さんとの接触と同時に行う A（Airway；気道），B（Breathing；呼吸），C（Circulation；循環），D（Disability；意識障害）の評価と応急指示を行う

"Primary Approach"，そしてそれに引き続いて疾患の鑑別や治療を行う "Secondary Approach" の二本柱で構成されます．

実際の SPAM トレーニングコースには，救急の基本である ABCD（気道，呼吸，循環，意識）の異常をきたす緊急疾患へのアプローチを中心としたシミュレーションを行う Basic SPAM コースと，「頭痛」「腹痛」「胸痛」などといった ER でよく遭遇する症状別にアプローチしていく方法を学ぶ Advanced SPAM コースがあります．それぞれの異常に対してのアプローチ方法は，インストラクターとなる 2 年目研修医や歴代の先輩研修医たちが教科書や文献，経験から得た知識を基に考案した，SPAM オリジナルのアプローチ方法を用いていることも特徴です．いずれも，その最初のステップは後述する Primary Approach と Secondary Approach が基本となり，研修医はコースを通じて「SPAM のポーズ」や「First Impression」といった SPAM を構成する大切なコンセプトを叩き込まれます．

コース当日は，まず全体で Primary Approach の概要を学んだ後，少人数グループに分かれて ABCD それぞれの異常を想定した症例や主訴別のシナリオが用意されたブースで実践的なシミュレーションを行い，頭と体の両方を動かしながら救急初期対応を学んでいきます．各ブースでできるだけ本物の ER に近い雰囲気を作り，そこにインストラクターによる名演技が加わり，さらに臨場感を盛り上げます．患者，看護師役の演技がリアル過ぎて，パニックに陥ってしまう受講者もいるほどです．

このコースは，2 年目研修医が中心となって準備を進めます．これは，SPAM が研修医にとってただ「教わる」ものではなく，"Standard" と呼ぶにふさわしい診療を行えているか自分たちで考え，その方法をまとめ，さらにそれを後輩へ伝えるという「教える」場にもなっていることを意味します．コース運営を通じて研修医仲間の結束を深め，自ら勉強することで着実に成長できることも SPAM の魅力の一つです．

SPAM は今もなお発展途上にあります．しかしながら，沖縄の小さな病院の研修医たちから始まったこの取り組みが，全国の救急初期対応に戸惑う研修医の先生方の道標になり，いつの日か沖縄の海を越えて全国へ広がり，多くの研修医を，さらには多く

の患者さんを救う日がくることを夢見ながら，私たちはこの活動に取り組んでいます．

　我々がこうやって取り組んできた SPAM の内容を，立場を同じくする多くの人と共有することが本書の狙いです．このガイドブックでは，SPAM の基本コンセプトを紹介するとともに，ABCD アプローチで学ぶ緊急疾患や ER で遭遇する頻度の高い疾患を選び，各論としてまとめました．これを参考に，ぜひ ER で SPAM を実践するとともに，日々の診療に活用していただけると幸いです．

2 ▶ SPAM の二本柱
~Primary Approach と Secondary Approach~ 山内素直

SPAM は Primary Approach と Secondary Approach という二本柱から成り立ち，初療においてそれぞれ違った意味合いを持っています．

■ Primary Approach

Primary Approach は「蘇生目的評価」と位置づけられており，患者さんに接触して最初に行う評価で，「危険な第一印象（= First Impression）」と「危険なバイタルサイン」から患者さんの異常を素早く察知し，その異常が ABCD（気道・呼吸・循環・意識）のどれにあり，どう対処するかを判断する救急初療の肝の部分です．このとき，患者さんの異常を確実に察知できるよう，SPAM では First Impression をとるためのお決まりのポーズ，その名も「SPAM のポーズ」があります．詳細は後述しますが，この姿勢は，たったこれ一つで即座に ABCD の異常を評価することができる最強のポーズですので，コース中も，実際の臨床現場でも，患者さんと接触した際は必ずこのポーズをとるように意識するようにしましょう．

First Impression で異常があれば，それを周りに大きな声で宣言し，「誰か～ !! IV, O_2 モニター!!」と叫んで，研修医にとって何よりも大切な応援を呼ぶとともに，初療に不可欠なライン確保と酸素投与，バイタルサインのチェックの指示を出します．First Impression から，ABCD のどこに異常があるか，対応を急ぐべきか，もしくは少し時間をかけても大丈夫かなどの判断をします．

Primary Approach の時点では，患者さんの病態・疾患の診断ができている必要は全くありません．患者さんに何が起こっているのか正確にわからなくても，まずは患者さんの生命を脅かすような異常があるかどうかを確認し，異常を認めた場合は速やかに次の対応を考えることが重要です．その判断ができた段階で次の Secondary Approach へと進みます．

■ Secondary Approach

Secondary Approach は「診断・治療目的評価」と位置付けられ，Primary Approach で察知した

異常，もしくは患者さんの主訴や症状に対して，その原因検索，診断および治療を目的としたアプローチを行います．

SPAM では，気道（A），呼吸（B），循環（C），意識（D）のそれぞれの異常に対するアプローチを学ぶ Basic SPAM と，頭痛や腹痛，胸痛といった症状別にアプローチを行う Advanced SPAM がありますが，そのための流れや鑑別疾患，各論などは後に触れます．

Primary Approach ~First Impression から~	Secondary Approach ~原因検索，診断，治療~
・ABCD を迅速に評価 ・"SPAM のポーズ"で First Impression を評価!! ・「誰か〜!! IV, O₂, モニター!!」の指示． ・「危険なバイタルサイン」を見逃さない．	・Primary Approach で感じた異常の原因を A（気道）・B（呼吸）・C（循環）・D（意識）それぞれの鑑別診断に沿って検索，もしくは ABCD を確保した上で主訴・症状別アプローチを行う． ・具体的な診断や治療までを行う．
蘇生目的評価	診断・治療目的評価

[図 1] Primary Approach と Secondary Approach

■ SPAM の実践

とにかくいつも「基本に忠実に」初療にあたることを忘れないようにしましょう．SPAM の基本は，しっかりと「SPAM のポーズ」をとること，自分が感じた First Impression を信じること，周囲に素早く適切な指示を出しながらバイタルサインの異常や患者さんの病態・訴えに沿って疾患鑑別を行い，適切な対応をとることです．

具体的な実践方法は後述しますが，何よりも実際の現場で，実際の患者さんを診て経験を積むのが一番です．この本を白衣のポケットに入れ，ER で何度も何度も SPAM で学んだことを実践し，自信をつけて下さい！

3 ▶ Primary Approach の実際

山内素直

それでは，実際に患者さんが ER に到着したところを想像して，SPAM のコンセプトに沿った患者さんの初療の流れをみてみましょう．

どのような症例に出会っても，いつも基本に忠実に，First Impression から始まる Primary Approach とそれに引き続く Secondary Approach という流れを厳守しましょう．

■ Primary Approach

Primary Approach は，患者さんと接触して最初に行う評価です．患者さんの生命を即座に，もしくは直接的に脅かしている危険な病態が隠れていないか，救急診療の大原則である ABCD のチェックを行います．

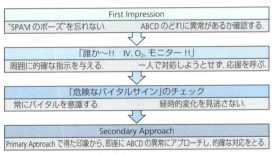

[図 1] Primary Approach の流れ

■ First Impression 〜 SPAM のポーズをマスターせよ〜

患者さんに接触して最初に行うことは，First Impression（第一印象）でその患者さんの緊急度を把握することです．簡単に言うと，患者さんは重症ですぐに処置が必要かどうか，それとも少し時間的余裕を持って対応していいのかの判断をします．その判断にはきちんとした根拠が必要で，「見た目がよくて話もできるから大丈夫」というわけでも，「ぐったりしていて目を閉じているから危険」というわけでもありません．

First Impression でチェックすべき ABCD の異常には，簡単にすると図のようなものがあげられます．他にも ABCD の異常を示唆する所見はたくさんありますが，その所見を一つ一つとっていくのは大変です．そこで，Primary Approach において First Impression を評価するときは「SPAM のポーズ」をとります．このポーズは即座に ABCD の異常を評価することができる最強のポーズで，ほんの 5 秒程度で，きちんとした根拠を持って患者さんの ABCD の異常を指摘できるようになります．

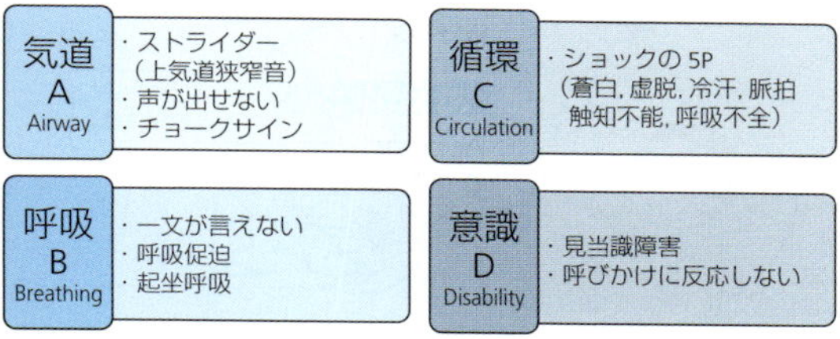

気道 A Airway	・ストライダー （上気道狭窄音） ・声が出せない ・チョークサイン	循環 C Circulation	・ショックの 5P （蒼白, 虚脱, 冷汗, 脈拍 触知不能, 呼吸不全）
呼吸 B Breathing	・一文が言えない ・呼吸促迫 ・起坐呼吸	意識 D Disability	・見当識障害 ・呼びかけに反応しない

[図 2] First Impression で取るべき所見

実際の SPAM のポーズで確認することは以下の項目です．

① A と D の確認
・「わかりますか？　お名前を教えて下さい！」と声をかけ，耳を澄ます．
気道（A）の評価：
　　→声が出せれば気道はひとまず問題なし．
　　→ストライダー（ヒューヒューした上気道狭窄音）や，ゴロゴロとした音が聞こえれば，上気道の異常（A の異常）を考慮する．
意識（D）の評価：
　　→名前を答えられれば，ひとまず意識はあると考える．
　　→反応がない場合や受け答えがおかしい場合は，意識障害（D の異常）を考慮する．

② B の確認
・胸を見ながら患者さんの口元に耳を近づけ，息遣いや胸郭の上がり方などに気を付けて呼吸状態を確認する．
・呼吸回数，呼吸様式，左右差，呼吸補助筋の使用

の有無などを観察する．

③ C の確認
- 橈骨動脈と末梢の皮膚を同時に触知する．
- 脈がどのように触れるか確認する（例：強く充実，速く弱い）．
- 末梢の皮膚の感触を確認する（例：温かい，冷たい，じっとり）．

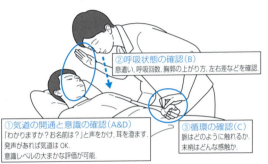

①気道の開通と意識の確認（A&D）
「わかりますか？お名前は？」と声をかけ，耳を澄ます．
発声があれば気道は OK．
意識レベルの大まかな評価が可能．

②呼吸状態の確認（B）
息遣い，呼吸回数，胸郭の上がり方，左右差などを確認．

③循環の確認（C）
脈はどのように触れるか．
末梢はどんな感触か．

[図 3] SPAM のポーズ

SPAM のポーズをとりながらこれらの項目を素早く確認し，**生命を脅かす病態が ABCD のどこにあるかを判断**します．そして，異常があると感じた時点でそれを周囲に宣言します．ときには，一つの項目のみならず複数の異常があることもあります．そんなときも焦らず，自分の評価を信じて周囲にそれを伝えましょう．First Impression はオーバートリアージ（過大評価）になっても全く問題ありません．

Primary Approach では A（気道），B（呼吸），C（循環），D（意識）をまず評価しますが，基本的にはこの順番で緊急度が高いとされています．つまり，ショック状態（C の異常）であっても対応にはいくらかの時間的余裕はありますが，気道閉塞を疑う状況（A の異常）では，猶予はほんの数分しかありません．患者さんがショックに陥って（C の異常）意識レベルが下がり（D の異常），舌根沈下（A の異常）している場合，まず解除すべき異常は A の異常である舌根沈下による気道閉塞であり，これを解除しないでショックに対する蘇生を頑張って

も，A の異常によって致命的となります．この点を
しっかり意識して，Primary Approach では致命
的な病態から問題を解決していくということを忘れ
ないで下さい．

★周囲への指示
～「誰か～!!　IV，O₂，モニター!!」と叫ぶ～

SPAM のポーズで ABCD の異常を評価したら，
まずは**静脈路確保，酸素投与，バイタル測定**を指示
します．ER で重要なのは患者さんの命を守ること
です．ですが，どんなに経験を積んだ上級医であっ
ても，一人で対応するのが困難な重症患者も多く運
ばれてくるのが ER です．そんなとき，研修医にとっ
て大切なのは，上級医や周囲のスタッフに助けを求
めることです．自分一人では手に負えないと感じた
らすぐに応援を呼んで下さい．

SPAM の実際のコースでは「誰か～!!　IV，O₂，
モニター!!」というお決まりのフレーズを必ず全員
に叫んでもらっていますが，実際の ER ではこのま
ま一言一句同じセリフを叫ぶ必要はありません．静
脈路確保，酸素投与，バイタルチェックという対応
が漏れなく指示できればどのようなフレーズであっ
ても大丈夫です．

① 誰か～!!
・ 上級医・指導医や看護師，周囲に応援を頼む．

② IV
・ 静脈路確保の指示．
・ 針の太さ，本数，輸液内容，速度，確保する部位
　などの指示．
・ 同時に採血指示も．

③ O₂
・ 酸素投与の指示．
・ 投与方法（ネーザルカニューラ，マスク，リザー
　バーマスクなど），酸素流量の指示．
・ SpO₂ 目標指示．

④ モニター
・ モニターを装着し，バイタルサイン（心拍数，血
　圧，呼吸回数，SpO₂，体温）のチェックの指示．
・ 必要であれば実測で血圧測定を指示．

★「危険なバイタルサイン」のチェック

「誰か〜!! IV, O₂, モニター!!」の指示をして
バイタルサインの測定ができたら，その評価を行い
ます．バイタルサインから，以下のような項目を判
断します．

- 自分が First Impression で得た印象と，バイタ
  ルサインが合致しているか．
- バイタルサインから考えて，First Impression で
  見逃していた異常はないか．
- 今すぐに対処できるバイタルサインの異常はない
  か（例：SpO₂ 低下があれば酸素投与など）．

　また，バイタルサインの評価で最も大切なのは，
「経時的変化のチェックを怠らない」ということで
す．患者さんのバイタルサインは刻々と変化してい
きます．患者さんの状態に何か変化が起こった時は
もちろんのこと，CT などの画像検査，処置や薬剤
投与などの前後では細かにバイタルサインのチェッ
クをすることを絶対に忘れないで下さい．**ER では
常にバイタルサインに気を配る習慣をつけましょ
う．**

　SPAM で「危険なバイタルサイン」と考える例
を表に示します．これらの数字をそのまますぐに異
常と捉えていいかどうかは，患者さんそれぞれの背
景や既往などから総合的に判断する必要がありま
す．普段の収縮期血圧が低い若年女性もいますし，
認知症などがありもともと見当識が保たれていない
高齢者もいます．

「危険なバイタルサイン」を読み取る
・BP ≦ 100mmHg or > 160mmHg
・HR > 90bpm　　or < 60bpm
・RR > 20回/min　or < 10回/min
・体温> 38.0℃　　or < 36.0℃
・SpO₂ < 92%
・見当識障害（人・場所・時間がわからない． GCS < 15）

［表 1］危険なバイタルサインの例

■Secondary Approach へ

　これまでの一通りの流れの中で Primary Appro-
ach を終えたら，Secondary Approach へと進み
ます．もちろん，**Primary Approach の途中で患
者さんの生命を脅かすような病態が存在すれば，ま**

ずはそちらの解決を優先するという基本的ルールは忘れないようにして下さい．救急診療の基本はA(気道)，B(呼吸)，C(循環)，D(意識)です．Secondary Approachの途中で患者さんの状態が急変した場合は，速やかにPrimary Approachに戻り，ABCDの確認と確保をやり直します．救急の現場ではどんなときも，このABCDの確保が最優先ということを忘れずに，Primary Approach，Secondary Approachを進めていきましょう．

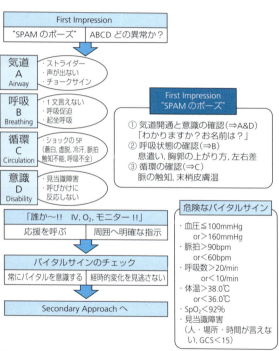

[図4] SPAMのPrimary Approachの流れ

4 ▶ Secondary Approach の実際

著 山内素直

　Secondary Approach は「診断・治療目的評価」と位置付けられ，Primary Approach で察知した ABCD やバイタルサインの異常，もしくは患者さんの主訴や症状にアプローチします．ここでの目標は，最終的に患者さんの病態の診断そしてその治療を行うことです．SPAM では Secondary Approach でのアプローチ方法として以下の 2 つの方法をとっています．

■ SPAM の Secondary Approach

ABCD アプローチ
気道，呼吸，循環，意識の異常から，生命を脅かす鑑別疾患を考えて対応．

主訴・症状別アプローチ
頭痛，めまい，腹痛，胸痛といった主訴や症状から鑑別診断，治療を行う．

[表 1] ABCD アプローチと主訴・症状別アプローチ

■ Secondary Approach の進め方

　Secondary Approach での鑑別疾患の想起やその方法，疾患各論はそれぞれ後述しますが，Secondary Approach にも Primary Approach 同様，共通の流れがあります．

① Primary Approach で患者さんの異常を把握

　Secondary Approach に進むには，まずは Primary Approach がきちんとできていることが前提です．「SPAM のポーズ」を使って First Impression をとり，患者さんの ABCD の異常を把握，「誰か〜 !! IV，O_2，モニター !!」の合言葉で周囲への指示，バイタルサインの確認を行い，患者さんの病態の大まかな把握ができてから，さらに詳しい診療に入るという流れを忘れないようにしましょう．

② 情報収集 〜基本は 3 つの「カ」〜

　正しい診断，治療のためには的確な情報収集が必要です．そのための情報源として，「患者（＝カラ

ダ）」,「家族」,「カルテ」の3つの「カ」をおさえましょう. ただ, ER ではこの3つの情報源すべてから有益な情報を聴取できるとは限りません. 意識障害の患者さんからは現病歴や既往歴は聞き出せませんし, 身寄りがいなかったり, 家族が救急車に同乗していなかったりするケースもあります. また, 初診の場合はカルテ自体が存在しません. ですが, 患者さん自身が話せなくとも, 身体所見をとることはできますし（＝「カラダ」で情報収集）, 家族がいなくとも目撃者の話を救急隊から聞き出すことができるかもしれません. カルテがなくとも, 患者さんの持ち物の中に内服薬や病院の受診カードなどが見つかることもあります. 少しでも多く患者さんに関する有益な情報を入手できるよう, **3つの「カ」**を意識しながら情報収集を進めてください.

Memo

✐役立つ情報源の例
・外見（服装, 汚れ, におい）
・ポケット, 鞄や財布の中身
・現場の状況（救急隊から聴取）
・お薬手帳

③ 問診 〜 AMPLES & OPQRST でもれなく〜

問診では, 主訴, 現病歴, 既往歴などを聴取していきます. ここで聞くべき項目の頭文字をとった「AMPLES」や「（痛みの）OPQRST」といった覚え方を参考にして聞き洩らしのないようにしましょう. さらにその中で, これから鑑別を行う上で有用となる適切な質問をしていかなくてはいけません. 自分がするたった一つの質問が, 確定診断もしくは疾患の除外に大きく近づくかもしれないということを意識しながら問診を進めていきましょう. ただし, ER では1分1秒を争うような緊急の患者さんもいるので, 丁寧に時間をかけて問診をする時間的余裕がないこともあります. その時の状況に応じた病歴聴取を心がけましょう.

・（痛みの）OPQRST

O	Onset	発症様式
P	Palliative/Provocative	寛解因子/増悪因子
Q	Quality	性状
R	Region/Radiation	場所/放散
S	Severity/Associated Symptoms	重症度/随伴症状
T	Time course	時間経過

[表2]（痛みの）OPQRST

ER での問診のコツとして,
1. まずは患者さんの命を直接脅かすような致死的

疾患を念頭に置いた質問をする（Critical な疾患の除外）.
2. 症状や訴えから，ER で遭遇する頻度が高い疾患を考える（Common な疾患の想起）.
3. その場で治療可能な疾患を見逃していないか考える（Curable な疾患を見逃さない）.

以上の 3 つを念頭に置いて問診の内容を考えるとよいでしょう.

④ 身体診察

問診と並行しながら，身体診察も進めます. もちろん，救急車のドアが開いて患者さんを迎え入れた瞬間から診察（First Impression をとるための観察）が始まっているのは言うまでもありませんが，Secondary Approach ではさらに，診断にたどりつくための鑑別疾患を念頭に置いた詳細な診察，もしくは緊急疾患で対応を急ぐ場合の焦点を絞った身体診察などが必要になります. 患者さんの病態，あがってくる鑑別疾患に応じて，確認すべき身体所見を意識しながら頭からつま先までの身体所見をとっていきましょう.

⑤ 検査，治療へ

問診や身体診察から，ある程度鑑別疾患が狭められ，治療の大まかな方針が決まります. この時点で，さらに鑑別を絞るため，あるいは自分がこれだと思っている診断が正しいか確認するために各種検査をオーダーします. ただやみくもに検査をオーダーするのではなく,「なぜその検査が必要と思ったか」を説明できる根拠をもって検査内容を考えましょう. ただし，もしいくら考えても何が起こっているか見当がつかないような患者さんの場合は，ひとまず一通りのルーティン検査（採血，胸部 X 線，心電図，エコーなど）をオーダーして，その結果から鑑別を絞るという方法もあります.

診断がすでについた場合はその治療に移ります. はっきりと診断がついていなくても，症状に応じてできる対応（輸液，酸素投与など）を開始し，患者さんがどのように反応するか観察しましょう. ときにはそれが答えを教えてくれることもあります. また，痛みや発熱，吐き気などの症状に対しては比較的簡単に対処できるので，その対応も忘れないようにしましょう.

第 **2** 章

Aの異常
~Airway~

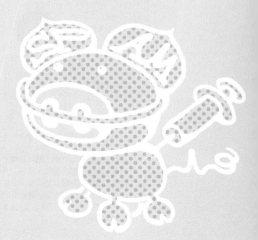

1 ▶ A の異常へのアプローチ

著 山内素直

■ A（＝Airway, 気道）の異常へのアプローチ

気道疾患は，救急外来で遭遇する疾患の中でも最も緊急度の高いものであり，素早い対応が求められます．A の異常を認識した場合，その原因を検索しながら，速やかに適切な方法で気道確保を行う必要があります．

■ A の異常の First Impression

Airway の問題に対処できるようになるには，まずは A に問題があるということを認識できるということが大前提です．First Impression で A の異常を疑う所見としては次のようなものがあります．

・ストライダー（吸気時の喘鳴）
・声が出せない
・チョークサイン（万国共通「窒息」のサイン）

[表 1] 上気道閉塞を示唆する危険なサイン

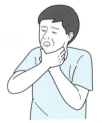

[図 1] 窒息時のサイン（チョークサイン）

他にも，くぐもった声，前傾姿勢でよだれを垂らしている，舌や口唇の著明な腫脹，外傷患者であれば口腔内に血液が貯留しているようなゴロゴロした音がしている，熱傷患者では鼻腔や口腔内に煤がついているなどといった所見も，First Impression で A の異常を示唆します．

■ 鑑別疾患

ER で気道閉塞を見た場合，以下のような鑑別疾患を考えます．気道閉塞の問題は 1 分 1 秒を争う緊急事態であり，A の異常を認めた場合は，その鑑別疾患を考えながら同時進行で気道確保の処置を行います．

ア	アナフィラキシー 圧迫（外部からの物理的圧迫，血腫などによる気道圧迫）
イ	異物，意識障害
ウ	腫瘍，外傷，熱傷
エ	炎症（急性喉頭蓋炎），浮腫（エデマ）
オ	肥満（オベシティー），声帯麻痺→音（おと）が出せない

[表 2] 上気道閉塞の鑑別疾患

上記鑑別の中でも特に重要なのは，
① 急性喉頭蓋炎
② アナフィラキシー
③ 異物
④ 気道熱傷

であり，SPAM では「気道閉塞はコ・ア・イ・ネ（怖いね）」と記憶するように指導しています．

■ A の異常への対応 〜気道確保のいろいろ〜

用手的気道確保	頭部後屈，下顎挙上など
口腔内観察	吸引，異物除去など
エアウェイ器具	経鼻エアウェイ，経口エアウェイなど
声門上気道デバイス	ラリンジアルマスク，ラリンジアルチューブなど
経口（または経鼻）気管挿管	直視喉頭鏡，ビデオ喉頭鏡，ファイバースコープ挿管など
外科的気道確保	輪状甲状間膜穿刺，輪状甲状靭帯切開など

[表 3] 気道確保の種類

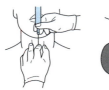
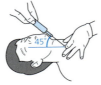

[図2] 輪状甲状靱帯穿刺

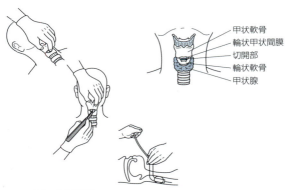

[図3] 輪状甲状靱帯切開

どのような気道確保の処置もすぐにできるよう，その手技をしっかり勉強しておくとともに，ERのどこに器具があるかもあらかじめ把握しておきましょう．

<気道緊急の場合に考えること>
　気道緊急の際の気道確保は，素早く確実にできるよう，以下の点を考慮して行います．
1. **場所：どこで行うか？**
- 気道緊急疾患では，**できる限り安全で，設備や物品，スタッフが整った環境で行います**（時間的余裕があれば**手術室**で行うことが推奨されます）．
2. **術者：だれが行うか？**
- 気道緊急疾患では，迅速で確実な気道確保が求められます．挿管手技は，**その場で最も気道確保に熟練した医師が行うこと！**
- 気道緊急疾患に対して挿管を行う場合，救急医の

他，麻酔科医や耳鼻科医にも緊急招集をかけます。

3. 方法: どう行うか

・気道確保には，使用する薬剤や挿管方法などにも様々な選択肢があり，その症例に最適な方法を十分に検討し，いくつものバックアッププランを用意した上で慎重に行います。

検討点	考えられるオプション（例）
経路	経口挿管/経鼻挿管/外科的気道確保（輪状甲状靭帯切開，緊急気管切開）
鎮静・鎮痛・筋弛緩	意識下挿管/RSI (Rapid Sequence Intubation)/DSI (Delayed Sequence Intubation)
器具	直視型喉頭鏡/ビデオ喉頭鏡/ファイバースコープ
バックアップ	BVM換気/ブジー/細口径挿管チューブ/体外循環（ECMOなど）

[表 4] 気道確保のオプション

■ まとめ

Airway の異常は，一刻を争う緊急事態です。そのことを意識し，First Impression で上気道閉塞の危険なサインを見逃さないようにしましょう。また，気道疾患を認めた場合はすぐに気道確保を行いつつ，原因検索を行って治療を開始しましょう。

緊急度 😰😰😰😰😰 遭遇度 😰

2 ▶ 急性喉頭蓋炎

著 稲生真夕／責 村田慎一

Points
- 症状は急速に進行するので、疑いの閾値は低く保ち、疑ったら迅速に行動する！
- 外科的気道確保の準備をした上で、救急カート、挿管セットなどを準備し上級医、耳鼻科、麻酔科医など気道管理に精通した医師に直ちにコンサルトする。
- 患者が一番楽と感じる姿勢を取らせ、なるべく刺激をしないこと！

■ Introduction

急性喉頭蓋炎は、何かの原因により喉頭蓋およびその周囲の組織が炎症を起こす疾患。小児に多いkiller sore throat（見逃してはいけない咽頭痛）の一つで、急速に症状が進行し、気道閉塞をきたす可能性もあり、疑った場合は迅速に対応する必要がある。原因として、感染性（細菌性、ウイルス性、真菌性など）の他にも外傷によるもの（熱傷、異物誤嚥、アルカリ誤飲など）などがある。日本では未だにインフルエンザ菌 b 型（Hib）によるものが最多とされるが、米国や諸外国では Hib ワクチンの普及により Hib による小児の急性喉頭蓋炎は激減し、成人症例および A 群溶連菌や肺炎球菌の割合が増加している。

■ 主訴

咽頭痛、嚥下障害、突然の発熱、吸気性呼吸困難など。

■ General & Vital Sings

General は sick なことが多い。発熱、吸気性呼吸困難、努力様呼吸、含み声（hot potato voice）、流涎などを認める。また、臥位になると苦しいため、首を伸ばした前傾姿勢（＝スニッフィングポジション）をとったり、tripod position がみられたりすることもある。

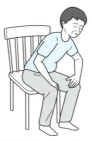

[図 1] Tripod position

■ 鑑別疾患

見逃すと危険な咽頭痛として，扁桃周囲膿瘍，咽後膿瘍，Ludwig's angina（口腔底蜂窩織炎），レミエール症候群（感染性血栓性頸静脈炎）などとの鑑別が必要．他に，クループ，気道異物，アナフィラキシー，肺炎，喘息など．

■ 問診・診察

問診

- 嚥下困難（dysphagia），流涎（drooling），呼吸窮迫（distress）の徴候（3 つの D）があれば，喉頭蓋炎を強く疑う．
- 現病歴，先行する上気道症状や外傷の有無，既往歴，ワクチン接種歴（特に Hib），アレルギー，内服薬などを確認．
- 咽頭痛，嚥下時痛の程度を確認．「唾も飲み込めない」は要注意!!

診察

- 診察中は，患者が一番楽に呼吸できる姿勢を維持できるように常に気を配ること！
- 素早く気道の開通状況および呼吸状態を確認．
  →気道閉塞，呼吸不全状態であれば直ちに気道確保を行う．
- ストライダー（吸気性喘鳴）や気道狭窄音の確認．頸部に圧痛を認めることもある．
- 急性喉頭蓋炎では，症状が強い割に咽頭所見は軽度であることが多い（通常の診察で喉頭蓋を確認するのは困難）．
- 気道閉塞や心停止を招く恐れがあり，急性喉頭蓋炎を強く疑うケースや患者の状態が不安定な場合，舌圧子や喉頭鏡による咽頭部診察は行わない！

■ 検査

気道閉塞が差し迫っている場合，検査は不要．直ちに気道確保へ！

① 頸部軟線 X 線

- "Thumb sign" とよばれる，肥大した喉頭蓋が認められるのが特徴的．また喉頭蓋谷の空気の消失（vallecula sign），披裂喉頭蓋ヒダの肥厚，伸展した下咽頭や直線状になった頸椎などの所見がみられる．

Memo

✎ 診察は，吸引や挿管の準備をした上で行うのが安全．

✎ どこまで詳細な診察を行うかは，患者の年齢や重症度，急性喉頭蓋炎がどのくらい疑わしいかを総合的に考えて判断する．

Memo

🖉バイタルサインが安定していて、扁桃周囲膿瘍や咽後膿瘍など、急性喉頭蓋炎以外の killer throat の可能性を考える場合は造影 CT を考慮する。急性喉頭蓋炎が最も疑わしい場合、CT 撮影は必須ではなく 行うとしても気道が保たれていることを確認し、十分な監視のもとで行う。

- ER で速やかに行えて便利であるが、感度（38〜88％），特異度（78％）と直視下での確認には劣る。
- 気道閉塞が差し迫っている場合，全身状態が不安定な場合，または臨床判断で急性喉頭蓋炎が明らかな場合などは必ずしも必須ではない。

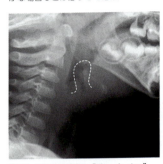

[図 2] 急性喉頭蓋炎の "Thumb sign"
(Frank Gaillard 先生のご厚意により許可を得て掲載。Radiopaedia.org, rID: 6272)

② 喉頭鏡検査（軟性ファイバー）
- 喉頭蓋の炎症，浮腫を直接確認でき，喉頭蓋炎に対するゴールドスタンダードの検査法。
- 状態が急速に悪化することもあるため，環境の整った手術室で行うことが推奨される。

■ 治療

① 「誰か〜‼ Ⅳ，O_2，モニター‼」: ABC の確保
- 急性喉頭蓋炎では，緊急の気道確保が必要となりうることを意識する。
- 気道確保の準備をしながら，静脈路の確保や必要な応援（耳鼻科，麻酔科，手術室など）を速やかに要請する。

② 気道確保
- 気道緊急（気道閉塞，もしくは閉塞が切迫している状況）と判断したら，最優先で気道確保を行う！
- 挿管の準備をする間，**酸素投与（必要であれば補助換気）**を開始し、患者には**一番楽に呼吸できる姿勢**をとらせる。
- いくつものバックアッププランを用意し，安全で整った環境で行うことが何よりも重要。

＜急性喉頭蓋炎の場合の気道確保の注意点＞

- 小児では症状が急速に進行したり，もともと気管径が細く閉塞しやすかったりすることなどから，病期が早い段階でも挿管して気道確保することが勧められる．
- 換気・挿管困難が予想されるため，筋弛緩薬の使用は慎重に考慮．
- **急性喉頭蓋炎では，必ず外科的気道確保の準備をした上で気管挿管を行うが，声門下狭窄をきたす危険があり，12 歳以下には輪状甲状靱帯切開は推奨されない（小児では輪状甲状間膜穿刺を行う）．**
- 急性喉頭蓋炎では，挿管のバックアップとしての声門上気道デバイスは使えないことに注意．

③ 抗菌薬

- 敗血症や髄膜炎合併が疑われる症例，MRSA の検出歴がある場合はバンコマイシン併用が推奨される．
  点滴処方例：
  □セフトリアキソン 2g × 1 日 1 回
  　±バンコマイシン

④ ステロイド

- 喉頭浮腫の軽減を目的に使用されているが，これの有効性を示す明確なエビデンスはない．
  □デキサメタゾン（デキサート®）0.6mg/kg
  　静注

■ Disposition

喉頭ファイバースコープで気道，喉頭蓋に異常がなければ帰宅可能．耳鼻科フォローをお勧めする．

気道に問題がなくとも，喉頭蓋の腫脹が見られる場合は入院とし，治療を開始する．また，気道狭窄の所見や呼吸困難感，疼痛，嚥下時痛が強いときなども入院加療が必要．

〈参考文献〉
1) Abdallah C. Saudi J Anaesth. 2012; 6: 279-81.
2) Cantrell RW, el al. Laryngoscope. 1978; 88: 994.

Memo

✐急性喉頭蓋炎の主な起炎菌：インフルエンザ菌 b 型 (Hib)，肺炎球菌，A 群溶連菌，表皮ブドウ球菌

緊急度 😊😊😊😊😊　遭遇度 😊😊

3 ▶ アナフィラキシー

著 稲森大治 ／ 画 村田慎一

Points

● 皮疹＋ ABCD（1つ以上）[2] でアナフィラキシーの診断！

● アナフィラキシーの診断に至れば即，診断に悩む場合もためらわずにアドレナリン（ボスミン®）0.3mg 筋注！

● アドレナリン無効例では，グルカゴン投与を検討．

● 初期治療奏効後には再発予防の教育が重要．

Memo

✐ アナフィラキシーによる死亡の主要原因は，喉頭浮腫による気道閉塞！

✐ アドレナリン筋注は挿管を回避する気道確保の手段と心得る．

✐ 皮膚症状のないアナフィラキシーも 10％と稀ながら存在するため，皮疹がなくても疑わしい ABCD の症状があれば，必ず鑑別に考える！

■ Introduction

　アレルゲンなどの侵入により，複数臓器に全身性にアレルギー症状が惹起され，生命に危機を与えうる過敏反応をアナフィラキシーといい，血圧低下や意識障害を伴う場合をアナフィラキシーショックという [1]．

■ 主訴

　皮疹＋ ABCD（1つ以上）でアナフィラキシーと診断！

・ 皮膚症状：皮膚の紅潮，蕁麻疹，眼瞼浮腫，血管浮腫，掌や足底の軽い瘙痒感

・ A（Airway：上気道症状）：嗄声，のどの狭窄感，のどや口腔内の瘙痒感，舌や口唇の浮腫，ストライダー

・ B（Breathing：下気道症状）：喘鳴，呼吸困難，胸部絞扼感

・ C（Circulation：心血管系）：冷汗，血圧低下，頻脈，胸部不快感，チアノーゼ，意識消失

・ D（Diarrhea：消化器症状）：悪心，嘔吐，腹痛，下痢

■ General & Vital signs

・ 進展すると顔面蒼白，呼吸困難，意識消失，ショック状態などをきたす．

・ 上気道閉塞は，その時点でバイタルが安定していても，急速に悪化する可能性が高いので要注意！

■ 鑑別診断

　気道の異常であれば異物誤嚥や**喉頭蓋炎**，呼吸の異常であれば**喘息，心不全，パニック発作**なども含まれ鑑別は多岐にわたる．

　特に注意すべき疾患として，下記がある．

1. **Stevens-Johnson 症候群**：内服薬を要確認！
　粘膜（眼球や口腔など）に水疱形成．薬物アレルギーの重症型で致死率が高い．

2. **ヒスタミン中毒**：サバなどの青魚摂取を確認！
　アナフィラキシーと同対応．ヒスチジンの分解産物であるヒスタミンを摂取することにより起こる．

3. 遺伝性血管神経性浮腫

気道，顔面，四肢，腸管の血管浮腫．蕁麻疹やショックはきたさず，通常のアレルギー治療には反応しない．家族歴を確認．

■ 問診・診察

問診

- アレルギーの原因・誘引（不明なことも多いが同定する努力を怠らない）
- 症状出現 30 分〜 2 時間前の接触・摂取物が原因としての可能性が高い．
- 症状出現前後の運動の有無により，食物依存性運動誘発アナフィラキシーの可能性も検討する．

診察

- 皮膚症状（全身の発疹，痒疹または紅潮），または粘膜症状（口唇・舌・口蓋垂の腫脹など）
- A および B: 呼吸困難，気道狭窄，喘鳴，低酸素血症
- C: 血圧低下またはそれに伴う意識障害
- D: 持続する消化器症状（腹部疝痛または嘔吐）

■ 検査

アナフィラキシーは病歴と診察で診断するため，ER において特別な検査は不要．

以下の何れかに該当する場合，アナフィラキシーと診断する．
1. 皮膚症状（全身の発疹，痒疹または紅潮），または粘膜症状（口唇・舌・口蓋垂の腫脹など）の何れかが存在し，急速（数分〜数時間以内）に発現する症状で呼吸器症状（呼吸困難，気道狭窄，喘鳴，低酸素血症）または循環器症状（血圧低下または意識障害）の少なくとも 1 つを伴う．
2. 一般的にアレルゲンとなりうるものへの曝露後急速に発現する症状で皮膚・粘膜症状，呼吸器症状，循環器症状，持続する消化器症状（腹部疝痛または嘔吐）のうち 2 つ以上を伴うもの．
3. 当該患者におけるアレルゲンへの暴露後の急速な血圧低下（平常時の 70％未満または収縮期血圧＜ 90mmHg）．

［表 1］アナフィラキシー診断基準 [1]

■ ER での治療

- アナフィラキシーと診断したら，ためらわずにアドレナリン（ボスミン®）0.3mg 筋注．
- 明らかに時間的猶予がある症例では対症的に，下記③〜⑥の治療のみで対応することもあるが，症状の経過次第ではすぐにアドレナリンの投与を行えるように準備しておく．

① アドレナリン筋注

- バイタルが不安定な場合や，上気道症状や呼吸器症状を伴う場合，アドレナリンの使用をためらわないこと！　悩んだら，アドレナリン筋注！
- 必要ならば 10 〜 15 分毎に繰り返す．
  - □アドレナリン（ボスミン®）：0.3 〜 0.5mg 筋注（大腿四頭筋もしくは三角筋）
- 遷延する低血圧など重症例でアドレナリンの持続静注
  - □アドレナリン 0.1µg/kg/min の投与量から開始し，反応をみながら 2，3 分おきに 0.05µg/kg/min ずつ増量．
- βブロッカー内服患者などでアドレナリンの反復投与が無効だった場合，グルカゴン投与を考慮．
  - □グルカゴン（1mg/1 単位/1A）1 〜 5A 静注

② 気道確保

- 100%酸素投与．アドレナリン筋注で改善を認めなければ，気管挿管，輪状甲状靱帯切開や緊急気管切開なども考慮．

③ 輸液

- 循環血液量の確保．
  - □生理食塩液 500 〜 1,000mL 急速投与

④ ステロイド投与

- 速効性はない．重篤な反応の再燃予防目的．
  - □メチルプレドニゾロン（ソル・メルコート®）125mg 静注
- アスピリン喘息患者にはデキサメタゾン（デキサート® 6.6mg）を投与する．

⑤ 抗ヒスタミン薬（ヒスタミン H_1 およびヒスタミン H_2 受容体拮抗薬）

- 皮膚症状の緩和に有効とされる[1]．
  - □ジフェンヒドラミン（レスカルミン®）25 〜 50mg 静注もしくは内服
  - □ファモチジン（ガスター®）20mg 静注もしくは内服

⑥ 気管支拡張薬
・ 喘鳴を認めれば，短時間作用性 β2 アドレナリン受容体刺激薬（ベネトリン®）の吸入も考慮.

■ Disposition

・ 原則，経過観察目的に入院を考慮. 軽症例は十分な説明の上，帰宅も考慮.
・ 入院の目的は，**二相性反応（biphasic reaction）を引き起こす場合に備えるため**. 二相性反応は 4 〜 8 時間後に症状が再燃する場合が多い.

〈参考文献〉
1) Anaphylaxis 対策特別委員会, 編. アナフィラキシーガイドライン 2014（第 1 版）.
2) 林　寛之. ステップビヨンドレジデント 3　外傷・外科診療のツボ編. 1 版. 東京: 羊土社. 2011. p.144-69.

Points

➡ 再発予防を講じて「SAFE」に帰宅・退院させる.
S: 誰かが患者に付き添える（Seek Support）
A: 原因検索と抗原回避を行う（Allergen identification and avoidance）
F: かかりつけや専門医でのフォロー（Follow-up for specialty care）
E: エピペン®の処方を行う（Epinephrine for emergencies）

緊急度 😰😰😰😰😰　遭遇度 😰

4 ▶ 気道異物

圏 大里里子 / 圓 谷口洋平

Points

⮕発声や咳ができるか確認し，気道閉塞の有無を素早く評価する．

⮕窒息をきたしていれば緊急事態！ まずは気道確保を最優先！

⮕原因のはっきりしない小児や高齢者の喘鳴の原因として，気道異物を疑うことが大切．

⮕気道異物では，検査でも治療でも，気管支鏡が最強のツール！

■ Introduction

　気道異物は，気道の狭窄もしくは閉塞の原因となり，ときに1分1秒を争う緊急事態を引き起こす．気道異物は圧倒的に乳幼児に多く，その原因としてピーナッツなどの豆類や小さな玩具によるものが多い．成人の気道異物は稀だが，顔面外傷での歯牙損傷などで窒息が起こりうる．高齢者では，食物誤嚥や痰詰まりによって気道閉塞をきたすことが多い．

　気道異物が放置されると，窒息，心停止，喉頭浮腫，縦隔気腫などの早期合併症の他，無気肺，肺炎，気管支拡張，血痰，気管支狭窄などの晩期合併症も起こりうる．

■ 主訴

・ 食事中のむせ込みや窒息，突然の呼吸困難や喘鳴，なかなか収まらない咳など．重症例では心肺停止で来院することもある．

・ 小さな気道異物で，誤嚥に気づかず時間が経過した場合，咳，発熱，胸痛，血痰など，肺炎に似た症状をきたして来院することもある．

■ General & Vital signs

・ 症状に乏しいものから，窒息して急激に呼吸状態が悪化して心肺停止となる症例まで，重症度は様々．

・ 気道異物の特徴的なポーズとして，チョークサインを認める場合がある．

Memo

🖉小児や高齢者では自分で病歴を伝えられないことも多く，目撃者がいない場合には気道異物の診断が遅れることもあることに注意．まずは気道異物を鑑別に想起することが大切．

■ 鑑別診断

　アナフィラキシーによる気道狭窄，気道熱傷，急性喉頭蓋炎，クループ，喘息，声帯麻痺，肺炎や心不全など．

■ 問診・診察

問診

・ 本人から病歴を聴けないことも多いため，家族や救急隊から積極的に情報を収集する．

　→「突然むせ込み始めた」「ちょっと目を離したあとから息苦しそう」などは気道異物を疑う病

歴.

- 詳しい発症状況（目撃がなく不明なことも多い）と，**可能性のある異物の種類や数を確認**.
- 誤嚥をきたすリスクファクター（乳幼児，高齢者，脳梗塞や認知症，嚥下障害など）の確認.

診察
- 気道が開通しているかどうかを素早く確認 !!
  - →発語可能か，ストライダー（吸気性喘鳴），気道狭窄音などの有無
- 安定していれば，落ち着いて呼吸音と呼吸様式の確認 !!
  - →頻呼吸，喘鳴や胸郭挙上の左右差など.

■ 検査

- 窒息をきたしている場合，状態が不安定な場合は，まずは気道の確保を最優先！
- ① **胸部単純 X 線**　気道異物が疑われる場合の第一選択の検査
- 胸部 X 線で異物が確認できるのは約 2 〜 19 ％ [3]（ほとんどの異物が X 線透過性のため）.
- 片肺の過膨張（= air trapping）や縦隔偏位，無気肺，縦隔気腫などは気道異物を示唆する.
- もし，誤嚥が疑われる異物と同様の物品が手元にあれば，患者と一緒に撮影することで異物の同定に有用.
- 気道異物に対する感度は，22.6 ％と低い [4]．**胸部 X 線で異常がなくても気道異物は否定できず，疑いがある場合は CT もしくは気管支鏡による確認が必要** [3].
- ② **胸部単純 CT**
- 異物の有無および位置の確認が可能．感度・特異度ともに高い.
- ③ **気管支鏡**（軟性気管支鏡，硬性気管支鏡）
- 異物そのものを目視でき，位置，気道狭窄の程度，気管粘膜の様子も確認できる.
- 安定している小児および成人の気管異物では，**気管異物の確認および摘出に軟性気管支鏡（＝ファイバースコープ）を用いるのが推奨される**.
- 窒息，片側の呼吸音低下，限局的な喘鳴，肺の過膨張や無気肺などがある場合，最初から硬性気管支鏡を考慮（全身麻酔が必要）.

Memo

📝誤った体外圧迫法（ハイムリック法や胸部圧迫法）は臓器損傷などの合併症を起こしうることに留意！

■ER での治療

① **まずはなにより気道確保!!**
- 心肺停止状態であれば速やかに心肺蘇生を開始.
- **気管挿管**を行い，気管異物の除去を試みる.
- 大きな異物や周囲の著明な浮腫などにより，気管挿管困難な場合，輪状甲状切開（小児では輪状甲状間膜穿刺）を行う.

② **異物排出・除去**
- 患者の状態を考慮し，その時点で最も適切な方法を選択する.
- いかなる場合でも，**盲目的な異物除去は絶対に行わない！**
  1. 自己排出困難で，窒息もしくはそれに近い状態であれば，成人や年長の小児では**腹部突き上げ法（ハイムリック法）**，乳幼児には**背部叩打法**および**胸部突き上げ法**を行う.
  2. 意識があり，指示に従える場合は咳を促す.
  3. 開口もしくは非侵襲的な観察で異物が見える場合，**吸引**や**マギール鉗子**で摘出を試みる.
  4. 自己排出，自然排出が困難な場合，**気管支鏡による摘出**を検討する（鎮静，全身麻酔が必要）.
- 合併症の発症率が高まるため，できるだけ早期の摘出が望ましい.

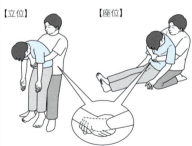

【立位】　【座位】

[図 1] ハイムリック法
握りこぶしをみぞおちのやや下方にあて，すばやく内上方へ向けて圧迫するように押し上げる．

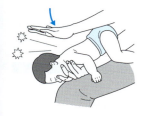

[図 2] 背部叩打法
片腕に患児をうつぶせに乗せ,手のひらで顔を支えながら頭を体より低く保つ.もう一方の手のひらの付け根で,背中の真ん中を強く連続して叩く.

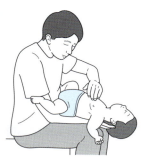

[図 3] 胸部突き上げ法
片腕に患児の背中を乗せ,手のひら全体で後頭部をしっかり持ち,頭が低くなるように仰向けにし,もう一方の手の指 2 本で胸の真ん中を力強く,数回連続して圧迫する.

■ Disposition

- 気道異物が解除され,状態が落ち着いていれば帰宅も可能.
- 異物排出に体外圧迫法を用いた場合は,ER でしばらく経過観察を行うのが望ましい.

〈参考文献〉
1) Alaaddin MS, et al. World J Emerg Med. 2016; 7: 5-12.
2) Hoffman J. West J Med. 1982; 136: 11-22.
3) BMJ Best Practice, Foreign body aspiration. Nov 13, 2017.
4) Pinto A, et al. Radiol Med. 2006; 111: 497-506.
5) Acharya K. Int Arch Otorhinolaryngol. 2016; 20: 196-201.
6) 野口 進, 他. 気管支学. 2017; 39: 231-6.

緊急度 😩😩😩😩😩　遭遇度 😩

5 ▶ 気道熱傷

圖 稲森大治／圃 谷口洋平

Points

●火災現場から搬送されてきた患者では，必ず気道熱傷を疑うこと！

●気道熱傷は病歴と身体所見で診断！

●気道熱傷では，挿管が必要かどうかを適切に見極めることが何よりも大切．

●一酸化炭素中毒が否定されるまで，100%酸素の投与を継続する．

■ Introduction

気道熱傷は煙，刺激性化合物，高熱水蒸気などの吸入によって，気道が傷害を受けることによって起こる．傷害部位により，上気道型気道熱傷（咽頭，喉頭，声門の損傷），肺実質型気道熱傷（気管，気管支，肺胞）に分類される．上気道型は受傷後 24 時間以内に，肺実質型は受傷後 2，3 日後に生じることが多い．気道熱傷では，受傷機転や状況（煙に巻かれた，室内などの閉所での受傷など）や顔面熱傷の有無など，本人や救急隊などから収集した情報から，まずは気道熱傷の存在を疑うことが大切．気道熱傷は緊急性が高く，早急な治療処置が必要となることが多い（→熱傷全般に関しては，「熱傷」の項目を参照）．

■ 主訴

熱傷（特に顔面熱傷）．火災や煙，化学物質，高熱水蒸気に暴露されたあとの咳，呼吸困難など．

■ General & Vital signs

- 顔面の熱傷や，口腔・鼻腔の煤，鼻毛や眉毛などの消失はパッと見て気道熱傷を疑う所見！
- ストライダーや嗄声（A の異常），頻呼吸や努力呼吸（B の異常）が見られたり，熱傷面積が広ければショック（C の異常）をきたしたりすることもある．
- 意識障害（D の異常）を認めれば，**一酸化炭素中毒やシアン中毒などの合併も考慮する．**

■ 鑑別診断

気道以外の熱傷，合併する外傷や中毒（一酸化炭素，シアン化合物）などの評価が必要．

■ 問診・診察

問診
- 受傷機転，現場の状況を正確に把握する．
- 特に屋内や密閉空間での受傷では，中毒をきたすような物質の存在の有無の確認も．
→**カーペットやソファー，断熱材などがある室内**

Memo

🖉熱傷面積 ≧ 20％の熱傷では，気道熱傷の存在は独立した死亡予測因子となる！[1]

🖉一酸化炭素中毒の最初の症状は頭痛であることが多い.

での火災の場合にはシアン中毒を考慮.

診察
- 全身熱傷の範囲や程度，外傷の有無を正確に把握する.
- 以下の所見があれば，気道熱傷の存在を疑う.

身体所見・症状	示唆される事柄
顔面腫脹，鼻・口周囲の熱傷 鼻毛・眉毛・睫毛の焼失	顔面熱傷を示唆し，気道熱傷の可能性を疑う.
口腔内腫脹，嗄声 気道狭窄音（ストライダー）	高熱蒸気の吸入による上気道型気道熱傷を示唆.
口腔・咽頭・鼻腔内の煤 咳嗽，呼吸困難，呼吸促迫	有毒物質の吸入による肺実質型気道熱傷を示唆.
頭痛，意識障害	一酸化炭素中毒やシアン中毒を示唆.

[表 1] 症状や身体所見が示唆する事柄

Memo

🖉シアン濃度を検査室で迅速にチェックするのは現実的には難しい. 受傷環境や症状, 持続するアシドーシスなどから臨床的に判断する（→治療は「熱傷」の項目参照）.

■ 検査

- **血液検査**：血算，生化学（電解質，腎機能），CK
- **動脈血ガス**：必ず CO-Hb と乳酸値は確認！持続するアシドーシスではシアン中毒を疑う！
- **胸部 X 線**：受傷直後は異常所見を認めないことがほとんど.
- **喉頭鏡・気管支鏡**：喉頭鏡では喉頭周囲の発赤・腫脹の有無，気管支鏡（挿管後）では気管内の煤や気管支粘膜の炎症所見を確認.

■ ER での治療

① **気道の確保**：気管挿管が必要かどうか，迅速に判断！

＜速やかな挿管が必要な場合＞
- 以下のいずれかが存在する場合は速やかな挿管を考慮する[1].

> 嗄声がある
> 気道狭窄音（ストライダー）が聴こえる
> 顔面熱傷もしくは顔面浮腫がある
> 呼吸促迫もしくは酸素化不良がある

[表 2] 速やかな気道挿管が必要な状況

- 広範囲熱傷では，大量補液などで顔面浮腫や気道浮腫をきたすことも多く，特に注意が必要！

Memo

📎気道熱傷に対するステロイド投与（全身および局所）については，現時点では十分な根拠がなく推奨されない.

📎肺炎予防に対する抗菌薬の投与は有効性が証明されておらず，推奨されない[7].

・挿管後は，吸引や胸部理学療法などで積極的な排痰を行い，無気肺の予防に努める[2].

気管支拡張薬
□サルブタモール（ベネトリン吸入液 0.5％®）
　0.3 〜 0.5mL 吸入

粘液溶解薬
□アセチルシステイン（ムコフィリン吸入液 20％®）1 〜 4mL 吸入

<気道が開通していて，安定している場合>

・**気道熱傷があっても，挿管は必須ではない.** 気道が開通し，安定していれば経過観察も可能.

・ただし，悪化のリスクが高いと考える場合は予防的挿管も検討する.

> 頭部挙上
> ネブライザーによる加湿
> 胸部の理学療法で排痰促進
> 酸素飽和度のモニタリング
> 2 時間ごとの診察

[表 3] 気道が開通して安定している場合の対応

・初期には安定していても，大量補液などにより，徐々に気道狭窄やガス交換能低下をきたすこともある. そのため，気道熱傷がある場合（もしくは疑わしい場合）は厳重な経過観察が必要.

② **酸素投与・高圧酸素療法**

・一酸化炭素中毒やシアン中毒が疑われる場合，100％酸素を投与. 一酸化炭素中毒では CO-Hb <10％になるまで 100％酸素投与を継続.

・高圧酸素療法の適応として明確に定まったものはないが，以下のような場合に考慮する[3-6].

> 意識消失がある，もしくはあった場合
> 神経学的所見がある場合
> 血中 CO-Hb > 40％（妊婦では > 20％）
> 末梢臓器の虚血所見がある（心筋梗塞所見や
> pH < 7.1 など）場合

[表 4] 高圧酸素療法の適応

③ **熱傷管理**（→「熱傷」の項目を参照）

■ Disposition

原則的に入院．継続的な気道および呼吸状態の観察，管理ができる病棟が望ましい．

〈参考文献〉

1) Sheridan RL. N Engl J Med. 2016; 375: 464-9.
2) Carr JA, et al. Eur J Trauma Emerg Surg. 2013; 39: 177-83.
3) Ernst A, et al. N Engl J Med. 1998; 339: 1603-8.
4) Weaver LK. Crit Care Clin. 1999; 15: 297-317.
5) Kao LW, et al. Emerg Med Clin North Am. 2004; 22: 985-1018.
6) Huang CC, et al. Chest. 2017; 152: 943-53.
7) Liodaki E, et al. Burns. 2014; 40: 1476-80.

第 **3** 章

Bの異常
~Breathing~

1 ▶ B の異常へのアプローチ

著 山内素直

■ B（＝Breathing, 呼吸）の異常へのアプローチ

呼吸の異常は，その重症度の差はあれ ER で高頻度に遭遇する病態です．さらに，考えなければいけない鑑別疾患が多かったり，C（＝ Circulation, 循環）の異常と重なったりすることも多く，診断や対応に悩まされることも多々あります．ですが，SPAM のお約束の流れに沿って対応し，B の異常への「I ♡ ABCDE APProach」に従って鑑別を進めれば，ほとんどの危険な疾患はカバーされますし，その対応も難しいことはありません．

■ B の異常の First Impression

First Impression で B の異常を考える所見としては以下の項目があります．

- ・一文が言えない
- ・呼吸促迫
- ・頻呼吸
- ・呼吸補助筋使用
- ・起坐呼吸

[表1] B の異常を示唆する危険なサイン

このような所見や，バイタルチェックで呼吸回数 > 20 または < 10，SpO_2 < 92％であれば B の異常をきたしていると判断します（バイタルサインの数値はあくまで目安であり，それぞれの場合で判断が必要）．

■ B の異常の鑑別疾患

B の異常の鑑別は多岐にわたります．丁寧な病歴や既往歴の聴取から大体の推測はつきますが，「Wheeze（＝喘鳴）を聴取するから喘息！」といった安易な診断に飛びつかないよう，常にいくつかの鑑別を考えながら診療にあたることが大切です．そこで，SPAM では B の異常を認める際には以下の I ♡ ABCDE APProach で鑑別を進めていきます．

I	Infection	感染症（＝肺炎，肺膿瘍）
♡	(Love)	(恋患い)
A	Asthma	喘息
B	Bullae	COPD 急性増悪
C	Cardiac	心不全，急性冠症候群，心嚢液貯留，不整脈など
D	Drugs	薬物中毒
E	Embolism	肺塞栓
A	Anemia	貧血
P	Pneumothorax	気胸（自然気胸，喘息や COPD などに伴う気胸）
P	Panic attack	不安，パニック障害など

[表 2] B の異常への I ♡ ABCDE APProach

これらの鑑別疾患の各論については，それぞれの項目を参照して下さい.

■B の異常の問診＆身体所見

どんなときでも，問診に際しては「AMPLES」や「OPQRST」といったお決まりの項目を聴取するのは共通しており，B の異常でも例外ではありません．前述の鑑別疾患を頭に思い浮かべながら，病歴，既往歴や生活歴などでどのような項目を聴いていけばいいかを考えて抜けがないように問診を行いましょう．また，診察においても，特に慢性呼吸器疾患が背景にある場合は，それに特徴的な身体所見が見られることがあり，どのような点に注意して身体所見をとればいいか意識しながら診察して下さい（→各論の項目参照）.

■B の異常の検査と処置

鑑別疾患が想起できれば，それに準じて検査，治療を開始します．B の異常では胸部 X 線，心電図，動脈血液ガスなどオーダーする検査項目も多く，その評価に迷うことも少なくありません．検査結果だけで病名を診断するのではなく，病歴，身体所見，バイタルサインなどと照らし合わせて，診断を進めます．また，重症な B の異常であれば非侵襲的換気や気管挿管しての人工呼吸管理が必要となることもあり，患者さんの呼吸状態，病態に最適な呼吸管理法を意識する必要があります．

■まとめ

　Bの異常をきたして搬送されてくる患者さんの多くは苦しそうな息遣いをしており，対応するこちらの気持ちもついつい焦ってしまいがちです．そんな中でも落ち着いて，SPAM のお決まりの流れに従って Primary Approach で B の異常を素早く認識し，Secondary Approach で I ♡ ABCDE APProach に沿って疾患鑑別を進めれば怖いことはありません．B の異常で行う検査や処置には動脈血液採血や挿管，胸腔ドレーン挿入など，研修医で習得すべき手技も多く，ER でたくさん症例を経験し，その対応に自信をつけて下さい．

緊急度 😷😷😷　遭遇度 😷😷😷😷😷

2 ▶ 肺炎

著 佐久間隆弘 / 画 杉山賢明

Points

- 肺炎を適切に分類し，その分類や重症度に応じた治療や抗菌薬を選択する．
- 基礎疾患（COPD，糖尿病，心不全，腎不全など）を有する患者は，重症度を過小評価しないように注意！
- 高齢者では，患者・家族背景なども考慮し，積極的治療の適応があるかの判断することから始める．
- 積極的にグラム染色を活用する（→「グラム染色」の項目も参照）．

■ Introduction

　肺炎はERで頻繁に遭遇する疾患の一つであるが，その原因や重症度，患者背景などは非常に多彩で，奥深い疾患である．肺炎はどの年齢層でも罹患しうるが，COPDや嚥下障害などの背景疾患がある場合や，高齢者では特に重症化しやすく，迅速な診断と適切な治療が望まれる．厚生労働省の2017年人口動態統計によると，肺炎による死亡数は全死因死亡の第5位であった[1]．さらなる高齢社会化が予想される日本では，肺炎の患者数は今後も増加していくと考えられ，それに伴って臨床現場での対応に苦慮する場面も増えると思われる．これらを踏まえ，最新の日本呼吸器学会の肺炎診療ガイドライン[2]では，高齢患者ではその背景などを考慮し，積極的治療の適応を慎重に検討した上で，「治療しない」という選択肢も提案されている．

＜肺炎の分類[2]＞

① 市中肺炎（Community-Acquired Pneumonia: CAP）
・病院外で日常生活をしている人に発症する肺炎であり，医療・介護関連肺炎および院内肺炎を含まない．
② 医療・介護関連肺炎 　**（Nursing and HealthCare-Associated Pneumonia: NHCAP）**
医療ケアや介護を受けている人に発症する肺炎であり，下記を1つ以上満たす． 1. 療養病床に入院している，もしくは介護施設に入所している（精神病床も含む）． 2. 90日以内に病院を退院した． 3. 介護*を必要とする高齢者，身体障害者． 4. 通院して継続的に血管内治療（透析，抗菌薬，化学療法，免疫抑制剤など）を受けている．
③ 院内肺炎（Hospital-Acquired Pneumonia: HAP）
・入院48時間以上経過した患者に新たに出現した肺炎． ・気管挿管下人工呼吸を開始して48時間以降に新たに発症する院内肺炎を人工呼吸器関連肺炎（Ventilator Associated Pneumonia: VAP）とよぶ．

* Performance Status 3: 限られた自分の身の回りのことしかできない，
　日中の50％以上をベッドか椅子で過ごす，以上を目安とする．

[表1] 肺炎の分類

Points

⊃qSOFAは，あくまでも「感染症が疑われる患者」において，死亡率や重症度を推測するための簡易スコアリングであり，敗血症そのものを診断するツールではない.

■主訴

- 発熱，咳嗽，膿性喀痰，呼吸困難，胸痛，倦怠感，意識障害など.
- 高齢者では食欲低下，失禁，日常の活動制限下など，非典型的な症状で受診することもあるので注意が必要.

■ General & Vital signs

- General appearance は良好なものから重篤なものまで様々.
- 敗血症の可能性がないか，まず qSOFA（呼吸数，血圧，意識レベル）を用いて素早く評価する.

<qSOFA スコア [3]>

- ER（もしくはプレホスピタルや一般病棟などのICU以外の場）で感染症が疑われる患者の中でも，特に死亡率が高い患者群や ICU 滞在が長期化するような重症な患者群を抽出するために開発されたスコアリング.
- 感染症が疑われる，もしくは確定した患者において，下記のうち 2 項目以上を満たす場合，そうでない場合と比べて特に重篤である可能性が高く，敗血症が疑われるため，早期の治療および厳重な経過観察が必要.
- qSOFA を 2 項目以上満たす場合，入院中死亡率が 3 〜 14 倍に増加するとされる [3].

1) 呼吸数 22回/分以上
2) 意識変容（GCS < 15）
3) 収縮期血圧 100mmHg 以下

[表 2] qSOFA 項目

■鑑別診断

- 急性上気道炎，気管支炎，COPD 急性増悪，慢性気道感染症の急性増悪，肺結核，肺癌，肺塞栓，びまん性肺疾患，膿胸，肺膿瘍など.
- うっ血性心不全や ARDS との鑑別も重要.

■医療面接・診察

問診　肺炎の分類（CAP，NHCAP または HAP），および細菌性肺炎か非定型肺炎かの鑑別を意識する.

- 現病歴: 自覚症状（発熱，咳嗽，膿性痰，呼吸困難，体重減少，寝汗，悪寒戦慄，胸痛など），sick contact など
- 既往歴: 呼吸器疾患（COPD，気管支拡張症など），循環器疾患（慢性心不全），脳血管障害，神経筋疾患，齲歯治療歴，糖尿病，肝硬変，透析，悪性疾患，HIV，最近の入院歴など
- 内服歴: ステロイド，抗癌剤，免疫抑制剤，抗菌薬の投与歴など
- 生活歴: 喫煙歴，生活環境（施設，自宅），海外渡航歴，免疫低下を及ぼす生活歴（若年者では性感染症の有無）など
- ワクチン接種歴: 肺炎球菌，インフルエンザなど

診察
- 口腔内: 齲歯や食物残渣などの口腔内の衛生状態を確認
- 呼吸音: 呼吸音の左右差，減弱の有無，異常呼吸音（特にクラックル）の有無

異常呼吸音が聴取されるタイミング[4-6)]	疑われる呼吸器疾患
Early inspiratory (吸気早期)	COPD，慢性気管支炎
Early-to-mid inspiratory (吸気早期〜中期)	気管支拡張症
Late inspiratory (吸気終末)	間質性肺炎，非定型肺炎
Holo-inspiratory (全吸気)	細菌性肺炎，肺水腫

[表3] 異常呼吸音のタイミングと疑われる疾患

- 皮膚: 腋窩の乾燥，ツルゴールなど脱水所見の確認
- 四肢: 下腿浮腫（体液過剰の有無），ばち指（肺癌，間質性肺炎などの合併）

■ 検査
- 血液検査: 血算，血液像（左方移動の有無），電解質，腎機能，肝機能
- 胸部X線: 病歴やバイタルなどから，肺炎を疑う場合に行う．病巣部位やその見え方から，起炎菌や原因の推測も可能．
- 胸部CT: 診断に必須ではない．X線だけで判断

Points

➡高齢者で，陳旧性結核病変を有する場合は常に結核の可能性を念頭に置く．画像上，活動性結核が否定できない場合は積極的にZiehl-Neelsen染色を行い，抗酸菌培養検査を提出する．

に迷う場合，重症例や肺癌，肺膿瘍，びまん性肺疾患などとの鑑別を要する場合に検討する．

- **喀痰グラム染色**：痰の膿性部分（Miller-Jones分類でのP痰以上）をグラム染色し，起炎菌を推定する（→「グラム染色」の項目も参照）．
- **喀痰培養**：喀痰培養を提出．また，以前の培養結果を確認するのも，起炎菌の推定および抗菌薬選択に有益．
- **血液培養**：**陽性率が低いため軽症では全例における血液培養は不要**．ただし，重症肺炎の場合や，肺炎以外の熱源検索が必要な場合，敗血症を疑った場合には血液培養を2セット採取する．
- **その他**：必要に応じて，肺炎球菌尿中抗原，レジオネラ尿中抗原，インフルエンザウイルス抗原，マイコプラズマ（抗原検出法など）を考慮．

<起炎菌の推定>

① 患者背景から	
COPDや気管支拡張症の既往	肺炎球菌，インフルエンザ桿菌，モラキセラ・カタラーリス，クレブシエラ，緑膿菌など
食事の際のむせ込み，脳梗塞後パーキンソン病，齲歯	嫌気性菌，腸内細菌による誤嚥性肺炎
糖尿病，飲酒，肝疾患	クレブシエラ，黄色ブドウ球菌
Sick contact，ウイルス感染後	肺炎球菌，マイコプラズマ肺炎，黄色ブドウ球菌，A群溶連菌
温泉，旅行歴，循環型風呂土木作業，川など	レジオネラ
動物接触歴，ペット飼育歴	クラミドフィラによるオウム病，コクシエラによるQ熱
② 画像所見から	
大葉性肺炎	肺炎球菌，レジオネラ，クレブシエラなど
気管支肺炎	モラキセラ，インフルエンザ桿菌，緑膿菌など
③ 痰スメアから	→ 「グラム染色」の項目を参照

[表4] 肺炎の起炎菌の推定

<市中肺炎での細菌性肺炎と非定型肺炎の鑑別[2]>

- 以下のうち，4項目以上合致で非定型肺炎疑い，3項目以下で細菌性肺炎疑い．
- 肺炎マイコプラズマおよびクラミジア属で検討されたもので，レジオネラ肺炎は含まれていない．

1) 年齢 60 歳未満
2) 基礎疾患がない，あるいは軽微
3) 頑固な咳がある
4) 胸部聴診上所見が乏しい
5) 痰がない，あるいは迅速診断法で原因菌が証明されない
6) 末梢白血球が 10,000/μL 未満である

[表 5] 市中肺炎での細菌性肺炎と非定型肺炎の鑑別項目

■ 治療[2)]

<「成人肺炎診療ガイドライン 2017」フローチャート>

・肺炎の分類，重症度，耐性菌リスクなどに応じて

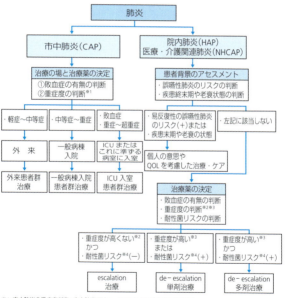

※1: 市中肺炎の重症度判定：市中肺炎では A-DROP により重症度を判定する．
※2: 敗血症の状態ではなく，医療・介護関連肺炎では A-DROP で中等症以下，院内肺炎では I-ROAD で軽症
※3: 敗血症の状態，または，院内肺炎では I-ROAD で中等症以上，医療・介護関連肺炎では A-DROP で重症以上
※4: 耐性菌リスクあり：①過去 90 日以内の経静脈的抗菌薬の使用歴，②過去 90 日以内に 2 日以上の入院歴，③免疫抑制状態，④活動性の低下，のうち 2 項目を満たす

[図 1] 肺炎治療のフロー（日本呼吸器学会，編．成人肺炎診療ガイドライン 2017 より）

治療方針を決定する.

＜市中肺炎の重症度判定＞

・「成人肺炎診療ガイドライン 2017」では，市中肺炎（および医療・介護関連肺炎）の重症度判定に A-DROP を用いることを推奨している.

A	Age	男性 70 歳以上，女性 75 歳以上
D	Dehydration	BUN 21mg/dL 以上または脱水あり
R	Respiration	SpO₂ 90%以下（PaO₂ 60 Torr 以下）
O	Orientation	意識変容あり
P	Blood Pressure	血圧（収縮期）90mmHg 以下

軽症	上記 5 つの項目のいずれも満たさないもの
中等度	上記項目の 1 つまたは 2 つを有するもの
重症	上記項目の 3 つを有するもの
超重症	上記項目の 4 つまたは 5 つを有するもの. ただし，ショックがあれば 1 項目のみでも超重症とする

［図 2］ A-DROP を用いた市中肺炎の重症度判定

① ABC の確保と「誰か～!! IV, O₂, モニター!!」

・低酸素血症がある場合，酸素投与を開始.
・症状が重篤な場合，呼吸努力が強い場合などは非侵襲的換気（Non-Invasive Ventilation: NIV）や気管挿管も考慮する.

② 抗菌薬治療

・推定される起炎菌，肺炎分類，重症度，各施設のアンチバイオグラム，過去の入院歴や培養結果などを参考に抗菌薬を決定する.

外来治療

・治療期間は，通常 5 ～ 7 日とする.

＜細菌性肺炎を疑う場合＞

□アモキシシリン 500mg 1 日 4 回
□アモキシシリン 250mg 1 回 1 錠＋アモキシシリン・クラブラン酸 250mg 1 回 1 錠
　1 日 3 ～ 4 回[7]

＜非定型肺炎を否定できない場合＞

・マクロライド系を追加，または下記処方.
□アジスロマイシン 500mg 内服

Memo

✎ニューキノロンの乱用は，肺炎球菌の耐性化や結核感染症をマスクして診断の遅れにつながる懸念があるため，厳に慎むこと.

入院治療

＜中等症で緑膿菌など耐性菌のリスクが低い時＞
- □ セフトリアキソン　2g　1日1回
- □ アンピシリン/スルバクタム　1.5〜3g
　　1日4回（腎機能により用量調節）
　　※誤嚥性肺炎を疑う場合
- □ 非定型肺炎を疑う場合，アジスロマイシン
　　500mgを追加

＜中等症で緑膿菌など耐性菌のリスクが高い時＞
- □ ピペラシリン・タゾバクタム　3〜4.5g
　　6時間ごと

＜重症例＞

CAP
- □ セフトリアキソン　2g　1日1回＋アジスロマ
　　イシン　500mg　1日1回　3日間
- □ セフォタキシム　2g　1日3〜4回＋アジスロ
　　マイシン　500mg　1日1回　3日間
- □ レボフロキサシン　500mg　1日1回（アジス
　　ロマイシン投与による心負荷が懸念される場
　　合）

NHCAP/HAP

　喀痰塗抹，重症度，過去の培養歴を参考に抗菌薬
を選択する.

高齢者の肺炎治療とアドバンスド・ケア・プランニング

- ・ 高齢者の肺炎が増える中，日本呼吸器学会による
「成人肺炎診療ガイドライン2017」では，誤嚥
性肺炎を繰り返す患者，疾患終末期や老衰状態の
患者に対して，「**個人の意思やQOLを考慮した
治療・ケア**」を優先するよう明記された.
- ・ 適切な肺炎治療で死亡率は減少するが，QOLは
低下することも多い. 予後不良例や繰り返す誤嚥
性肺炎など，**高齢者の肺炎診療は，終末期とも密
接に関わっていることを意識する**ことが重要. こ
のような場合，患者や家族の意思を尊重した治療
方針を検討することがなにより大切である.
- ・ 病状が重篤化する前に，あらかじめ時間をかけて，
**治療内容や終末期の過ごし方に対する希望など
を，本人や家族と十分に話し合うこと（＝アドバ
ンスド・ケア・プランニング）**が推奨されている.
繰り返す肺炎や徐々に進行する慢性疾患などで頻
繁にERを受診しているような場合，患者や家族
がERにいる段階からこのプロセスを開始するこ
とを検討してもよい.

■ Disposition

- 重症度（A-DROP, qSOFA）に応じて外来治療，一般病棟での入院，ICU またはこれに準ずる病室での入院を判断する．
- NHCAP では，社会的背景からも入院を考慮する．
- ワクチンの接種歴を確認し，特に 65 歳以上や基礎疾患を有する例では，肺炎球菌ワクチンやインフルエンザワクチンを積極的に勧める．

〈参考文献〉

1) 厚生労働省．平成 29 年（2017）人口動態統計（確定数）の概況．
2) 日本呼吸器学会，編．成人肺炎診療ガイドライン 2017.
3) Seymour CW, et al. JAMA. 2016; 315: 762-74.
4) Piirilä P, et al. Chest. 1991; 99: 1076-83.
5) Piirilä P. Chest. 1992; 102: 176-83.
6) Norisue Y, et al. Postgrad Med J. 2008; 84: 432-6.
7) JAID/JSC 感染症治療ガイド・ガイドライン作成委員会，編．JAID/JSC 感染症治療ガイドライン ―呼吸器感染症―．2014.

原稿作成協力：
長崎大学 帯医学研究所 安田一行

緊急度 😊😊😊 　遭遇度 😊😊😊😊

3 ▶ 気管支喘息発作

圏 栗原　健／匿 杉山賢明

Points

⤷ 喘息と診断したら，速やかに治療を開始！

⤷ 会話の状況，意識状態，呼吸状態などから，総合的に重症度を判断する．

⤷ 呼吸不全の際は非侵襲的陽圧換気が第一選択となるが，症状の改善に乏しい場合は気管挿管もためらわないこと．

⤷ 初めて喘息と診断された場合や，日常的に用いている治療薬がない患者を帰宅させる際は，ステロイド内服に加え，短時間作用型吸入β刺激薬や吸入ステロイド薬などの処方も考慮する．

■ Introduction

　気管支喘息発作は，小児から高齢者まで幅広い患者層で生じ，救急疾患の中でも特に遭遇する頻度が高い．その重症度は様々であるが，なかでも意識障害や呼吸窮迫状態，もしくは呼吸不全をきたしている場合は緊急事態であり，気管挿管などによる人工呼吸管理が必要となりうる．そのため ER では，患者の重症度を素早く，的確に判断する能力が求められる．特に，身体診察では喘鳴だけでなく，意識状態，呼吸数，呼吸努力などを注意深く観察し，病状の悪化を予想し，重症化する前に適切な対応をとることが重要である．

■ 主訴

　呼吸困難，喘鳴，咳嗽，胸痛など．

■ General & Vital signs

・意識状態や呼吸状態（**呼吸数や呼吸様式，呼吸補助筋の使用の有無**）を注意して観察する．**特に，呼吸数や呼吸補助筋は自分で確認すること！**

■ 鑑別診断

・**呼吸器系**：COPD 増悪，肺炎，気管支炎，気胸，その他の呼吸器系疾患（アレルギー性気管支肺アスペルギルス症，好酸球性多発血管炎性肉芽腫症，好酸球性肺炎など）

・**気道病変**：気道異物，気道内腫瘤性病変，声帯麻痺など．

・**循環器系**：心不全，肺塞栓

・**その他**：アナフィラキシー

　高齢者や長期喫煙者などの場合，ER において喘息発作と心不全や COPD 急性増悪などとを正確に鑑別することは困難なことも多い．

■ 問診・診察

問診
・発作の誘因の有無（感冒症状，天候の変化，喫煙，何かしらの吸入抗原など）．
・随伴症状（発熱，痰など）の有無．

- 気管支喘息の既往，発症年齢，入院歴や気管挿管歴の有無.
- 長期吸入薬（コントローラー）や発作時吸入薬（リリーバー），その他の喘息治療薬の使用の有無とその内容,指示通りに正しく使用していたかなど．また，かかりつけ医の有無も確認.
- 最近の発作頻度（短時間作用型吸入β刺激薬をどれくらい使用したか）
- その他の既往歴，喫煙歴，家族歴やアトピー素因，アレルギーの有無など.

診察
- 喘鳴の性状の評価: 気管支喘息は通常，多彩なピッチの喘鳴（polyphonic wheeze）なことが多く，気道異物や腫瘤などによる喘鳴は限局した単一のピッチの喘鳴（monophonic wheeze）を呈する.
- 呼吸音: 左右差がある場合は気胸の合併，捻髪音（crackles）を聴取する場合は肺炎の合併を考える.
- その他: 心不全やCOPDに特徴的な所見がないか確認する.

<Jónsson 分類 [2, 5]>
- 喘息の治療効果評価のために，Jónssonが提案した喘鳴の程度の評価方法.
- 治療前後の症状の変化を比較するのには有用だが，重症度との相関は明らかでない.

0度	全く聴取されない（強制呼気を促さないと聴取できない）
1度	強制呼気時のみ聴取
2度	平静呼気時にも聴取
3度	平静呼吸下で，吸気・呼気共に聴取
4度	吸気も呼気も，呼吸音を聴取しない（= Silent chest）

[表1] 喘鳴のJónsson分類

■検査
- 軽症発作（若い人で酸素飽和度の低下がなく，努力呼吸がない場合）では，検査の必要はないことがほとんど.
- ピークフロー（PEF）: 重症度を客観的に測定することができる.

Memo

✐Wheezeは1度のものを聴き逃さないことが大切！

✐1度のwheezeは強制呼気でしか聴こえないため，意識して患者に強制呼気を行ってもらい，その有無を確認すること！

- **胸部単純 X 線**: 全例の撮影は必要ないが，肺炎，気胸，心不全など，何らかの合併症もしくは他の疾患を疑った場合に行う．
- **血液検査**: 好酸球数，血清 IgE 値は気管支喘息において参考になるが，ER では必須ではない．
- **動脈血液ガス（静脈血液ガス）分析**: 呼吸不全や CO_2 ナルコーシスを疑う時に行う．
  - **血液ガス分析における CO_2 は患者の呼吸数や呼吸様式も考慮して評価する必要がある**ことに注意．たとえ CO_2 の値が正常範囲でも，呼吸数や呼気努力が増加している状況下では，呼気の排出が追いついていないことを示唆する．
- **喀痰塗抹・培養**: 肺炎を疑う場合には喀痰塗抹や培養検査も検討．

<気管支喘息発作重症度分類>

発作強度*	呼吸困難	動 作	検査値				発作治療ステップ
			PEF	SpO₂	PaO₂	PaCO₂	
喘鳴/胸苦しい	急ぐと苦しい動くと苦しい	ほぼ普通	80%以上	96%以上	正 常	45mmHg未満	発作治療ステップ 1
軽 度（小発作）	苦しいが横になれる	やや困難					
中等度（中発作）	苦しくて横になれない	かなり困難かろうじて歩ける	60〜80%	91〜95%	60mmHg超	45mmHg未満	発作治療ステップ 2
高 度（大発作）	苦しくて動けない	歩行不能会話困難	60%未満	90%以下	60mmHg以下	45mmHg以上	発作治療ステップ 3
重 篤	呼吸減弱チアノーゼ呼吸停止	会話不能体動不能錯乱意識障害失禁	測定不能	90%以下	60mmHg以下	45mmHg以上	発作治療ステップ 4

＊： 発作強度は主に呼吸困難の程度で判定する（他の項目は参考事項とする）．異なる発作強度の症状が混在する場合は強い方をとる．

[表 2] **気管支喘息発作の重症度分類**（日本アレルギー学会 喘息ガイドライン専門部会 監修. 喘息予防・管理ガイドライン 2018. 協和企画；2018 より）

■ER での治療

① ABC の確保と「誰か〜 !!　IV，O_2，モニター !!」
- 低酸素血症がある場合，酸素投与を開始（SpO₂ 92 〜 95％を目標）．

- 高度〜重篤な発作の場合，呼吸努力が強い場合などは非侵襲的換気（Non-Invasive Ventilation: NIV）や気管挿管も考慮する．

<NIV もしくは気管挿管による人工呼吸管理>
- 以下のいずれかを満たす場合は，NIV もしくは気管挿管を行い，人工呼吸管理とする．

- 気管支拡張薬の吸入で改善が乏しい呼吸困難
- 著明な努力呼吸
- 明らかな呼吸筋疲労
- $PaCO_2$ 上昇（$PaCO_2 \geqq 65$ Torr）
- 著明な低酸素血症（酸素最大投与でも $PaO_2 < 50$ Torr）
- 増悪する呼吸性アシドーシス（pH < 7.25）
- 心停止，呼吸停止，意識障害，気道維持困難，多量の気道分泌物などが認められる場合は NIV ではなく気管挿管を優先する．

[表3] NIV もしくは気管挿管の適応

② 気管支拡張薬吸入
- 喘息発作と診断したら速やかに開始する！
- 短時間作用型吸入 β 刺激薬（Short Acting β_2 Agonist: SABA）
  - □サルブタモール（ベネトリン®） 2.5mg（0.5mL）＋生食 2.0mL 吸入 20 分毎に 1 〜 3 回
  - ※心疾患の既往がある場合は，サルブタモール量 0.3mL への減量を考慮．
- 短時間作用型吸入抗コリン薬（Short Acting Muscarinic Antagonist: SAMA）も追加可能．
  - □イプラトロピウム（アトロベント®）
  - 1 回 3 吸入，1 日 4 回

③ ステロイド投与
- 内服可能であれば，ER で内服してもらう．内服困難な場合は点滴で投与．
  - □プレドニゾロン（40 〜 60mg） 内服（ER で投与）
  - □メチルプレドニゾロン（ソルメドロール®） 40mg ＋生食または 5%ブドウ糖液 50mL 点滴
- アスピリン喘息でもプレドニン内服は問題ないが，点滴はデキサメタゾンを選択する．
  - □デキサメタゾン（デキサート®） 6.6mg を生食または 5%ブドウ糖液 50mL に溶解して点滴

Points
➡心不全との正確な鑑別が困難な場合，救命を優先するという意味で，喘息発作としての治療をまず開始しても支障はない．

➡テオフィリン製剤は，日本のガイドラインでは記載があるものの，GINA をはじめとした国際ガイドラインでの推奨は低く，当院では使用していない．

Memo

🖊抗菌薬のルーチン投与は推奨されていないが[1]，肺炎の合併もしくはその可能性を疑うとき（発熱，膿性痰，胸部X線で肺炎の所見など）があれば積極的に使用する．

Memo

🖊喘息関連死のリスクファクター[1]
・最近の致死的な気管支喘息発作（挿管，人工呼吸管理）の病歴
・気管支喘息発作でのER受診歴もしくは入院歴．
・経口ステロイドを最近まで使用していた．
・吸入ステロイドを最近使用していない．
・SABAの使用が多い（SABAを1カ月に1本以上使用）．
・精神疾患もしくは心理社会的な問題を有する．
・気管支喘息の治療薬に対するアドヒアランスが不良．
・食物アレルギーを有する喘息患者．

④ その他
・高度～重篤な気管支発作の場合，呼吸不全をきたしている場合などは，下記も検討する．
　□酸化マグネシウム　2g　緩徐（15分ほどかけて）静注
　□アドレナリン　0.3mg　筋注

■ **Disposition**
・治療開始後1時間の段階で再評価を行う．

＜帰宅可能な場合＞
・SABA吸入（3回まで）やプレドニゾロンの内服後に呼吸困難が改善し，PEFが60%以上，酸素飽和度の低下や呼吸努力がなければ帰宅可能．
　帰宅処方例：
　□プレドニゾロン　40～50mg　内服　3～7日間
・初診であれば呼吸器内科（もしくは内科）で外来フォロー．かかりつけがあれば，数日後の受診を指導して帰宅とする．
・コントローラーやリリーバーを有していない場合はSABA，吸入ステロイド薬（＋長時間作用性β_2刺激薬）を処方し，気管支喘息が慢性的な疾患であることを説明する．
・喫煙者では吸入ステロイドの効果が落ちるため，禁煙を指導する．

＜入院適応＞
・初期治療への反応が認められないもしくは不十分な例，人工呼吸管理を必要とする例，酸素投与が必要な例，致死的喘息のリスクファクターを有する場合などは入院の適応となる．

〈参考文献〉
1) Global Initiative for Asthma（GINA）. Global Strategy for Asthma Management and Prevention（2018 update）.
2) Sarkar M, et al. Ann Thorac Med. 2015; 10: 158-68.
3) Bel EH. N Engl J Med. 2013; 369: 2362.
4) 日本アレルギー学会　喘息ガイドライン専門部会監修. 喘息予防・管理ガイドライン 2018. 東京: 協和企画; 2018.
5) Jónsson S, et al. Chest. 1988; 94: 723-6.

原稿作成協力：浦添総合病院
病院総合内科/呼吸器センター　名嘉村敬

緊急度 ●●● 遭遇度 ●●●●●

4 ▶ COPD 増悪

【著】栗原 健 /【画】杉山賢明

Points

◆COPD 増悪と診断したら，速やかに治療を開始！

◆SpO_2 88 〜 92 % を保つように酸素を投与し，CO_2 ナルコーシスに注意する。

◆COPD 増悪の三徴は，「呼吸困難の増強」，「咳嗽の悪化」，「痰の増加±膿性化」[1]！

◆努力呼吸を認める場合，動脈血液ガスを評価し人工呼吸管理の適応を考慮する。

■ Introduction

慢性閉塞性肺疾患（Chronic Obstructive Pulmonary Disease: COPD）増悪とは，COPD を基礎疾患にもつ患者において，**安静時の呼吸困難の増強，咳嗽の悪化，喘鳴，痰の増加や膿性化**など，呼吸器症状が急な経過で悪化し，普段の治療に追加治療を要する状態と定義されている。疫学的には，COPD 増悪例の 50 〜 70%で気道感染症が増悪因子と報告されている[2]。その他の増悪因子として，虚血性心疾患や心不全などの心疾患，逆流性食道炎，肺塞栓症，肺高血圧などがあげられるが，約 30%は増悪因子は不明とされる。なお，最も信頼できる増悪リスクは，「過去の COPD 増悪の経験」である[1]。

COPD の有病率は，長期間喫煙者，男性，高齢者で高くなる傾向にあるが，実際には病院を受診せずに診断されていない患者もまだ多くいると考えられている[9]。COPD の既往を指摘されたことがなくても，病歴や症状から COPD 増悪を疑った場合は，速やかに適切な対応をとるとともに，患者教育およびその後の長期的フォローへの橋渡しを行うことを心がける。

■ 主訴

呼吸困難の増悪，痰の増加，咳，喘鳴，発熱など。

■ General & Vital signs

頻呼吸や SpO_2 低下の他，重症例では努力呼吸（呼吸補助筋の使用，呼気延長など）や意識障害がみられることもある。

■ 鑑別診断

・**呼吸器系**：喘息発作，気管支炎，肺炎，気胸，胸水貯留

・**循環器系**：うっ血性心不全，不整脈，肺塞栓症

・**その他**：アナフィラキシー，鎮痛薬や睡眠薬の不適切な使用による CO_2 ナルコーシスの合併など。

■問診・診察

問診

- **現病歴**: 症状の出現時期と誘因, その後の経過, 随伴症状 (発熱, 咳, 痰の増加, 胸痛など) の有無.
- **増悪因子**: 増悪の誘因の聴取. 感染症, 環境因子 (天候, 居住環境の変化など), 怠薬, 喫煙など.
- **日常生活での症状の程度**: 呼吸困難は mMRC [2] (下表) で評価.
- **普段の治療内容**: 吸入薬の種類, アドヒアランス, 在宅酸素使用の有無 (使用していれば, その流量や最近流量を増やしたかなども確認), 入院歴, 増悪や挿管歴など.
- **その他**: 喫煙歴 (現在の喫煙の有無も確認), 気管支喘息の合併の有無など.

グレード	
0	激しい運動をした時だけ息切れがある.
1	平坦な道を早足で歩く, あるいは緩やかな上り坂を歩く時に息切れがある.
2	息切れがあるので, 同年代の人よりも平坦な道を歩くのが遅い, あるいは平坦な道を自分のペースで歩いている時, 息切れのために立ち止まることがある.
3	平坦な道を約 100m, あるいは数分歩くと息切れのために立ち止まる.
4	息切れがひどく家から出られない, あるいは衣服の着替えをする時にも息切れがある.

[表 1] 修正 MRC (mMRC) 息切れスケール

診察

- **呼吸音**: 喘鳴の有無とその程度を確認.
- **呼吸補助筋**: 胸鎖乳突筋の発達およびその使用の有無, 吸気時の鎖骨上窩, 肋間の陥凹など.
- **肺過膨張を示唆する所見**: ビア樽状胸郭, 気管短縮, Hoover 徴候 (吸気時における肋骨角の鋭角化= costal angle closing), 鼓音, 呼吸音減弱など.
- **肺高血圧/肺性心の合併所見**: Ⅱp の亢進, リベロ・カルバロ徴候 (三尖弁閉鎖不全において, 吸気時に収縮期雑音が増強), 頸静脈怒張, 下腿浮

腫など.

- **CO₂ ナルコーシスを示唆する所見**: 意識障害, 温かい末梢, 振戦, ミオクローヌスなど.
- **合併症を示唆する所見**:
  - 皮下気腫, Hamman 徴候 (心拍に一致した捻髪音), 呼吸音の左右差などは気胸や縦隔気腫合併を疑う所見.
  - ばち指 (clubbing) の有無の確認. COPD 単独ではばち指を呈することは少なく, ばち指の所見があれば肺癌や間質性肺炎の合併などを考慮する.

■ 検査

- COPD 増悪の診断には必ずしも検査は必須ではない. しかし, 心不全や気胸を代表とする他疾患との鑑別や, 肺炎などの合併の判断には, 各種の検査が有用.
- **血液検査**: 血算, 電解質, 腎機能, BNP (NT-pro-BNP) など.
- **動脈血液ガス分析**: CO_2 貯留の増悪や極端な低酸素血症, アシドーシスの有無の評価.
  - 努力呼吸や意識レベルの低下がみられる場合や, 普段と比べても SpO_2 が低下している場合などに行う.
  - 長期罹患している COPD 患者では, 慢性的な CO_2 貯留とそれに対する代償性変化が働いていることが予想されるため, 常に**以前の血液ガス分析と比較**することを心がける.
  - 慢性的な呼吸性アシドーシスに, 急性の呼吸性アシドーシスの所見があれば (= acute on chronic respiratory acidosis), COPD 増悪が疑わしい[10].
- **胸部 X 線**: COPD の特徴的な所見 (過膨張, 横隔膜の平低化, 肺野透過性の亢進, 滴状心など) に加え, 肺炎や無気肺, 気胸, 心不全 (肺うっ血, 胸水貯留など) といった合併症の有無の確認.
- **胸部 CT**: 胸部 X 線で評価困難な場合や, 肺塞栓を疑う場合に行う.
- **各種培養**: 喀痰培養および, 必要に応じて喀痰抗酸菌培養や血液培養を検討する.
- **その他**: 他疾患との鑑別のために, 必要に応じて心電図や心エコーも考慮する.

Memo

✏静脈血液ガスは, 動脈血液ガスの代用として以下のように使用できる[5,6].

- pH と HCO_3 はほぼ代用が可能.
- PCO_2 と乳酸値は, 静脈血液ガスで基準値内であれば, 動脈血液ガスでも基準値内の範囲にあると考えてよいが, 静脈血液ガスで基準値を外れる場合には, 動脈血で正確な値の確認が必要.

■ 治療

① ABC の確保と「誰か〜 !!　IV，O_2，モニター !!」

・ CO_2 ナルコーシスの予防や予後改善のため，SpO_2 88 〜 92%を目標に酸素投与量を調整する[4]．

・ 酸素投与開始後も血液ガスを適宜フォローする．

② 気管支拡張薬の吸入
　問診，診察後に速やかに開始！

・ 心疾患の既往がある場合は，β刺激薬の投与量を減量する．

□ サルブタモール（ベネトリン®）
　2.5mg（0.5mL）＋生食 2.0mL 吸入
　20 分毎に 1 〜 3 回

□ イプラトロピウム（アトロベント®）も追加可能．1 回 3 吸入　1 日 4 回

③ ステロイド投与

□ プレドニゾロン（プレドニン®）40mg
　内服　1 日 1 回，5 日間（内服可能な場合）

□ メチルプレドニゾロン（ソル・メルコート®）
　40mg ＋生食または 5%ブドウ糖液
　50mL 点滴　4 〜 6 時間ごと

④ 抗菌薬
　痰量増加や膿性痰のある COPD 増悪で考慮

・ 抗菌薬治療は，回復までの時間の短縮，増悪のリスク低減，入院期間の短縮などにつながる[1]．

・ 肺炎治療に準じて，喀痰塗抹や過去の培養結果なども参考にして抗菌薬を選択する．

・ 投与期間は 5 〜 7 日間とする（症例ごとに検討）．

・ COPD 増悪で多く見られる起炎菌は，インフルエンザ桿菌，肺炎球菌，モラキセラ，緑膿菌など．

	抗菌薬	想定する起炎菌
外来	アンピシリン ＋クラブラン酸/アモキシシリン	肺炎球菌，モラキセラ 塗抹で polymicrobial pattern
	レボフロキサシン	BLNAR（β-ラクタマーゼ非産生アンピシリン耐性菌） 緑膿菌
入院	βラクタム系（アンピシリン/スルバクタム，セフトリアキソン，セフォタキシム）	緑膿菌の関与や罹患リスクが低いとき
	±マクロライド系	（重症肺炎 or 非定型肺炎を疑うとき）
	セフタジジム，ピペラシリン	緑膿菌が想定されるとき

[表 2] 抗菌薬の選択例

Points

●CO_2 ナルコーシスの出現を心配しすぎて,低酸素状態の患者への酸素投与を躊躇する必要はない. 必要であれば目標 SpO_2 値を維持できるように酸素投与を行い, 意識レベルや呼吸状態をより頻繁に確認するようにする. もし CO_2 ナルコーシスに陥ってしまったら, バッグバルブマスクで換気し, CO_2 を排気してあげればよい.

⑤ 人工呼吸管理

・以下の場合は非侵襲的換気 (Non-Invasive Ventilation: NIV) を考慮する.

NIV を考慮する状況
① $PaCO_2 \geqq 45mmHg$
② pH $\leqq 7.35$
③ 呼吸努力が強いとき (呼吸補助筋の使用)

[表 3] NIV を考慮する状況の例

・NIV 装着後も, 回路に専用のコネクタを装着して β刺激薬 (ベネトリン®など) のネブライザー吸入を行う.
・NIV での管理が困難 (アシドーシスが改善しない, 喀痰が多いなど) な場合は挿管を考慮するが, 合併症 (気胸) や抜管困難例も多く, 患者および家族の意向なども十分に考慮した上で, その適応を慎重に吟味する.

■ Disposition

・酸素療法および薬物療法で, 自覚症状および酸素化の改善があれば帰宅も可能.
・帰宅させる場合は, 以下の処方を行う. また, **必要に応じて抗菌薬を処方する.**
　□プレドニゾロン (プレドニン®) 40mg 内服
　　1日1回 5日間
　□サルブタモール (サルタノール®)
　　発作時 1 回 2 吸入
・これまで COPD と診断されたことがない症例, かかりつけ医がない場合などは呼吸器内科へ紹介.
・喫煙している場合は, 禁煙指導も行う.
・全身状態不良例, 呼吸困難の持続, 酸素投与を必要とする状態 (在宅酸素使用中の患者では, 酸素必要量が普段より多いとき), なんらかの合併症を併発している場合などは入院とする.

〈参考文献〉
1) Global Initiative for Chronic Obstructive Lung Disease (GOLD).Global Strategy for the Diagnosis, Management and Prevention of chronic obstructive pulmonary disease: 2018 Report.
2) Bestall JC, et al. Thorax. 1999; 54: 581-6. 10.1136/thx.54.7.581.
3) Sethi S, et al. N Engl J Med. 2008; 359: 2355-

65.
4) Siemieniuk RAC, et al. BMJ. 2018; 363: k4169.
5) Byrne AL, et al. Respirology. 2014; 19: 168-75.
6) Bloom BM, et al. Eur J Emerg Med. 2014; 21: 81-8.
7) Daubin C, et al. Intensive Care Med. 2018; 44: 428.
8) Fukuchi Y, et al. Respirology. 2004; 9: 458-65.
9) Bruno CM, et al. J Biomed Biotechnol. 2012; 2012: 915150.

原稿作成協力: 浦添総合病院
病院総合内科/呼吸器センター 名嘉村敬

緊急度 🐷🐷🐷🐷 遭遇度 🐷🐷🐷

5 ▶ 気胸

編 松下和敏 / 責 穂積拓考

■Introduction

　気胸には大きく分けて**自然気胸**，**外傷性気胸**，**医原性**などがあり，さらに自然気胸は，**原発性気胸**（Primary Spontaneous Pneumothorax: PSP）と，**続発性気胸**（Secondary Spontaneous Pneumothorax: SSP）に分類される．また，原因に関わらず，呼吸循環動態に著明な影響を及ぼす**緊張性気胸**は命を脅かす病態であり，迅速な対応が必要となる．

■PSP と SSP
- 呼吸器の**基礎疾患をもたない患者に生じる原発性気胸が PSP** であり，もともと存在するブラやブレブの破裂によるものが多い．
- COPD や結核など，**何らかの肺疾患を背景に発症する続発性気胸が SSP** である．また，穿刺吸引のみでの奏効率が低く，何らかの肺疾患を患っている可能性が高いとして，British Thoracic Society のガイドラインでは著しい喫煙歴のある 50 歳以上の気胸も SSP として扱っている．

■緊張性気胸
- 胸腔内への空気の漏出によって患側の胸腔内圧が異常に上昇した結果，低酸素血症，患側肺虚脱，健側への縦隔偏位，静脈還流障害などにより頻脈，呼吸窮迫，著明な発汗，低血圧など**呼吸循環動態に異常をきたしている状態**．
- 緊張性気胸は命を脅かす病態であり，診断は病歴と身体所見に基づいてなされるべきである．
- 人工呼吸管理中，外傷，蘇生，呼吸器疾患（特に喘息や COPD の症状が急性にみられた場合），胸腔ドレーンの閉塞もしくはクランプ後，または置換後，NIV 装着，高圧酸素療法中などに生じやすい．

■外傷性気胸
- 貫通性外傷（刺創，銃創，異物による穿通創など）では，損傷した気管・気管支からの空気の漏出，もしくは胸壁の創部から空気が直接胸腔内に流入することによって気胸が生じる．また，80％以上の症例で気胸に血胸を合併する．
- 鈍的外傷では，肋骨骨折などにより臓側胸膜が損

Memo

📝月経随伴性気胸
異所性子宮内膜症に起因する気胸　月経周期に同期して繰り返す気胸や胸背部痛を診た場合，この可能性を考慮する．治療としては，外科的治療とホルモン治療を並行して行う．

傷して気胸を生じる．急激な胸骨圧迫でも，肺胞内圧が上昇した結果として臓側胸膜が破綻して気胸を生じることがある．

■ 主訴

突然の胸痛，呼吸困難，咳嗽など．緊張性気胸の場合にはショックや心肺停止で来院することも．

■ General & Vital signs

- 頻呼吸や頻脈に加え，不穏などの症状が見られることがある．
- PSP では，胸痛や呼吸困難といった典型的な症状が軽度もしくは表れないことも多い．一方，SSP の場合は気胸の大きさが軽度であっても症状が重くなることがあり，多くは息切れを自覚する．
- 胸痛，呼吸困難に ABC の異常（特にショック状態）を伴う場合，緊張性気胸の可能性を常に考慮する．

■ 鑑別診断

心筋梗塞，狭心症，大動脈解離，肺塞栓，食道破裂，心不全，肺炎，慢性閉塞性肺疾患，気管支喘息など．

■ 問診・診察

問診

痛みの OPQRST，既往歴（特に気胸，COPD を含めた呼吸器疾患），生活歴（喫煙歴）などを中心に問診．**喫煙歴，高身長，年齢（50 歳以上）は気胸のリスク．**

診察

患側で鼓音や呼吸音の減弱，胸郭の可動性低下，皮下気腫などを認める．

■ 検査

- 立位での吸気時胸部 X 線検査が第一選択．
- CT 検査は，病変が小さな場合の評価や，気胸のサイズを評価する際に有用であるが，初発の気胸患者に対してルーチンでの CT 検査は推奨されない．

■肺エコー

- ベッドサイドにおいて正確かつ迅速に気胸の有無を診断できる検査であり，臥位での胸部 X 線で

第3章

5 ▼ 気胸

はわからないような気胸も検出できる.
- 前胸部もしくは側胸部に，リニアプローブを肋間に対して長軸方向に当てて評価する.
- 超音波による気胸の診断は，4つのアーチファクトサイン (lung sliding, B lines, lung point, lung pulse) を評価することで可能だが，一つの所見のみで判断するのではなく，後述のように他の所見と組み合わせて評価する.

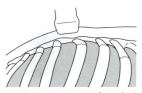

[図1] 肺エコーにおけるプローブの当て方

① Lung sliding
- 正常では，呼吸に伴い臓側胸膜が水平方向に反復移動する様子 (= lung sliding) が観察されるが，気胸で胸腔内に空気が存在する場合，これが消失する.
- **感度は高く，lung sliding を認めれば気胸は否定できるが**，lung sliding の消失のみでは気胸に対する特異度，陽性適中率は低く (無気肺や挿管時, 肺挫傷，ARDS，胸膜癒着がある場合などにもみられる)，他のエコー所見をあわせて診断する必要がある.

<Seashore sign と Barcode sign>
Lung sliding は B モードを用いた評価法だが，M モードを用いた気胸の評価法もある．M モードを用いた場合，正常では軟部組織 (筋，脂肪など) がおし寄せる波のように，**臓側胸膜が波打ち際のようにやや高輝度の一直線に**，さらにその下で動く肺実質が細かな**砂浜のように映る** "seashore sign" がみられる．一方，気胸では肺実質の動きがないため，すべての構造物が**一直線に映る** "barcode sign" となる．

② B lines
- 臓側胸膜面から始まり，そこから深部に向けて放射状に伸びるコメット様陰影．Lung sliding と一緒に左右に動き，一肋間あたり2〜3本までは正常．

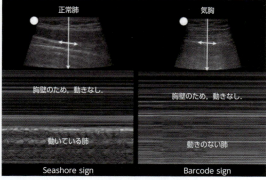

[図2] Mモードで見た Seashore sign と Barcode sign
Seashore sign では，動く肺のエコー像が砂浜のように，胸壁側が打ち寄せる波のように見える．

Points
⇒B line が多数みられる場合，肺水腫などを考える．

- B line の存在は壁側胸膜と臓側胸膜が接触していることを意味し，これがあれば気胸は除外できる（特異度は高くない）．

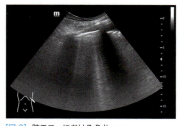

[図3] 肺エコーにおける B lines
(Balint Botz 先生のご厚意により許可を得て掲載．
Radiopaedia.org, rID: 65567)

③ Lung point
- 気胸で虚脱した部分の臓側胸膜と膨らんでいる部分の臓側胸膜の境界で，壁側胸膜と接する点を lung point とよぶ（lung sliding が消失する点，および seashore sign と barcode sign の境界点）．
- 気胸に対する特異度100%であり，これがあれば気胸と診断できる．

Points

⇒外傷などの際に撮影する臥位胸部X線は気胸に対する感度が低く,立位撮影時のような典型的な気胸像が認められないことも多い.臥位X線ではdeep sulcus sign(横隔膜角の深い切れ込み)に注目.また,そういう時こそ肺エコーを活用!!

④ Lung pulse
- 呼吸運動の間で,心拍動に合わせて臓側胸膜が拍動する所見.
- 気胸では胸腔内に空気が存在するため,lung pulseは消失する.

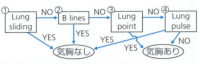

[図4] 肺エコー検査による気胸の診断フローチャート
(Volpicelli G. Intensive Care Med. 2011; 37: 224-32 より)

Memo

⇒経過観察目的に入院とする場合,高流量酸素投与が推奨される.これにより気胸の消失率が4倍になるとされる.

■ 治療

- 「気胸→胸腔ドレーン」ではなく,患者それぞれの自覚症状,呼吸循環動態,基礎疾患や気胸の種類や大きさなどを考え,適切なマネージメントを考える.
- 状態が安定している場合,治療方針を考える際により重要なのは,**気胸のサイズではなく臨床症状**であることに留意.
  ① 緊張性気胸と判断→直ちに穿刺脱気を行い,胸腔ドレーン挿入.
  ② 両側気胸の場合も,重症化する可能性が高いため胸腔ドレーン挿入.
  ③ 著明な息切れを認める場合には,気胸の大きさやPSPかSSPに関わらず積極的な治療介入が必要.
    - 息切れを伴う場合,軽度のPSPであっても緊張性気胸へと増悪することがあることに留意.
  ④ その他,気胸の種類や大きさ,自覚症状などを考え,適切なマネージメントを検討.

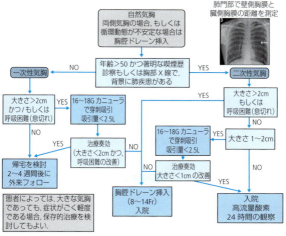

[図5] **自然気胸の治療フローチャート** (MacDuff A, et al. Thorax. 2010; 65: ii18-31 より)

Memo
⌨ 穿刺吸引（14〜16G）は胸腔ドレーン（>20G）挿入と同等の治療効果があり，入院症例数と在院日数を減少させる．

<穿刺吸引>

- 穿刺吸引は胸腔ドレーン挿入に比べて疼痛が少なく，外来治療も可能なオプションだが，約1/3の患者で奏効せず，追加治療を要する可能性があることを十分に説明する．
- 胸腔穿刺キットがない場合，プラスチック製の静脈カニューレ（14〜16G）を用いる．
- 穿刺部位は第2肋間鎖骨中線上であるが，重篤な出血を予防するため第5肋間前腋窩線上でもよい．
- 穿刺での脱気は，2.5L以上は行わない．これ以上の脱気が必要な場合は，持続性のリークがある可能性があり，穿刺吸引のみで肺が再拡張する可能性は低い．
- 穿刺吸引が奏効しない場合，口径の小さいドレーンチューブ（<14F）もしくは胸部ドレナージ用小径カテーテル（ピッグテールカテーテル）の挿入を検討することもある．

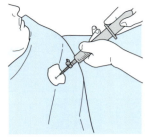

[図 6] 気胸に対する穿刺吸引

<胸腔ドレーン>
- 胸腔ドレーンを留置する場合,小径カテーテル(≦14F)もしくはチェストチューブ(16～22F)を使用する.
- 外傷性気胸などで血胸を合併している可能性がある場合,ドレーンサイズは 18～24F とする.
- ハイムリッヒ弁(逆流防止弁)もしくは水封式ドレーンに接続し,最終的に肺が胸壁まで膨張し空気の漏出(リーク)が消失するまで留置する.
- 全症例で陰圧吸引を用いることは推奨されていないが,リークが持続するなどの理由で陰圧吸引を行う場合,吸引圧は－10 ～－20cmH$_2$O,吸引流量は 15 ～ 20L/min までが望ましい(高吸引流量・低吸引圧).
- 以下の場合は外科コンサルトが必要:
 同側 2 回目,反対側初回,両側同時発症,持続的なリーク(5～7日間のチューブ留置にも関わらず),再膨張の失敗,自然発症の血気胸,高リスクの職業(パイロット,ダイバーなど),妊娠中など.

<患者教育>
- 完治するまで,呼吸器専門医のフォローが必要であり,再発のリスクや日常生活における注意点(喫煙,航空機,ダイビングなど)について説明する.
- SSP の場合は,**基礎疾患の治療の重要性**を説明する.
- 喫煙は再発のリスクを上げるため,**禁煙指導**を行う.
- 胸部 X 線で完治を確認するまで,航空機には乗らないように指導する.完治してから 1 週間以降であれば,飛行機への搭乗は可能.

Memo

🖉胸腔ドレーン挿入直後に吸引を行うと,再膨張性肺水腫(Re-expansion Pulmonary Edema: RPE)を発症する可能性が高くなる.RPE を生じた場合,咳嗽や息切れ,胸郭の緊張などが認められる.

・ダイビングに関しては，両葉の胸膜切除術を施行
し，術後に正常な肺機能と CT 所見が得られない
限り，行うべきではない．

■ Disposition

・自覚症状が軽度で安定している PSP の場合，経
過観察のみというのも選択肢になりうる．
・穿刺吸引もしくは小径カテーテルによる脱気を選
択した場合でも，肺が再膨張して症状が改善すれ
ば，ハイムリッヒ弁を接続した小径カテーテルを
留置して帰宅とすることも可能．
・帰宅とした場合，外来フォローは 2 日以内に行う．
また，帰宅前に丁寧な説明と再受診指示を行う
（例：胸痛や呼吸困難が増悪する場合はすぐに再
受診することなど）．
・何らかの理由により外来フォローが不可能な場合
は入院を勧める．
・SSP の場合は全例入院．最低限でも，24 時間の
入院および高流量酸素投与が推奨される．

〈参考文献〉
1) MacDuff A, et al. Thorax. 2010; 65: ii18-31.
2) Baumann MH, et al. Chest. 2001; 119: 590-602.
3) Sharma A, et al. J Emerg Trauma Shock. 2008;
1: 34-41.
4) Volpicelli G. Intensive Care Med. 2011; 37: 224-
32.
5) Lichtenstein DA, et al. Chest. 1995; 108: 1345-
48.

緊急度 😊😊😊😊😊　遭遇度 😊😊

6 ▶ 肺塞栓症

圏 宇都宮貴史 / 圓 山内素直

Points

➡️ 頻度にそう高くないが，見逃すと致死的になりうる．一方で，症状のごく軽い，循環動態の安定した PE も存在するため，まずは疑うことが大切！

➡️ 適切なクリニカルデシジョンルールを用いてリスク評価を行うことで，安全に，不要な検査を避けることができる．

➡️ 血行動態および臨床リスク評価に応じて，アルゴリズムに沿って速やかに治療を開始する．

■ Introduction

　肺塞栓症（Pulmonary Embolism: PE）は，なんらかの要因で生じた血栓もしくは塞栓が肺動脈を閉塞することによって生じる．急性 PE の主な病態は急速に出現する肺高血圧，換気血流不均衡に基づく低酸素血症で，重症例ではショックや心停止に至る緊急性の高い疾患である．その一方で，循環動態の安定した軽症例では，適切な治療方針の選択で早期の退院が可能な疾患でもある．PE は，深部静脈血栓症（Deep Vein Thrombosis: DVT）と一連の病態として，静脈血栓塞栓症（Venous Thrombo-Embolism: VTE）と総称される．急性 PE の塞栓源の 90％以上は下肢・骨盤内静脈であり，DVT の既往，悪性腫瘍の存在，長期臥床，手術などがリスク因子として特に重要 [1]．また，日本では震災などの避難生活で車中泊をしたあとに頻発したことでも有名．米国と比べ，日本での発症数は約 1/8 と非常に少ないと報告されていたが，疾患そのものが広く認知されるようになったことや，癌患者の増加，診断率の向上などから，今後確実に増加していくと考えられる．

■ 主訴

　呼吸困難，胸痛（胸膜痛が典型），咳，喀血など．重症例では失神，突然のショックや心肺停止で来院しうる．

　ごく軽度の症状であったり，典型的な訴えで受診しないことも多く，病歴やリスク因子からまずは疑いをもつことが大切．

■ General & Vital signs

　頻呼吸（最も頻度の高いバイタル異常），頻脈，重症例ではショックを認める [1]．

■ 鑑別診断

・**心血管系疾患**：急性冠症候群，急性大動脈解離，心不全，心筋症，心筋炎，心膜炎など．

・**呼吸器疾患**：肺炎，COPD 急性増悪，気胸，胸膜炎など．

- その他:食道破裂,逆流性食道炎,帯状疱疹,筋骨格系の痛み,パニック発作など.

■問診・診察

- 詳しい病歴,既往歴,手術歴などに加え,VTEのリスクファクターの有無を確認.
- 下腿浮腫やDVTを疑う所見,心音(Ⅱp亢進),JVDなど.

VTEの主な危険因子[4,6)]

- **先天性**:プロテインC欠乏症,プロテインS欠乏症,アンチトロンビン欠乏症,高ホモシステイン血症など.
- **後天性**:悪性腫瘍,各種手術,各種薬物(経口避妊薬,エストロゲン製剤,ステロイド薬など),抗リン脂質抗体症候群,血管炎,膠原病,うっ血性心不全,慢性肺疾患,長期臥床,肥満,妊娠,長距離旅行など.

Points

- ◆PEを疑うからといって,むやみやたらに検査をオーダーすることは厳に慎むこと!
- ◆適切なリスク評価ができれば,全例でDダイマー測定や造影CTをする必要はなくなる!
- ◆**検査前確率が高ければ,Dダイマー測定は無意味**.もっと特異度の高い検査を選択する.

■検査

- 検査の前に,丁寧な病歴聴取やリスクファクターの確認を徹底し,クリニカルデシジョンルールなどを用いて**正しくリスク評価**を行う.
- 総合的に**検査前確率**を評価し,それに応じて適切な検査をオーダーする.

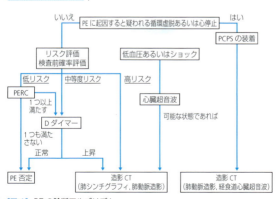

[図1] PEの診断アルゴリズム
〔肺血栓塞栓症および深部静脈血栓症の診断,治療,予防に関するガイドライン(JCS 2017)より作成〕

Memo

🖉 心臓超音波は，安定している患者では感度・特異度は高くないが，血行動態が不良な症例では感度・特異度ともに高くなり，特にショックの鑑別に有用.

① PE に起因すると疑われる心肺停止症例では，CPR を継続しつつ PCPS などの体外循環補助装置の装着，もしくは昇圧剤などによる循環サポートを行いながら，造影 CT や肺動脈造影などを行う.
② 低血圧もしくはショックなど状態が不安定な場合，造影 CT の他に心臓超音波を活用する.
③ 状態が安定している患者では，まずリスク評価を行い，検査前確率に応じた検査を選択する.

PE のリスク評価（検査前確率評価）に使える
クリニカルデシジョンルール

・ 状態が安定している患者において，ER での PE のリスク評価（検査前確率評価）および検査の選択には，Wells' score for PE および PERC Rule が有用.
・ ステップとして，
　① Wells' score で患者をリスク階層化
　② Wells' score での低リスク群に対して，PERC Rule を用いて D ダイマー測定が必要かどうかを判断する.

■Wells' score for PE [9]
・ PE が疑われる患者を低リスク，中等度リスク，高リスクに分類するためのツール.
・ オリジナルを用いた場合，PE の確率は低リスク群では 1.3％，中等度リスク群では 16.2％，高リスク群では 37.5％.
　→元文献では，低リスク群では D ダイマー測定を，中等度リスク群では D ダイマー測定か造影 CT を，高リスク群では（D-ダイマーは測定せずに）造影 CT による検査を推奨.
・ Modified Wells' criteria では，患者を "PE Unlikely（PE らしくない）" 群と "PE Likely（PE らしい）" 群に分類する. PE である可能性は，Unlikely 群では 12.1％，Likely 群では 37.1％とされる.
　→Unlikely 群では D ダイマーを測定し，陰性であればそれ以上の検査は推奨されない（PE が見逃される確率 0.5％）.

	点数
臨床的に DVT の症状がある	+ 3
診断が PE らしい	+ 3
PE か DVT の既往	+ 1.5
心拍数＞ 100回/分	+ 1.5
4 週以内の手術または固定	+ 1.5
喀血	+ 1
癌（6 カ月以内治療，緩和状態）	+ 1

Original： 0 〜 1 点 低リスク，2 〜 6 点 中等度リスク，
7 点以上 高リスク
Modified： 4 点以上で，PE らしい

[表 1] Wells' score

■PERC Rule [8] (PE Rule-out Criteria Rule)
・Wells' score や臨床医の判断により，**PE の検査前確率が低い（≦ 15％）と考えられる患者群**の中から，さらに PE の可能性が低い患者群を抽出するのに有用（ER における過剰な D ダイマー測定や造影 CT などを減らすのに有用）.
・低リスク群において PERC Rule の項目を 1 つも満たさなければ，PE である検査前確率は 1.8％未満であり，PE の可能性は低く，それ以上の検査は不要（**D ダイマー測定も不要**）.
・低リスク群で PERC Rule の項目を 1 つでも満たす場合，D ダイマー測定を行う.

- ・年齢≧ 50 歳
- ・心拍数≧ 100bpm
- ・$SpO_2 <$ 95％（RA）
- ・片側の下肢腫脹
- ・血痰
- ・最近（4 週間以内）の全身麻酔を必要とする手術もしくは外傷の既往
- ・PE もしくは DVT の既往
- ・エストロゲン製剤の使用（経口避妊薬，ホルモン補充療法など）

[表 2] PERC Rule の項目

・**血液検査**： 血算，生化学，凝固，血液ガス，トロポニン，BNP（その他の疾患との鑑別および，重症度評価）.
D ダイマーは，その有用性がある時のみオーダーすること！

Memo

✐海外の文献の多くは ELISA 法による高感度 D ダイマーを採用しており，そのカットオフ値には 500μg/L が使われていることに注意. 自施設で用いられている D ダイマーがどのアッセイを用いたものか，感度・特異度なども確認した上で診断アルゴリズムを採用する必要がある.
✐D ダイマーは加齢でも上昇するが，50 歳以上の場合には「年齢×10（μg/L）」をカットオフ値としても，PE に対する感度は保たれることが報告され，米国では広く採用されている（例： 70 歳であれば 700μg/L 未満を正常とする）[11].

第3章

6
▼
肺塞栓症

- **心電図**: 洞性頻脈（最多），SIQⅢTⅢパターン（感度 8.7%，特異度 97.8%[2]），急性右心負荷所見，新規の右軸偏位，右脚ブロックなど．
- **心臓超音波**: 右室拡大，D-shape（短軸像で，右室に圧排された左室が"D"の形に見える）などの右心負荷所見．McConnell 徴候（心尖部の壁運動が保たれたまま右室自由壁運動が阻害される）など．
- **胸部X線**: 肺血管陰影の途絶，末梢を底辺とした楔状浸潤影（肺梗塞）など．
  ※正常な胸部 X 線であっても，肺塞栓を否定することはできないことに注意！
- **造影CT**: 確定診断に有用．胸部～下肢（DVT 評価）まで！
- **その他**: 肺血流換気シンチグラフィ，下肢静脈エコーなど

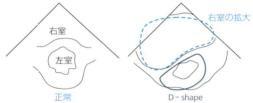

[図 2] 心臓エコー短軸像での D-shape の所見（右心負荷所見）

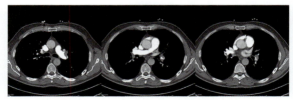

[図 3] 両側肺塞栓
(Frank Galliard 先生のご厚意により許可を得て掲載．Radiopaedia.org, rID: 23524)

■ER での治療

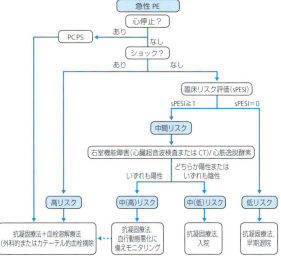

[図 4] 急性 PE のリスクレベルと治療アプローチ
〔肺血栓塞栓症および深部静脈血栓症の診断,治療,予防に関するガイドライン (JCS 2017) より作成〕

PE の臨床重症度分類と臨床リスク評価 (sPESI)

■PE の臨床重症度分類[6]
- Massive PE: 血行動態が不安定で,ショックあるいは低血圧 (PE が原因で,15 分以上継続する収縮期血圧< 90mmHg あるいは≧ 40mmHg の血圧低下) を伴うもの.
- Sub-massive PE: 血行動態は安定し,低血圧やショックは伴わないが,心臓超音波で右心負荷所見を認めるもの.
- Non-massive PE: 血行動態は安定し,低血圧やショックは伴わず,心臓超音波で右心負荷所見を認めないもの.

■sPESI (simplified PE Severity Index)
- PE の重症度 (発症後 30 日以内の死亡) を予測する「PESI スコア」の簡易版.

- PE と診断された患者群の中でも，外来治療（もしくは早期退院）が可能と考えられる低リスク群を抽出するのに有用.
- sPESI が 0 点ならば低リスク群，1 点以上で高リスク群に分類される [12].

	点数
年齢	80 歳以上→ 1 80 歳未満→ 0
悪性腫瘍の既往	1
慢性の心疾患（心不全など），もしくは慢性肺疾患	1
脈拍数 ≧ 110 回/分	1
収縮期血圧＜ 100mmHg	1
SpO_2 ＜ 90%	1

Simplified PESI と 30 日死亡率
　0 点なら 30 日死亡率 1.0%
　1 点以上なら 30 日死亡率 10.9%

[表 3] sPESI による PE の重症度予測

① ABC の確保と「誰か〜!!　IV，O_2，モニター!!」
　　まずは蘇生とバイタルの安定化を優先. 必要であれば PCPS 装着，挿管などを検討.
② 循環管理（循環動態が不安定な場合）
- 昇圧剤：低血圧のない右心不全例ではドパミンもしくはドブタミン，低血圧を伴った右心不全例ではドブタミン，ノルアドレナリンが推奨される.
③ 薬物的抗血栓療法
- PE と診断次第，禁忌がない限り速やかに開始する. なんらかの理由で確定診断がつかない場合でも，PE の疑いが強ければ未分画ヘパリンで初期治療を開始する（必要であれば中和可能なため）.
- 薬物的抗血栓療法が禁忌な症例では，下大静脈フィルター挿入について循環器科と相談.
- 血行動態的に不安定な症例では血栓溶解療法（t-PA）を考慮.
　□モンテプラーゼ（クリアクター®）13,750 〜 27,500 単位/kg を約 2 分間で静脈内投与.
- 抗凝固療法：ヘパリン，ワルファリン，直接経口抗凝固薬（Direct Oral AntiCoagulant: DOAC）などから選択.
　□ヘパリン 初回投与として 80 単位/kg or 5,000 単位を単回静脈投与. その後，18 単位/kg/時

の持続静注開始．APTT が 1 ～ 2.5 倍となるように調節し，ワルファリンの効果が安定するまで（5 ～ 7 日間）継続．

□ワルファリン 3 ～ 5mg/日で開始．INR 1.5 ～ 2.5 を目標に調整．

□フォンダパリヌクス 1 日 1 回皮下注射．体重 < 50kg で 5mg，50kg ～ 100kg で 7.5mg，> 100kg で 10mg

□エドキサバン（リクシアナ®）ヘパリン化後，60mg 1 日 1 回

□リバーロキサバン（イグザレルト®）
（初期 3 週間）15mg 1 日 2 回，
（常用量）15mg 1 日 1 回

□アピキサバン（エリキュース®）（初期 1 週間）10mg 1 日 2 回，（常用量）5mg 1 日 2 回

④ **その他の治療法（全身血栓溶解療法が禁忌，無効の血行動態が不安定な massive PE が対象）**
- カテーテル治療：カテーテル的血栓破砕・吸引術
- 外科的治療：直視下肺塞栓摘除術

■ Disposition

- 基本的に全例入院適応となるが，低リスク群では早期退院も可能．

〈参考文献〉
1) West J, et al. QJM. 2007; 100: 763-9.
2) Marchick MR, et al. Ann Emerg Med. 2010; 55: 331-5.
3) Raja AS, et al. Ann Intern Med. doi:10.7326/M 14-1772.
4) Stavros VK, et al. Euro Heart J. 2014; 35: 3033-80.
5) Wibur J, et al. Am Fam Physician. 2012; 86: 913-9.
6) 日本循環器学会，他編．肺血栓塞栓症および深部静脈血栓症の診断，治療，予防に関するガイドライン（JCS 2017）．
7) Jaff M, et al. Circulation. 2011; 123.
8) Kline JA, et al. J Thromb Haemost 2004; 2: 1247-55.
9) Wells PS, et al. J Thromb Haemost. 2000; 83: 416-20.
10) Ghignone M, et l. Anesthesiology. 1984; 60: 132-5.
11) Marc R, et al. JAMA. 2014; 311: 1117-24.
12) Jiménez D, et al. Arch Intern Med. 2010.

Memo

✐フォンダパリヌクスおよび DOAC（エドキサバン，リバーロキサバン，アピキサバン）は，いずれも重度の腎障害例（クレアチニンクリアランス< 30mL/分）には禁忌．

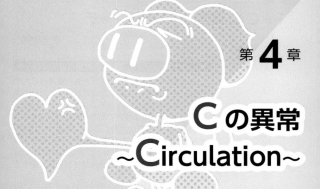

第 **4** 章

Cの異常
~Circulation~

1 ▶ C の異常へのアプローチ

署 山内素直

■ C（＝Circulation, 循環）の異常へのアプローチ

「Cの異常」は「ショック」と置き換えることもでき，ERで遭遇する疾患の中でも重症なことが多く，素早い判断と対応が必要です．そして，それだけ挑戦しがいのある症候でもあります．ショックへの対応はまず，それを認識することから始まります．SPAMのポーズでCの異常を素早く感じ取るのはもちろんですが，早期にショックを認知できるよう，常日頃から身体所見やバイタルサインに気を配っておく必要があります．

SPAMではショックの鑑別は文字通り，「SHOCK」に沿って行います（「ショック」の項目参照）．

■ C の異常の First Impression

First Impression でCの異常を考える所見としては以下の項目があります．

- ・橈骨動脈が触れづらい，もしくは速く微弱
- ・末梢の皮膚の冷感，湿潤
- ・ショックの5P: 顔面蒼白, 冷汗, 虚脱, 微弱な速脈, 呼吸促迫
- ・意識障害

[表1] C の異常を示唆する危険なサイン

このような身体所見があれば，バイタルを確認する前にショックであるということを認識できなければいけません．そしてもちろん，ショックであることを認識したら，「誰か〜‼ IV，O₂，モニター‼」というお決まりのセリフを忘れないようにしましょう．ショック状態であれば緊急事態なので，応援は多いほどいいですし，静脈路は可能な限り太い留置針（18G以上が望ましい）で2本以上確保して，温めた生食を全開で開始します．酸素投与も開始し，必要であれば気管挿管や非侵襲的換気を考慮します．ショック状態では自動血圧計では計測が不正確となることもあるので，血圧が低いときは看護師さんに実測してもらいましょう．

■ C の異常の鑑別疾患

ショックの病態分類には，循環血液量減少性ショック（出血，脱水など）や血液分布異常性ショック（敗血症性やアナフィラキシーショックが含まれる）なども提唱されていますが，SPAM では，覚えやすいようにズバリそのまま「SHOCK」で考えるように指導しています．

＜SPAM におけるショックの鑑別＞

	病態		原因
S	Septic	敗血症性	感染症（肺炎，尿路感染症など）
H	Hypovolemic	循環血液量減少性	出血，脱水
O	Obstructive	閉塞性	肺血栓，緊張性気胸，心タンポナーデ
C	Cardiogenic	心原性	心筋梗塞，大動脈解離，不整脈
K	その他		
	Anaphylactic	アナフィラキシー	アレルギー
	Adrenal	副腎不全	生体ストレス

[表 2] "SHOCK" を用いたショックの鑑別

それぞれの分類の中でまた様々な鑑別疾患があがりますが，既往歴や現病歴，身体所見などからまずは大きくこの 5 つに分けて考え，おおまかなあたりをつけると，その後の鑑別がスムーズになります．もちろん，鑑別は上記以外にもいくつもあります．十分な輸液負荷でも改善しないショックでは**副腎不全**を考慮したり，**中毒（降圧薬など）**の可能性なども考えたりする必要があります．いずれにしても，**早期にショックの原因を決めつけるのではなく，様々な可能性を考慮して鑑別，対応を進めていきましょう．**

■ C の異常の問診＆身体所見

これまでの A，B の異常と同じで，問診に際しては「AMPLES」や「OPQRST」といったお決まりの項目を聴取します．もちろんこのときも，前述のショックの大分類を頭に思い浮かべながら，現病歴，既往歴や生活歴などでどのような項目を聴く必要があるかを考えて問診を行います．

■Cの異常の検査＆処置

　ショックの場合，時間的猶予がないことも多く，鑑別診断を頭に描きつつそれに並行して検査，治療を行います．問診や状況からショックの原因がはっきりしていれば，オーダーする検査項目などに迷うことはありませんが，原因の見当がつかない場合はERで行える簡単な検査から一通りオーダーすることになります．たとえば，採血，心電図，動脈血液ガス，ポータブル胸部X線などです．また，**超音波検査（＝RUSH exam）はショックの鑑別に特に有用です**（「ショック」の項目を参照）．また，状態のさらなる悪化も視野にいれ，ショックの場合はあらかじめ輸血や挿管の準備も怠らないようにしましょう．CT検査なども有用ではありますが，不安定な状態の患者さんをERから移動させるのはそれだけでもリスクを伴います．特にFirst Impressionでショックを察知した患者さんの場合には，**必ずバイタルの安定化を図ってから侵襲的な検査，処置を行う**ようにしましょう．

　ショックの対応の第一歩は**輸液負荷**です．静脈路は18G以上で2本以上確保し，温めた生食を全開で開始しましょう．必要に応じて輸血も考慮します．**十分な輸液負荷にもかかわらず血圧が改善しない場合は，副腎不全も考えてステロイド投与を検討**することもあります．ショック状態が続く場合，中心静脈ラインや挿管などの侵襲的な処置も躊躇しないで進めましょう．

■ まとめ

Cの異常は ER で出会う頻度も高く，迅速な対応が求められる病態です．一番大切なのは，ショックであることをいち早く認識することであり，ここでも SPAM のポーズでしっかりと First Impression をとることの重要さが強調されます．

Secondary Approach ではショックを代表的な5つの病態に大別していますが，実際には鑑別は多岐にわたります．これらの中から素早く的確に原因検索をするのは困難な場合も多く，応急処置を行ってまずはバイタルを安定させながら鑑別を進めていく必要があります．問診や身体所見などから，総合的に判断できるような訓練を日ごろから心がけましょう．

緊急度 😈😈😈😈😈　遭遇度 😈😈😈😈

2 ▶ ショック

🈷 後藤崇夫 / 🈺 岩永　航

■ Introduction

　ショックとは，何らかの原因で重要臓器の血流が維持できなくなり，組織の酸素代謝障害をきたして臓器不全に陥った状態のことである．ショックの対応においては，**早期認識がなによりも重要**であり，ER では適切な蘇生を行いながら，原因の鑑別を進めていく．SPAM では，ショックの代表的な5 つの病態を，"SHOCK" になぞらえて，**敗血症性（Septic），循環血液量減少性（Hypovolemic），閉塞性（Obstructive），心原性（Cardiogenic），およびアナフィラキシーや副腎不全などのその他の病態**に分類して鑑別を進めていく．

■ 主訴

　意識障害，倦怠感，ふらつき，胸痛，動悸，呼吸困難など多岐にわたる．

Points

● バイタルサインや身体所見から，早期のショックの認知が重要
● 敗血症性ショックを疑う場合は qSOFA を駆使せよ！

■ General & Vital signs

● **頻脈，頻呼吸**に特に注意．
● 血圧が保たれていても，急速に病状の悪化をきたすことがあるため，血圧だけをみて安心しないことが大切．
● 「低血圧＋温かい末梢」は敗血症性ショックを念頭に置く．

■ 鑑別診断

Septic	Hypovolemic	Obstructive	Cardiogenic	K（その他）
敗血症	出血性：消化管出血，外傷，母体出血，動脈瘤破裂，肝細胞癌破裂 非出血性：脱水，熱傷，膵炎	緊張性気胸/血胸 肺塞栓症 心タンポナーデ	急性心筋梗塞 心筋炎 心筋症 弁膜症 重症不整脈	アナフィラキシー 副腎不全 神経原性ショック 薬物中毒 粘液水腫性昏睡

［表 1］ ショックの各病態の原疾患の例

■ 問診・診察

	Septic	Hypovolemic	Obstructive	Cardiogenic	K（その他）
病歴 身体所見	感染症状 発熱 網状皮疹	出血性：吐下血， 子宮外妊娠，性 器出血，外傷 非出血性：熱傷， 経口摂取低下， 嘔吐下痢	緊張性気胸：外 傷歴，呼吸音減 弱・消失，気管 偏位，皮下気腫 など 肺塞栓症：下肢 の腫脹・圧痛， 手術歴，長期臥 床 心タンポナーデ： Beck 三徴，奇 脈，Kussmaul 徴候	胸痛，背部痛 心疾患既往 心臓手術歴 不整脈治療歴	アレルギー歴 副腎機能低下 症 外傷（頸髄損 傷など） 内服薬の確認 農薬，殺虫剤 への暴露 甲状腺機能低 下症
頸静脈怒張	なし	なし	**あり**	あり	なし
皮膚 （網状皮疹は 循環不全の サイン！）	温かい	冷たい	冷たい	冷たい	**温かい**

［表 2］ ショックの各病態における所見

Points

→ショックの原因は一つとは限らないことに注意！ 例えば，外傷では出血性ショックと閉塞性ショックが同時に存在することもある．
→ER では判断できない場合も多く，敗血症性ショックの可能性は最後まで考慮しておく．

■ 検査

- 胸部ポータブル X 線や**超音波検査（RUSH exam）**などを最大限に活用し，短時間でショックの鑑別を行う．
- 感染の可能性がある際には，同時に閉塞性の解除が必要となるような感染源（閉塞性胆管炎，閉塞性腎盂腎炎など）をチェックしておくと診断を絞りやすい．
- 血液検査：血算，生化学，凝固，血液型など．心原性を疑う場合はトロポニンなども追加．
- 動脈血液ガス：乳酸値，代謝性アシドーシスの有無，酸素化を確認．**乳酸値は経時的にチェック**．
- 心電図：急性虚血性変化の有無の確認．過去のものがあれば必ず比較する．
- 胸部ポータブル X 線：縦隔拡大，心拡大，肺うっ血の有無などを評価．
- 各種ポータブル X 線（骨盤，長幹骨など）：外傷で出血性ショックが疑われる場合．

Points

⮕ ショックが遷延する時やバイタルが不安定な場合,CT室などへの移動は危険であり,まずは患者の状態を安定化させることが重要!

- 血液培養・各種培養:敗血症性ショックが疑われる場合,血液培養および,熱源検索に有用と思われる培養検体(尿,髄液,痰など)を提出.
- その他:妊娠反応(子宮外妊娠破裂による出血性ショック)など

RUSH exam ―超音波を用いたショックの鑑別―

- ERでのショックの鑑別で力を発揮するのが,超音波検査を用いた RUSH(Rapid Ultrasound in Shock)exam である.
- ショックの病態をベッドサイドで迅速に把握するために,

① 心機能(PUMP)
② 循環血液量(TANK)
③ 血管(PIPES)

の3ステップで系統的に評価する[1].

<RUSH exam で観察する断面>

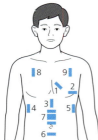

1. 傍胸骨長軸像
2. 心尖部四腔像
3. IVC(下大静脈)
4. モリソン窩&右胸腔
5. 脾腎境界&左胸腔
6. 膀胱
7. 大動脈(スライドして観察)
8. 肺
9. 肺

・1~7はコンベックス型プローブを用いる
・8と9は高周波数リニア型プローブを用いる

[図1] RJSH exam における観察部位とプローブを当てる位置
(Seif D, et al. Critical Care Research and Practice. 2012. 503254, 14 より改変)

① PUMP(心機能):
心臓の収縮能,心嚢液貯留,右室負荷を評価

<心収縮能>
- 拡張期と収縮期で心室の大きさの変化に乏しい(=心臓の収縮不良)→心原性ショックを疑う.
- 局所の壁運動異常を認める場合→急性心筋梗塞を疑う.

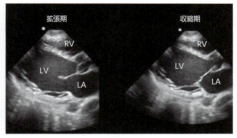

[図 2] 左室収縮不良の例（傍胸骨長軸像）
(Seif D, et al. Critical Care Research and Practice. 2012. 503254, 14 より改変)
RV: 右室, LA: 左房, LV: 左室

<心嚢液>
- 心嚢液貯留があり，心嚢液が右室の拡張障害をきたしている→心タンポナーデを疑う．

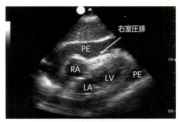

[図 3] 心タンポナーデ（心窩部像）
(Seif D, et al. Critical Care Research and Practice. 2012. 503254, 14 より改変)
PE: 心嚢液 (Pericardial Effusion)

<右室負荷>
- 短軸像での D-shape（＝右室が拡大し，左室を圧排している像）→肺塞栓を疑う（「肺塞栓」の項目参照）．

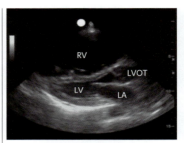

[図4] 右室拡大（傍胸骨長軸像）
(Seif D, et al. Critical Care Research and Practice. 2012. 503254, 14 より改変)
LVOT: 左室流出路

確認項目	所見	考える病態・疾患
心収縮能	心収縮不良（＝拡張期と収縮期で心室の大きさの変化に乏しい）	心原性ショック
	局所の壁運動異常	急性心筋梗塞
心囊液	心囊液貯留＋右室の拡張障害	心タンポナーデ
右室負荷	D-shape（短軸像）	肺塞栓
	右室拡大＋左室の圧排所見	右室梗塞
		右心不全

[表3] PUMPのチェック項目

② TANK（循環血液量）：
　下大静脈，胸腔，腹腔，肺

＜下大静脈（IVC: Inferior Vena Cava）＞
・下大静脈径は，右房との接合部から2cm離れたところで測定する．
・**呼期期と吸期で50％以上の変動がある場合，呼吸性変動ありと判断する．**
・呼吸性変動に乏しい→循環血液量は満たされている．
・呼吸性変動あり→循環血液量低下を示唆する．
・下大静脈径は，循環血液量を推定する単独の指標としては不十分とされるため，これのみでなく，その他の指標も総合的に評価して判断する．

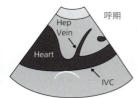 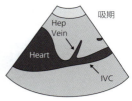

[図 5] IVC の呼吸性変動あり（→循環血液量低下を示唆）
(Seif D, et al. Critical Care Research and Practice. 2012. 503254, 14 より改変)
Hep Vein: 肝静脈, Heart: 心臓

<胸腔・腹腔（骨盤腔）>
- いわゆる FAST（Focused Assessment with Sonography for Trauma）を行い，胸腔内，腹腔内および骨盤腔に液体貯留（主に出血）がないか確認する．
- 胸腔内の液体貯留→外傷性血胸，胸水（心不全，肺炎），膿胸などの可能性．
- 腹腔内および骨盤腔内の液体貯留→外傷性肝損傷，脾臓破裂，子宮外妊娠破裂，肝硬変などに伴う腹水貯留など．

<肺>（肺エコーについては，「気胸」の項目参照）
- 胸膜の呼吸性変動，B line の消失，M モードで Seashore sign の消失（=バーコードサイン）
  →気胸を疑う．

確認項目	所見	考える病態・疾患
下大静脈	吸気・呼気ともに虚脱	循環血液量低下
胸腔	胸腔内の液体貯留	外傷性血胸 心不全，肺炎などによる胸水貯留 膿胸など
腹腔 (骨盤腔)	腹腔内および骨盤腔内の液体貯留	外傷性肝損傷 脾臓破裂 子宮外妊娠破裂 肝硬変など慢性疾患に伴う腹水貯留など
肺	胸膜の呼吸性変動，B line の消失，バーコードサイン	気胸
	多数の B-line，コメットサイン（「心不全」の項目参照）	肺水腫

[表 4] TANK のチェック項目

③ PIPES（血管）：
大動脈基部，腹部大動脈，深部静脈血栓の評価

<大動脈基部>
- 大動脈基部の拡大（正常は 3.8cm 未満），フラップ，大動脈弁逆流症，心嚢液
  →スタンフォード A 型の大動脈解離を疑う（「急性大動脈解離」の項目も参照）．

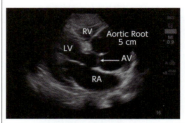

[図 6] 大動脈基部拡大を伴う大動脈解離（傍胸骨長軸像）
(Seif D, et al. Critical Care Research and Practice. 2012. 503254, 14 より改変)
Aortic Root: 大動脈基部，AV: 大動脈弁

<腹部大動脈>
- 腹部大動脈瘤の有無の確認：正常は 3cm 以内，5cm 以上で破裂リスクが上昇する．

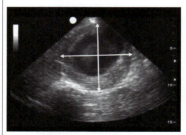

[図 7] 腹部大動脈瘤（短軸像）
(Seif D, et al. Critical Care Research and Practice. 2012. 503254, 14 より改変)

<大腿静脈>
- 大腿静脈が，エコープローブによる圧迫でも潰れない→深部静脈血栓を疑う．

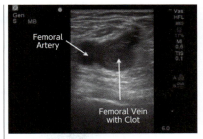

[図8] 大腿静脈の深部静脈血栓（短軸像）
(Seif D, et al. Critical Care Research and Practice. 2012. 503254, 14 より改変)
Femoral Artery: 大腿動脈
Femoral Vein with Clot: 血栓を認める大腿静脈

確認項目	所見	考える病態・疾患
大動脈基部	大動脈基部の拡大（正常は3.8cm 未満），フラップ，大動脈弁逆流症，心嚢液貯留など．	大動脈解離
腹部大動脈	大動脈径の拡大（＞3cm）．（5cm 以上で破裂リスクが上昇）	腹部大動脈瘤
大腿静脈	エコープローブによる圧迫でも潰れない．	深部静脈血栓

[表5] PIPES のチェック項目

■RUSH exam でみられる各ショックの所見

	Septic K（その他）	Hypovolemic	Obstructive	Cardiogenic
PUMP	心室過剰収縮（進行すると収縮不良に）	心室過剰収縮 心室容量減少	心嚢水 右室負荷	収縮力低下 心室の拡張
TANK	正常か下大静脈軽度虚脱 胸水（膿胸などを示唆） 腹水（腹膜炎などを示唆）	下大静脈虚脱 胸水，腹水	下大静脈拡張 気胸の所見	下大静脈拡張 肺水腫の所見 胸水
PIPES	正常	大動脈瘤 大動脈解離	深部静脈血栓	正常

[表6] RUSH exam でみられる所見のまとめ

■ER での治療

① ABC の確保と「誰か〜!! IV, O₂, モニター!!」

- まずはなにより，**ABC の確保とバイタルの安定化**を優先.
- できるだけ太い留置針（18G 以上）で，2 本以上の静脈路を確保する！

② ショックの病態に応じた初期対応

■Septic ショック

<「蘇生」,「抗菌薬」,「感染巣のコントロール」の3 つの軸を常に意識>

- **蘇生**：大量輸液が必要となる．30mL/kg の晶質液投与.
- **抗菌薬**：培養を採取して早急に抗菌薬投与.
- **感染巣のコントロール**

感染源	感染巣コントロール
呼吸器感染症	膿胸の合併があれば胸腔ドレナージなど
尿路感染症	尿路閉塞があれば尿管ステント留置や腎瘻造設など
腹腔内感染症	開腹手術，ドレナージ留置，ERCP など
軟部組織感染症	切開排膿，デブリードマンなど
血管カテーテル関連	カテーテル抜去など

[表 7] 敗血症における感染巣コントロールの例

<敗血症バンドルの具体例 [2]>

1. **乳酸値測定**：2mmol/L 以上なら 2 〜 4 時間おきに再検し，蘇生の指標とする.
2. 抗菌薬投与前に**培養採取**：ただし，そのために抗菌薬投与が遅れることがないように注意.
3. **広域抗菌薬を投与**
4. 低血圧や高乳酸血症（≧ 4mmol/L）に対して，**晶質液 30mL/kg の急速投与**を開始.
   □晶質液（生理食塩水，乳酸加リンゲル液など）30mL/kg 急速投与
5. 輸液急速投与の最中や行った後でも，平均血圧が 65mmHg 以上を維持できない場合には**血管収縮薬**を開始.
   □ノルアドレナリン（1mg/mL）2mL ＋生食 48mL 0.1mcg/kg/min から開始

Memo

ICU 入室が必要となるような重症例では，生理食塩水の大量投与は，高 Cl 性代謝性アシドーシスによる腎障害を引き起こしたり，死亡率や新規の透析導入率の上昇に寄与したりするとされるため，乳酸加リンゲル液などのバランス輸液を用いることが望ましい [5].

■Hypovolemic ショック
- 速やかに晶質液の輸液を開始し,バイタルの推移を注意深くフォローする.
- 外傷後,吐血・下血,大動脈瘤破裂など,**大量出血が疑われる場合は速やかに輸血の準備を開始する**.
- 大量出血があっても,初期の段階では**ヘモグロビン(Hb)値は正常なことがあることに注意**. Hb値が正常でも安心せず,バイタルが不安定ならば,積極的に出血の可能性を検討する.
- 消化管出血は少なくとも Hb 値が 7g/dL を下回らないように輸血することが推奨されている[3].

■Obstructive ショック(「気胸」,「肺塞栓」は,各項目を参照)

<心タンポナーデ>
- 胸部外傷のみならず,大動脈解離などでも生じる.
- 心エコーでその存在が確認されれば,速やかに心臓血管外科をコールするとともに,**心嚢穿刺の準備を行う**.

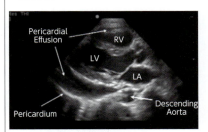

[図 9] 心嚢液貯留(傍胸骨長軸像)
(Seif D, et al. Critical Care Research and Practice. 2012. 503254, 14 より改変)
Pericardial Effusion: 心嚢液, Pericardium: 心外膜, Descending Aorta: 下行大動脈

■Cardiogenic ショック
- 心原性ショックを疑う場合,必ず始めから終わりまで**急性冠症候群**を念頭におく(「STEMI」,「NSTEMI/UAP」の各項目を参照).
- 失神,低血圧,心不全などの症状がある徐脈は,一時的ペーシングの適応. ER では経皮ペーシングを開始し,速やかに循環器内科に相談する.

＜心原性ショックの原因検索（急性冠症候群以外）[4]＞

家族歴	家族性拡張型心筋症など
既往歴	膠原病，サルコイドーシス，HIV，抗癌剤使用歴（ドキソルビシンなど） 伝導障害，不整脈（心室頻拍など）
薬剤使用歴	カルシウム拮抗薬，β遮断薬など
社会歴	コカイン，アンフェタミン，アルコールの使用
感染症	感染性心内膜炎，ウイルス性心筋炎など
妊娠歴	周産期心筋症，リトドリン（ウテメリン®）使用歴
栄養状態	サイアミン欠乏など

[表8] 心原性ショックの原因の例（急性冠症候群以外）

＜徐脈ショックは「VF AED ON！」で鑑別！＞

V	Vasovagal reflex	血管迷走神経反射
F	Freezing	低体温
A	AMI Acidosis Arrhythmia (Adams-Stokes)	心筋梗塞（特に下壁梗塞） 著明なアシドーシス 不整脈（特に完全房室ブロック）
E	Electrolyte Endocrine	電解質異常（特に高カリウム血症，高カルシウム血症） 内分泌異常，特に甲状腺機能低下，副腎不全
D	Drugs 　A: Antiarrhythmics 　B: Beta-blocker 　C: Calcium antagonist 　D: Digoxin	薬物 　抗不整脈薬 　β遮断薬 　カルシウム拮抗薬 　ジゴキシン
O	Opioid	オピオイド中毒
N	Neurogenic shock	神経原性ショック（特に脊髄損傷）

[表9] 徐脈ショックの鑑別

Memo

✐徐脈の対応については，「徐脈」の項目参照．

■K（アナフィラキシー，副腎不全，その他）
- アナフィラシキシーショックの対応については，「アナフィラキシー」の項目参照．
- 原因不明のショックは敗血症と副腎不全を考える．副腎不全を疑ったらヒドロコルチゾン！
  □ヒドロコルチゾン（サクシゾン®）100mg　静注
- 「徐脈」＋「外傷の病歴」の場合は神経原性ショックを想起する．外傷に伴う出血性ショックを否定

した上で判断する.

■ Disposition

原則，全員入院．ICU もしくはそれに準じる病棟で集中治療が必要となる.

〈参考文献〉
1) Seif D, et al. Critical Care Research and Practice. 2012. 503254, 14.
2) Levy MM, et al. Critical Care Medicine. 2018; 46: number 6.
3) Villanueva C. N Engl J Med. 2013; 368: 368.
4) Bozkurt B, et al. Circulation. 2016; 134: e579-e646.
5) Semler MW, et al. N Engl J Med. 2018; 378: 829-39.

緊急度 😱😱😱😱😱　遭遇度 😱😱😱😱😱

3 ▶ 急性心不全

圏 伊集院 駿／圃 山内素直

Memo

✐心不全は左室の収縮
能が低下する収縮性心
不全と，収縮力は保た
れているが左室が硬くな
り広がりづらくなる拡張
性心不全に分かれる．両
者の罹患率は1：1で，
拡張性心不全は高齢者
に多い．いずれにしても
様々な要因で急性増悪
する．

■ Introduction

　心筋梗塞や不整脈，高血圧，弁膜症など，なんら
かの器質的もしくは機能的な異常をきっかけに心臓
のポンプ機能が低下し，心室の血液充満や末梢への
血液の駆出が障害され，急激に呼吸循環動態が悪化
した病態を急性心不全という[1]．急性心不全は，適
切な対応をとらなければ，低酸素血症や致死性不整
脈などを誘発し，心停止に移行することもある緊急
疾患である．そのため，ER ではバイタルサインと身
体所見から速やかにその病態を判断し，治療を開始
する能力が求められる．血行動態が不安定な重症例
では，ためらわずに非侵襲的陽圧換気（Noninvasive
Positive Pressure Ventilation: NPPV）もしくは
気管挿管を行い，強心薬などを開始した上で集中治
療管理を行う必要がある．

■ 主訴

・ 息が苦しい，咳が止まらない，顔や手足がむくむ，
動悸や息切れがする，胸が痛い，眠れない，だる
い，気分が悪いなど．
・ 必ずしも呼吸困難や浮腫の症状だけではなく，**胸
痛や動悸，倦怠感，気分不良**を主訴に来院する患
者もいることを意識する．

■ General & Vital signs

・ 典型的には，頻呼吸を呈し，起坐呼吸で一文が言
えないなど，シックな印象なことが多い．
・ 意識障害や興奮状態などを認める場合は，ショッ
ク，低酸素血症や高二酸化炭素血症の可能性を考
える．
・ 高血圧を認める場合は後負荷増大による心不全，
低血圧の場合は心筋梗塞，心筋炎，心筋症など心
臓の収縮機能障害による心不全を考える．
・ 痛みや呼吸困難などのストレスもしくは頻脈性心
房細動などの頻脈性不整脈がある場合は頻脈を，
急性心筋梗塞などによる房室ブロックなどがある
場合は徐脈性不整脈を認める．

Memo

心不全に対して、β刺激薬（ベネトリン®など）吸入をすると、交感神経刺激により頻脈、高血圧を促し悪化する可能性があることに注意.

■ 鑑別診断

- 急性心不全の症状は、喘息や COPD などの呼吸器疾患の症状と重なる点も多く、ER では両者の鑑別に悩むことも多い. なによりも鑑別に大切なのは、しっかり問診と診察を行うことである[4].
- 循環器系: 急性心筋梗塞、不整脈（特に心房細動）、肺塞栓、心筋炎、心嚢液貯留（心タンポナーデ）
- 呼吸器系: 肺炎、気管支喘息発作、COPD 増悪、気胸、胸水貯留
- その他: 腎不全、透析での除水不足、アナフィラキシーなど.

■ 問診・診察

問診

- 詳細な現病歴: 主な症状、発症様式（急性発症か緩徐な進行か）、随伴症状（胸痛、動悸、泡沫状痰、体重変化、下腿浮腫など）、寛解増悪因子（臥位で症状増悪、枕を積まないと眠れないなど）など.
- 既往歴: 特に心疾患や呼吸器疾患の既往、心不全の治療歴など.
- 誘因: 最近の感冒症状の有無、怠薬、暴飲暴食やアルコールの多飲、過活動のエピソードなど.
- その他: 内服歴（アドヒアランスも確認）、生活歴（喫煙歴、日常生活での運動量や運動耐性、食事内容、飲水量、アルコール摂取など）

診察

- 頭頸部: チアノーゼの有無、顔面や末梢の浮腫、頸静脈怒張（→静脈圧上昇を示唆）.
- 心音: ギャロップリズム→心室の容量負荷に伴う拡張早期雑音が聴取される（「おっかさん」と聴こえるイメージ）.
- 呼吸音: 喘鳴、典型的には**両側下肺野で水泡音（coarse crackle）を聴取**する. Coarse crackle は軽症のうちは下肺野から聴取するようになり、重症化すると全肺野で聴取するようになるため、必ず皮膚に直接聴診器をつけて、背中からも聴診する.
- 末梢: 下腿および足背の浮腫（pitting edema）、末梢冷感の有無を確認.
- その他: 打診で胸水の有無およびその範囲を推測することもできる.

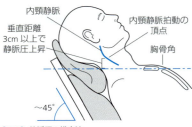

[図1] 静脈圧の推定法
〔日本循環器学会/日本心不全学会. 急性・慢性心不全診療ガイドライン（2017年改訂版）http://www.j-circ.or.jp/guideline/pdf/JCS2017_tsutsui_h.pdf （2019年9月閲覧）より引用〕

Memo

🖉急性心不全で来院する患者の4割は「慢性心不全の急性増悪」であり，すでに心不全の内服治療を受けていることが多い．心不全の既往のある患者では，必ずその内服薬を確認すること．

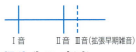

[図2] ギャロップリズム

<急性心不全の原因>

- 急性心不全の原因は，"Heart FAILURE" で覚える！

H	Hypertension Hyperdynamic state	高血圧 発熱や貧血による高心拍出状態
F	Forgetting Medications	内服薬の中止，怠薬
A	Arrhythmia	頻脈性心房細動，房室ブロックなど持続的な不整脈
I	Infection Infarction	肺炎などの感染症 心筋梗塞
L	Lifestyle	塩分の多い食事，暴飲暴食，アルコール多飲 長時間労働などの生活習慣
U	Upregulation	甲状腺機能亢進，妊娠による頻脈，循環血液量の増加
R	Renal failure Regurgitation and stenosis	腎不全 僧帽弁逆流や大動脈弁狭窄などの心臓弁膜症
E	Embolism Endocarditis	肺塞栓症 心内膜炎

[表1] 急性心不全の原因の覚え方

■ 検査

- **血液検査**：血算，生化学，BNP（もしくは NT-pro BNP），心筋逸脱酵素（トロポニン）
- **動脈血液ガス分析**：低酸素血症，高二酸化炭素血症，酸塩基平衡異常の有無の確認
- **胸部単純 X 線**：心陰影の拡大と肺うっ血が重要な所見だが，初期にははっきりしないこともある．

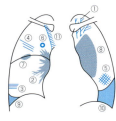

① Cephalization（角出し像）：肺尖部への血流の再分布所見
　（肺静脈圧 15〜20mmHg）
② Perivascular cuffing（肺血管周囲の浮腫）：間質性肺水腫所見
　（肺静脈圧 20〜30mmHg）
③ Kerley's B line（カーリー B 線）：間質性肺水腫所見
　（肺静脈圧 20〜30mmHg）
④ Kerley's A line（カーリー A 線）：間質性肺水腫所見
　（肺静脈圧 20〜30mmHg）
⑤ Kerley's C line（カーリー C 線）：間質性肺水腫所見
　（肺静脈圧 20〜30mmHg）
⑥ Peribronchial cuffing（気管支周囲の浮腫）：間質性肺水腫所見
　（肺静脈圧 20〜30mmHg）
⑦ Vanishing tumor（一過性腫瘤状陰影）：胸水
⑧ Butterfly shadow（蝶形像）：肺胞性肺水腫所見
　（肺静脈圧 30mmHg 以上）
⑨⑩ Costophrenic angle（肋骨横隔膜角）の鈍化：胸水
⑪ 上大静脈の突出

[図 3] 心不全の胸部単純 X 線写真（シェーマ）［日本循環器学会/日本心不全学会．急性・慢性心不全診療ガイドライン（2017 年改訂版）http://www.j-circ.or.jp/guideline/pdf/JCS2017_tsutsui_h.pdf（2019 年 9 月閲覧）より引用］

Memo

🖉ER ではポータブルで胸部 X 線撮影を行うことも多いが，その場合，心陰影が実際より拡大されたり，血管陰影も増強して見えたりするので注意が必要．
🖉以前の X 線があれば，必ず比較するクセをつけること！

- **経胸壁心エコー**：肺の B line（＝コメットサイン），下大静脈径とその呼吸性変動，左室駆出率（Left Ventricular Ejection Fraction: LVEF），壁運動異常や弁膜症，心嚢液貯留の有無を確認．
- **12 誘導心電図**：急性心筋梗塞などの虚血性変化や不整脈（頻脈性心房細動，房室ブロック）の有無の確認
- **胸部単純 CT**：胸水貯留，肺門部を中心としたびまん性スリガラス状陰影，気管支血管束の肥厚など（急性心不全の診断に必須の検査ではない）

＜肺水腫における B line（コメットサイン）＞
- 前胸部に超音波プローブを当てて肺を観察したときに，肺表面から垂直に尾を引くような高エコー像が多数（1 肋間で 3 本以上）見られる場合，肺水腫が存在すると考えてよい．

Memo
🖉肺表面から、たくさんのヘッドライトのビーム (Beam) のように伸びる線が「B line」と覚える。

- この高エコー像は B line もしくは**コメットサイン**と呼ばれ，肺水腫の早期の段階から見られるため，心不全の診断および COPD や喘息との鑑別に非常に有用[7]．ベッドサイドですぐに確認できる検査であり，積極的に活用するのをお勧めする．

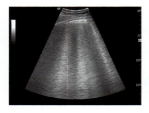

[図 4] B line（コメットサイン）
(Maulik S Patel 先生のご厚意により許可を得て掲載．Radiopaedia.org, rID: 35793)

＜下大静脈 (Inferior Vena Cava: IVC) 径の測定＞
- 心窩部から心臓を見上げるようにプローブをあて，右心房に流入する下大静脈を同定する．大動脈と間違わないように注意が必要（大動脈は呼吸性変動がなく，拍動している）．
- 計測時は深呼吸をしてもらい，呼気と吸気の下大静脈径を測定する．**最小径が最大径の 50% 以上であれば，呼吸性変動不良（＝右室容量負荷）があると考える．**

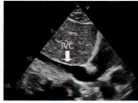
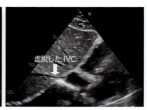

呼気時 12.2mm（最大径）　　　吸気時 1.6mm（最小径）
IVC の呼吸性変動：＞50%の変動があり，右室容量負荷は否定的．

[図 5] エコーによる IVC 測定（Jena University Hospital より提供）

■ ER での治療
① ABC の確保と「誰か～!! IV，O_2，モニター!!」
- First Impression や Primary Approach，身体所見などから，呼吸不全やショックの有無を素早く確認する．
- 急性心不全が疑われたら，**酸素投与**を開始し，IV

- を確保する.
- 酸素投与を行っても $SpO_2 \geqq 90\%$ 以上もしくは $PaO_2 \geqq 60mmHg$ 以上を保てない,頻呼吸(≧25回/分)の場合は,NPPV もしくは気管挿管を考慮する.
- 必要であれば,尿量の経時的モニタリングとして,尿道カテーテルを留置する.

② 病態に応じた治療
- 病態と収縮期血圧から分類した,クリニカルシナリオ分類(CS分類)に分けて治療方針を検討する.

<クリニカルシナリオ(CS)分類に基づく急性心不全の初期対応 [5]>

分類	CS 1	CS 2	CS 3	CS 4	CS 5
病態	肺水腫	全身性浮腫	低灌流	急性冠症候群	右心不全
収縮期血圧	≧ 140 mmHg	100〜140mmHg	< 100 mmHg		
内容	・後負荷増大による ・急性発症	・慢性的な体液貯留による ・緩徐発症	・左室収縮能低下により生じた低拍出状態	・狭心症,心筋梗塞などによる心機能低下 ・急激な発症	・肺高血圧や右室梗塞,肺塞栓症に伴う右心機能低下
治療	・降圧(硝酸薬,血管拡張薬) ・利尿薬	・利尿薬	・強心薬 ・利尿薬	・硝酸薬 ・経皮的冠動脈形成術 ・冠動脈バイパス術	・収縮期血圧≧ 90 mmHg で利尿薬 ・血圧< 90 mmHg なら強心薬

[表 2] クリニカルシナリオ分類に基づく初期対応

Memo

🖉クリニカルシナリオ分類は,あくまでも日本のみで提案されているものであり,明確なエビデンスが確立されたものではないことに注意.血圧の値だけで治療方針を決定するのではなく,病歴や身体所見から総合的に判断することが大切.

クリニカルシナリオ分類の具体的な用い方

① まずは急性冠症候群(CS 4),右心不全(CS 5)を除外する.
★急性冠症候群
CS 4 が疑われた場合(心電図の ST 上昇,トロポニン陽性,心エコーで左室壁運動低下など),除細動器を準備して,速やかに循環器内科コンサルト(→「STEMI」,「NSTEMI/UAP」の項目も参照).
★右心不全
CS 5 が疑われ(心電図で右軸変位や V1 誘導の

R 波増高，心エコーで肺高血圧や三尖弁逆流，CT や心エコーで右室負荷を伴う肺塞栓など），ショック状態ならドパミン持続投与を開始し，速やかに循環器内科コンサルト.

□ドパミン 3μg/kg/min から持続投与開始

② CS 4 もしくは CS 5 を除外したら，収縮期血圧，身体所見などに基づいて分類（CS 1 〜 3）を行い，治療を開始.

★収縮期血圧 ≧ 140mmHg，胸部 X 線もしくはエコーで肺水腫の所見があれば CS 1
・硝酸薬もしくは血管拡張薬による降圧と，容量負荷（浮腫）がある場合は利尿薬投与が治療の基本.

□ニトログリセリン：ミオコールスプレー® 1 噴霧もしくはニトロペン舌下錠® 1 錠 舌下投与
□硝酸イソソルビド（ニトロール注®）0.5 〜 10 μg/kg/min 持続投与（血圧 < 90mmHg にならないように調整）
□フロセミド（ラシックス®）20mg 静注（浮腫がある場合）※反応を見て追加投与を考慮

★収縮期血圧 100 〜 140mmHg で，顔面や末梢の浮腫があれば CS 2
・利尿薬投与が治療の基本.

□フロセミド（ラシックス®）20mg 静注
　※反応を見て追加投与を考慮

★収縮期血圧 100mmHg 未満で，末梢冷感やチアノーゼなどがあれば CS 3
・強心薬による血圧維持および，必要であれば利尿薬が治療の基本となる.
・血圧を維持できなければ，循環器内科にコンサルトして集中治療が可能な病棟での管理を開始する.

□ドパミン 3μg/kg/min から持続投与開始

<昇圧のためのカテコラミン製剤 [1, 8]>
・血圧低下，末梢循環不全，循環血液量の補正に抵抗する患者には，強心薬の使用が必要となる.
・単剤での血圧維持が困難な場合は，いくつかを組み合わせて使用する必要がある.

薬剤	用量	備考
□ドパミン $β_1$, $α_1$刺激作用をもち，高用量になると$α_1$刺激作用が強くなる．	□0.5〜20μg/kg/min ・0.5〜2μg/kg/min: 腎血流増加 ・2〜10μg/kg/min: 心収縮増強，心拍数上昇 ・10〜20μg/kg/min以上: 末梢血管収縮	・低用量では腎保護作用が報告されており，腎機能低下患者に考慮される． ・心拍数を増加させるため，**心房細動などの頻脈性不整脈がある場合は使いにくい．**
□ドブタミン $β_1$刺激作用が主で，後負荷を上げずに心拍出量を上昇させる．	□0.5〜20μg/kg/min 5μg/kg/min以下では肺毛細管圧を低下させ，肺うっ血を軽減させる．	・心筋酸素消費量の増加が少なく，心筋梗塞や狭心症患者にも使いやすい． ・慢性心不全で$β$遮断薬を**内服している患者には，効きづらい．**
□ノルアドレナリン $β_1$, $α$刺激作用をもち，強い末梢血管収縮作用を示す．	□0.03〜0.3μg/kg/min	・他の昇圧剤で血圧を維持できないときに併用． ・重症の心原性ショックや敗血症合併例では良い適応．

[表3] 昇圧のためのカテコラミン製剤

■ Disposition

・CS 2 の病態で，バイタルが安定し，尿量も確保できているのなら，患者の希望や背景に応じて帰宅を検討してもよい．早目の循環器内科フォローを指示する．
・それ以外の場合，初期治療に反応してバイタルが安定しても，再増悪の可能性があり，詳しい原因検索や内服薬などの調整も必要となるため，基本的に全例入院とするのが望ましい．

〈参考文献〉
1) 日本循環器学会，他．急性・慢性心不全ガイドライン（2017年改訂版）．
2) Yancy CW, et al. Circulation. 2013; 128: 240-327.
3) European Society of Cardiology, European Heart Journal. 2016; 37: 2129-200.
4) Lainscak M, et al. ESC Heart Failure. 2015; 2: 103-7.
5) Mebazaa A, et al. Crit Care Med. 2008; 36: 129-39.
6) Fonarow G, et al. J Am Coll Cardiol. 2008; 52: 190-9.
7) Prosen G, et al. Crit Care. 2011; 15 : R114.
8) Gary S, et al. Inotropes. J Am Coll Cardiol. 2014; 63: 2069-78.

緊急度 😊😊😊😊　遭遇度 😊😊

4 ▶ 頻脈

圏 大竹弘隆／圓 山内素直

■ Introduction

　頻脈は，心拍数が100回/分を超える状態と定義され，その種類や原因は非常に多岐にわたる．ERにおける頻脈への対応で最も重要なのは，症状やバイタルサインなどから，**循環動態が不安定な頻脈を適切に見極めること**である．心電図を的確に判読することも大切であるが，まずはABCの確保を行い循環動態の安定化を図ったのちに，頻脈の原因検索を進めていくことを心がける．

■ 主訴

　動悸（脈が速い，乱れる，飛ぶなど），息切れ，呼吸困難感，めまい，失神，倦怠感，意識障害

■ General & Vital signs

　バイタルサインはもちろん，見た目の印象，意識状態，末梢循環などを迅速に評価する．
　臨床的に緊急度が高いのは，150回/分以上の頻脈が持続する場合や，頻脈に伴う症状があるとき．

■ 鑑別診断

① **不整脈を誘発する疾患**: WPW症候群，QT延長症候群（先天性，薬剤性など）
② **心疾患**: 急性心筋梗塞，心不全など
③ **全身性疾患**: 脱水，発熱，感染症，貧血など
④ **内分泌性疾患**: 甲状腺機能亢進症，褐色細胞腫など
⑤ **薬剤（中毒・離脱）**: テオフィリン，β刺激薬，シロスタゾール，カフェイン，アルコール，抗コリン作動薬，覚醒剤，危険ドラッグ類など
⑥ **その他**: 疼痛，不安など

■ 問診・診察

・循環動態の安定化を図ったのちに，症状の発症様式，誘引，随伴症状，既往歴，家族歴，薬剤歴などを詳細に聴取．
・さらに上記の鑑別疾患を念頭に，疑われる原因疾患の検索に焦点をあてた問診および診察を行う．

Memo

📎入手可能であれば，平常時の心電図も確認！以前から WPW 症候群や QT 延長の所見がないかをチェックする．

■ 検査

・12 誘導心電図：波形の判別
 ※波形の判断にこだわり過ぎて，対応が遅れることがないように！
・血液検査：血算，生化学（電解質，腎機能），血液ガス．鑑別に挙げる原因疾患に応じて，トロポニン，BNP，甲状腺機能，血中薬物濃度などを追加．
・その他：胸部 X 線，心エコー，尿中薬物検査など

■ ER でよく遭遇する頻脈の種類

・QRS の幅，および R-R 間隔を基に頻脈の種類を判断する（次ページ参照）．

Memo

📎AHA やその他の海外のガイドラインでは，アデノシンは初回 6mg，2 回目は 12mg 投与と記載されている．これは，海外では ADP（アデノシン二リン酸）が主に使用されているためである．日本ではアデノシン製剤は ATP（アデノシン三リン酸）であるため，初回 10mg，2 回目 20mg の用量が推奨されている．

■ ER での治療

① ABC の確保と「誰か〜‼ Ⅳ，O₂，モニター‼」
 ・脈を触れなければ，即座に CPR を開始‼
 ・モニターで心電図波形を確認．
② 図 2 のアルゴリズムに沿って対応．
③ 循環動態の安定化を図ってから，詳しい病歴聴取や検査を進める．

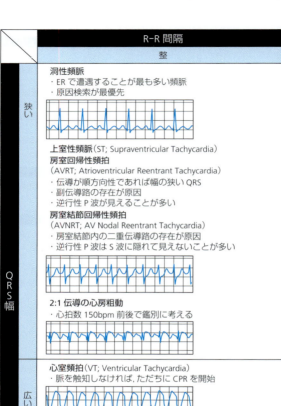

[図1] ERでよく遭遇する頻脈

R-R 間隔

不整

心房細動(AF; Atrial Fibrillation)
・高齢者に多い
・発症からの経過時間が短い場合は除細動の適応となることもある

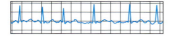

心房粗動(AFL; Atrial Flutter)
・鋸歯状波が特徴的
・伝導比が不定の場合,R-R 間隔は不整
・伝導比が一定の場合には,R-R 間隔も一定になる(3:1→100)

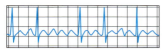

多形性 VT(Torsades de Points)
・QRS の極性が刻々と変化するのが特徴
・QT 延長症候群や電解質異常に伴う
・マグネシウム投与を考慮

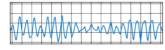

WPW 症候群に伴う発作性 AF(=偽性 VT)

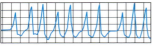

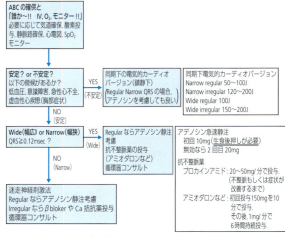

[図 2] 頻脈の対応アルゴリズム

(2015 American Heart Association Guidelines for Cardiopulmonary Resuscitation and Emergency Cardiovascular Care Part7 より一部改変)

> **頻脈性心房細動に対する ER での対応**
>
> ER で比較的よく遭遇する頻脈として，頻脈性心房細動（AF with RVR: Atrial Fibrillation with Rapid Ventricular Response）がある．循環動態が不安定な症例では先述のアルゴリズムに従って早急な対応が必要だが，有症状（動悸，胸痛，息切れなど）でも循環動態が安定している場合，ER では主に薬剤を使った心拍数調節（レートコントロール）を行うことが多い．ただし，患者の状況によっては除細動による洞調律化が選択されることもあり，必要に応じて循環器内科と相談の上，方針を決定するのがよい．
>
> また，頻脈発作をきたした原因の検索（脱水，感染など）や，患者背景や基礎疾患，$CHADS_2$ スコアなどを参考にした抗凝固療法の適応などについても検討する．

Memo

🖉心不全や低血圧の合併例や，安定している新規発症の心房細動に対する除細動は，循環器内科にも相談して方針を一緒に検討することが望ましい．

＜薬物によるレートコントロール＞

- 心不全やその他のリスクがない場合，主にβ遮断薬，Ca 拮抗薬を用いる．
- 薬剤投与の前に，既往や心電図をしっかり検討し，副伝導路の存在（WPW 症候群など）がないことを確認する（副伝導路がある場合，β遮断薬や Ca 拮抗薬などの房室結節に作用する薬剤を用いることで心室細動などを誘発するリスクがあるため）．
  - □ベラパミル（ワソラン®）5mg を生食 20mL で希釈し，緩徐に静注
  - □ジルチアゼム（ヘルベッサー®）10mg を生食 20mL で希釈し，緩徐に静注

＜除細動による洞調律化＞

- 初めて診断された心房細動で，症状出現から 48 時間以内の心房細動に対しての除細動は有用で安全とするガイドラインもある一方[2]，除細動に伴う血栓症（主に脳梗塞）のリスクが無視できないという報告も存在する[3]．そのため，施設によっては発症からの経過時間を 12 〜 24 時間以内に設定したり，心房内血栓の有無を経食道超音波や心臓 CT で確認したりといった独自のプロトコルを用いているところもある．

■ Disposition

- 適切にレートコントロールされた頻脈性心房細動や，洞調律に戻った SVT などは，心不全などの合併症を起こしていなければ，帰宅可能で後日循環器科フォローとする．
- その他の頻脈性不整脈については，循環器コンサルトを要することが多い．

〈参考文献〉
1) 2015 American Heart Association Guidelines for Cardiopulmonary Resuscitation and Emergency Cardiovascular Care Part 7.
2) January CT, et al. Circulation. 2014; 130: 2071-104.
3) Nuotio I, et al. JAMA. 2014; 312: 647-9.
4) 日本循環器学会，他編．心房細動治療（薬物）ガイドライン（2013 年改訂版）.

第4章

4 ▼ 頻脈

緊急度 😊😊😊😊 遭遇度 😊😊

5 ▶ 徐脈

圏 大竹弘隆／眞 山内素直

Points

- ➡ 症候性徐脈では迅速な対応が必要.
- ➡ 循環動態を安定化させてから，詳しい問診や診察で徐脈の原因検索を行う.

■ Introduction

　徐脈は，**心拍数 50回/分未満の状態**と定義される.徐脈であっても，自覚症状がなければ経過観察になることも多いが，一方で胸痛，めまい，息切れ，意識消失などを訴える症候性徐脈の場合は，緊急性が高く迅速な対応が必要.徐脈性不整脈が先行して症状を起こしているのか，徐脈を引き起こすなんらかの病態の結果としての徴候なのかを意識する.

■ 主訴

　胸痛，胸部不快感，めまい，ふらつき，息切れ，倦怠感，失神，意識障害など.

■ General & Vital signs

　バイタルサインはもちろん，見た目の印象，意識状態，末梢循環などを迅速に評価する.

■ 鑑別診断

① **不整脈性疾患**: 洞不全症候群など.
② **心血管系**: 急性冠動脈症候群，大動脈解離など.
③ **電解質・代謝性**: 急性腎不全，電解質異常（高K血症，高Ca血症など），甲状腺機能低下症など.
④ **薬剤性**: β遮断薬，Ca拮抗薬，ジギタリスなど.
⑤ **その他**: 低体温，迷走神経反射，サルコイドーシス，シガテラ中毒，ライム病など.

■ 問診・診察

- 循環動態の安定化を図ったのちに，症状の発症様式，誘引，随伴症状，既往歴，家族歴，薬剤歴などを詳細に聴取.
- 徐脈の原因検索として，過去の心電図異常の有無，スポーツ歴，失神歴なども重要.
- さらに上記の鑑別疾患を念頭に，疑われる原因疾患の検索のために焦点をあてた問診および診察を行う.

■ 検査

- **12 誘導心電図**: 波形の判別.
- **血液検査**: 血算，生化学（電解質，腎機能），血

液ガス．鑑別に挙げる原因疾患に応じて，トロポニン，BNP，甲状腺機能，血中薬物濃度（特にジゴキシン）などを追加．
- **胸部X線**：心不全，大動脈解離などを考える場合．
- **その他**：心エコーなど．

Memo
🖉入手可能であれば，平常時の心電図も確認すること！

■ERでよく遭遇する徐脈の種類
- PR間隔，P波とQRS波の関係に注目して徐脈の種類を判断する．

Ⅲ度房室ブロック（完全房室ブロック）
- P波とQRSの関連がなく，バラバラ．
- P-P間隔，R-R間隔は一定．
- ペーシング（経皮的/経静脈的），循環器内科コンサルトが必要．

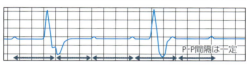

Ⅱ度房室ブロック（MobitzⅡ型）
- QRSが何の前触れもなく突然欠落する．
- 循環器内科コンサルトが必要．

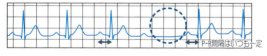

Ⅱ度房室ブロック（Wenckebach）
- PR間隔が徐々に延長してQRSが欠落する．経過観察．
- 欠落したQRSの前後のP-QRS群のPR間隔を比較して判断．

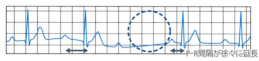

Ⅰ度房室ブロック
- PR間隔が延長（>0.2sec）しているだけ．経過観察のみ．

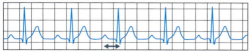

[図1] 房室ブロック

■ ER での治療

① ABC の確保と「誰か〜!! IV, O₂, モニター!!」
　・もしも脈を触れなければ, 即座に CPR を開始!!
　・心電図波形を確認
② 下記のアルゴリズムに沿って対応.
③ 循環動態の安定化を図ってから, 詳しい病歴聴取や検査を進める.
④ 必要に応じて循環器コンサルト.

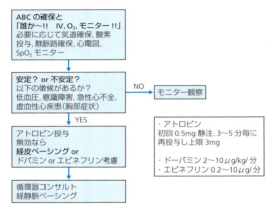

[図 2] 徐脈の対応アルゴリズム
(2015 American Heart Association Guidelines for Cardiopulmonary Resuscitation and Emergency Cardiovascular Care Part 7 より一部改変)

Memo

🖉「徐脈＋ショック」の鑑別疾患については, 「ショック」の項目参照.

薬剤による徐脈への対応

　降圧薬などの循環器系の薬剤の使用（意図的な過剰服薬だけでなく, 通常の使用でも）によっても症候性徐脈は起こる. 徐脈に低血圧を伴い, 重症になる場合も多い. 上記のアルゴリズムに沿った対応に加えて, 原因薬剤が判明すれば, それに対する拮抗薬を用いることもできる.

<βブロッカー>
□グルカゴン 5〜10mg 静注 10分おきに繰り返す（効果があれば, 持続静注を検討）.
□高用量インスリン（速効型インスリン）
　初期投与量：1単位/kg 静注

Memo

✐日本で頻用されるカルシウム製剤のカルチコール®は，8.5%グルコン酸カルシウムであることに注意.

持続投与：1～10単位/kg/時
（※正常血糖を保つように，適切なブドウ糖点滴静注を併用）

<Ca 拮抗薬>

□ 10%グルコン酸カルシウム
初期投与量：0.6mL/kg 静注
持続投与：0.6～1.6mL/kg/時
・脂肪乳剤（イントラリポス®）や上記の高用量インスリン療法が有効との報告もある.

<ジギタリス>

・欧米では，ジゴキシン抗体製剤（DigiFab®, Digibind®）などが普及している（日本未承認）.

■ Disposition

・無症候性の徐脈や，臓器合併症のない徐脈であれば帰宅とし，後日外来フォローとする.
・その他は，原因疾患によって各専門科へコンサルトの上，入院になることが多い.

〈参考文献〉
1) Link MS, et al. Circulation. 2015; 132: S444-64.
2) Weinstein RS, et al. Ann Emerg Med. 1984; 13: 1123-31.
3) Graudins A, et al. Br J Clin Pharmacol. 2016; 81: 453-61.

第 5 章

Dの異常
~Disability~

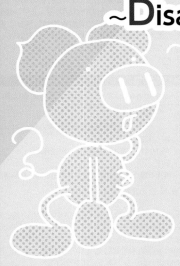

1 ▶ D の異常へのアプローチ

担当 山内素直

■ D（＝Disability, 意識障害）の異常へのアプローチ

「Disability」とは，SPAM では意識障害のことを指します．意識障害は鑑別疾患が多岐に渡る上に，患者本人には問診できず，身体所見を取るのにも苦労することが多く，苦手意識を持っている研修医も多いでしょう．しかし，SPAM では意識障害へのアプローチを簡単なアルゴリズムにまとめ，鑑別疾患の覚え方も簡単なものを採用しています．**意識障害というと中枢神経系の異常を想起しがちですが，その原因は頭蓋内病変によるものだけではないと**いうことをしっかり意識して，対処，鑑別を行っていきましょう．

■ D の異常の First Impression

First Impression で D の異常を考える所見の例としては以下の項目があります．

D の異常を示唆する危険なサイン
・見当識障害
・呼びかけに反応がない，反応がおかしい
・麻痺
・瞳孔不同，Cushing 現象，除皮質硬直，除脳硬直

[表 1] D の異常を示唆する所見

このような所見があれば，D の異常があると判断し，SPAM の D の異常へのアプローチに進みます．ただし，気道，呼吸，循環のいずれかの異常で二次的に意識障害を起こしている可能性もあり，ABC の評価も怠らないように気を付けてください．もちろん，ABC のどれかに異常があれば，そちらの対応を優先して行います．

■ D の異常へのアプローチ

First Impression で D の異常を感じ取った場合，他の ABC の異常への対応およびバイタルの安定化を行いつつ，以下のような流れでアプローチします．

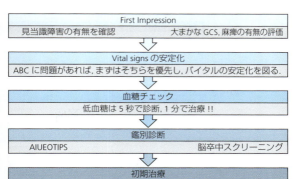

[図 1] SPAM 的 D の異常へのアプローチ法

　Dの異常へのアプローチは、まずは**「低血糖の有無の確認」**から始まります。意識障害の原因には様々なものがありますが、低血糖は簡易血糖測定器でわずか5秒で診断でき、さらに数十秒もあれば治療もできてしまう、対応が最も簡単な意識障害の原因だからです。また、遭遇頻度が高いものの、うっかり忘れられがちでもあります。

　低血糖を否定できたら、意識障害を起こす他の疾患を考えていきます。SPAM では、「AIUEOTIPS」に従った鑑別を指導しています。また、バイタル変化に気を配ることはもちろんですが、身体所見で片麻痺など、脳卒中を疑う所見があれば、簡易スクリーニングテストを行うことも忘れないようにしましょう。

　また、どうしても診断がつかない場合、もしくは検査ができないような状況（離島の診療所や院外の現場など）では、診断的治療目的で**「DONT（Dextrose；ブドウ糖, Oxygen；酸素, Naloxone；ナロキソン, Thiamin；ビタミン B₁）」の投与**を行うことも考慮してもよいでしょう。

■ D の異常の鑑別

SPAM では，D の異常の鑑別は「AIUEOTIPS」に従って行います．

A	・アルコール ・不整脈 (Arrhythmia) ・大動脈解離 (Aortic dissection)
I	・インスリン (低血糖 / 高血糖)
U	・尿毒症
E	・脳症 (高血圧 / 肝性 / ウェルニッケ) ・内分泌疾患 ・電解質異常 ・てんかん
O	・薬物中毒 (オピオイド, 睡眠薬, 精神科系薬剤, 農薬, 事件) ・低酸素 (CO 中毒含む)

T	・外傷 ・低 / 高体温 ・中毒
I	・感染症 (敗血症, 呼吸器感染症) ・髄膜炎
P	・精神疾患
S	・失神 ・痙攣 ・ショック ・脳血管障害 (脳出血 /SAH/ 脳梗塞)

[図 2] 意識障害の鑑別

■ D の異常の問診 & 身体所見

診断を導く上での情報源として「三つのカ」，つまり，患者，カルテ，家族が重要です．しかし，意識障害がある場合は本人からの問診は困難であり，さらに家族や目撃者がいなければ，ER に運ばれてくるまでの状況が全く把握できないことも多々あります．そういう場合は，救急隊から現場の状況を詳細に聴取したり，患者さんの持ち物を調べたりすることでなんらかのヒントが得られることがあります．例えば服装の汚れやにおい，鞄や財布の中の診察券やお薬手帳などからもヒントが得られるかもしれません．少しでも多く患者さんに関する有益な情報を入手できるよう，「三つのカ」を意識しながら情報収集を進めて下さい．

診察では，患者さんの協力が得にくいため，ついつい CT 検査や採血検査などに走りがちですが，一般的な身体診察はもちろんのこと，**患者さんの協力がなくてもとれる神経学的所見**（例えば瞳孔や深部腱反射など）をしっかりと押さえましょう．また，片麻痺や局所神経所見があって脳卒中を強く疑う場合は，脳卒中スクリーニングや NIHSS のスコアリ

ングも検討します．もちろん，診察中もバイタルの変化に注意することを忘れないようにしましょう．

■ D の異常の検査＆処置

D の異常の場合，まずはアルゴリズムに従って**低血糖の確認**を行います．**低血糖が否定できたら，AIUEOTIPS に従って鑑別を行い，必要な検査をオー**ダーします．処置に関しては，専門医へのコンサルトが必要になる場合もあるので，この後の各論を参照し，必要に応じて適切なタイミングでコンサルトを行いましょう．

■ まとめ

D の異常は鑑別疾患が多く，さらに患者さん本人からの情報聴取も困難なこともあり，ER で遭遇すると戸惑うことが多い領域です．ですが，逆に自分の観察力や推理力をフルに使って病態を解明できるかもしれない，挑戦しがいのある分野でもあります．SPAM での D の異常へのアプローチのアルゴリズム，AIUEOTIPS による鑑別方法などをしっかり頭に入れ，探偵になった気持ちで意識障害の原因を検索していきましょう．

緊急度 😀😀😀😀　遭遇度 😀😀😀😀

2 ▶ 低血糖

著 山内素直 / 画 前住忠秀

Points

⮕ 意識障害や麻痺など，「Dの異常」を認める場合，まずは低血糖の否定から！

⮕ 治療と並行して，血糖の原因検索が重要！

⮕ 高リスク患者（SU製剤の使用，高齢者，腎機能低下例など）のdisposition判断は慎重に行う.

Memo

🖉 低血糖の症状は「はひふへほ」で覚える！（患者さんへの指導にも便利）.

は: 腹が減る

ひ: 冷汗

ふ: ふるえる

へ: 変にドキドキ

ほ: 放置すると痙攣，死亡

■ Introduction

低血糖は，意識障害の原因として遭遇頻度が比較的高く，なおかつ即座に診断と治療が可能であるにも関わらず，つい確認を怠って見逃してしまうこともある病態である．低血糖状態が遷延すると不可逆的な脳機能障害をきたしたり，死に至ったりすることもあり，Dの異常（＝意識障害，麻痺など）を呈する患者ではまず最初に低血糖を除外する．また低血糖を認めた場合，その原因検索に努める姿勢が大切.

低血糖の数値的な定義（＝生化学的定義）は文献によって様々で，統一されたものはない[1, 2]が，ここでは血糖値 ≦ 70mg/dL を低血糖として扱う.

■ 主訴

- 意識障害，脱力，動悸，冷汗，空腹感，手の震え，不安感，倦怠感など.
- 低血糖の自覚症状は，人によって大きな幅があることに留意する.
- 全く症状がなく，検査で初めて血糖値が低いことを指摘される無症候性低血糖もあることに注意！

■ General & Vital signs

- パッと見て脳血管障害を疑うような sick な印象の患者から，元気な無症状の患者まで general は多彩.
- カテコラミンリリースに伴う交感神経刺激症状として，顔面蒼白，全身冷汗，末梢の湿潤や冷感，頻脈や脈圧の大きい高血圧などが見られることも.

Memo

✐インスリノーマを疑う徴候として,「Whippleの三徴」が有名.

① 空腹時の中枢神経症状を伴う低血糖発作
② 症状出現時に血糖が低値
③ ブドウ糖投与による症状の消失

■ 鑑別疾患

薬剤性

- ・インスリン
- ・インスリン分泌促進剤(SU製剤など)
- ・アルコール
- ・その他(ACE阻害薬,アンギオテンシン受容体拮抗薬,β遮断薬,不整脈薬,レボフロキサシン,ST合剤など)

全身性疾患

- ・敗血症
- ・肝不全,腎不全,心不全
- ・栄養失調

ホルモン欠乏

- ・副腎不全(コルチゾール欠乏)
- ・グルカゴン,アドレナリンの欠乏など

非β細胞腫瘍
内因性高インスリン血症

- ・インスリノーマ(非常に稀)
- ・ダンピング症候群
- ・インスリン自己免疫症候群

偶発的,もしくは人為的低血糖

- ・インスリンや経口血糖効果薬の予期せぬ過剰投与,誤投与
- ・意図的な薬剤の過剰摂取

[表1] 低血糖発作の原因

■ 問診・診察

問診

- ・**現病歴**: 症状の種類.症状出現前後の様子や経過.最近の血糖値の推移,合併症の有無など.
  - ・糖尿病患者は,基本的には糖尿病連携手帳や血糖自己管理ノートを持っている.これらには患者の基本情報から合併症の管理状況,検査値まで記載されており,多くの情報を得ることができるため,持参しているかどうか必ず確認すること!
- ・**既往歴**: 糖尿病の有無は必ず確認! 腎不全,肝不全,胃の手術(→ダンピング症候群)など.
- ・**薬剤歴**: 低血糖発作の原因検索および disposition の決定にも非常に重要!
  - ・糖尿病治療薬(=内服薬もしくはインスリン)

Memo

✐特に SU 製剤とグリニド系の経口血糖降下薬で低血糖の発生率が高い[2].

の種類，量，使用方法，誰が管理しているかなどを詳細に確認．最近の服用状況や，薬剤や量の変更の有無の確認．

- インスリンを使用している患者は，血糖自己管理ノートを記載するよう指導されている．記載状況を見ることで，使用しているインスリンや血糖管理の推移だけでなく，患者の性格までも把握することができる．
- 低血糖発作を誘発するその他の薬剤の使用の有無を確認．
- 最近のステロイドの使用歴があれば，副腎機能不全も鑑別にあがる．
- **誘因**: アルコール，感染を疑う症状，インスリンもしくは内服の誤使用など．
- **生活歴**: 最近の食事摂取状況，ストレス因子など．

診察

- 迅速な ABCD の評価と丁寧な神経学的診察を行う．
- 低血糖発作の誘因となりうる，感染を示唆する所見がないか全身を丁寧に検索．

Memo

✐偽性低血糖に注意[3]！指尖部での簡易血糖測定は，ショックによる循環不全やレイノー症状があると，実際の血糖値よりも低くなってしまうことがある．

■検査

- **簡易血糖測定**: ほんの数秒で低血糖を診断可能！
  - 「D の異常」を認める場合や糖尿病患者では，いつも必ず測定するようにクセをつける！
- **血液検査**: 血算，生化学，肝機能
- **その他**: 原因検索に必要な検査を適宜追加．
  - 敗血症疑い→血液培養，尿検査，胸部 X 線など．
  - 副腎不全疑い→ ACTH，コルチゾールなど．
  - 人為的低血糖疑い→血中インスリン（高値），血中 C ペプチド（低値）

Memo

✐明らかな低栄養による低血糖の患者を診た場合は迅速にビタミン B1 を投与すること（血液検査によるビタミン B1 の測定は，結果が出るまで時間がかかることにも留意）．

■ ER での治療

① 血糖の補正

意識障害がなく，経口摂取可能な場合

□ブドウ糖（5 ～ 10g）経口内服
□ブドウ糖を含むキャンディーや飲料水（150 ～ 200mL）

意識障害がある場合，もしくは経口摂取が不可能な場合

□50%ブドウ糖液 40mL をゆっくり静注
□グルカゴン 1mg 筋注もしくは皮下注（末梢静脈路が確保できない場合）

Memo

📝誤嚥や窒息の恐れがあるため，意識障害が出現している患者に無理やり経口摂取させることは禁忌!

📝αグルコシダーゼ阻害薬を服用している場合，砂糖などの二糖類や多糖類の吸収が低下しているため，低血糖改善目的に糖を内服させる時はブドウ糖（単糖）を投与する．

・慢性アルコール中毒や低栄養が疑われる場合，ウェルニッケ脳症，脚気予防に以下も考慮．
　□チアミン　100mg　静注

② 血糖の再検

・症状を継続的に観察するとともに，15〜30分毎に血糖値を再検して血糖値の改善を確認．
・低血糖が遷延する場合，50%ブドウ糖投与を繰り返すか，ブドウ糖液の持続投与を開始．
　□5%（もしくは10%）ブドウ糖液　持続点滴

③ 低血糖の原因検索＆原因疾患の治療

・ブドウ糖投与で，通常は20分以内で症状は改善する．もし症状の改善が見られない場合や反応に乏しい場合，何らかの疾患の合併（敗血症，副腎不全など）や，遷延性の薬剤の影響を考える．
・原因疾患が判明すれば，原因疾患の治療を行う．

■ Disposition

・初期治療で血糖値が改善し，原因が明らかで再発の可能性が低いと考えらえる場合は帰宅可能．帰宅前に丁寧な患者指導を行う．
・必ず，かかりつけ医宛に診療情報提供書を作成し，持たせて帰宅させること．患者は低血糖でER受診したことをかかりつけ医に話さないこともあるため，再発を防ぐ意味でも重要である．
・経口血糖降下薬（特にSU製剤）が原因の場合，効果が遷延するため，血糖値が改善したからといって安易に帰宅させるのは危険．また，高齢者や腎機能低下例も高リスク群であり，できれば経過観察入院とするのが望ましい．
・原因がはっきりしない場合や，原因疾患の治療が必要な場合は入院が必要．

〈参考文献〉
1) Cryer PE, et al. J Clin Endocrinol Metab. 2009; 94: 709-28.
2) Morales J, et al. Am J Med. 2014; 127(10 Suppl): S17-24.
3) Tarasova VD. Diabetes Care. 2014: 37: e85-6.

緊急度 😷😷😷😷　遭遇度 😷😷😷😷

3 ▶ 失神

圕 山内素直 / 圎 大竹弘隆

Points

- 失神は様々な原因によって起こりうる. ERでは, なによりも原因検索が重要!
- 丁寧な病歴聴取と身体診察が原因検索の鍵!
- 失神の原因の中でも, 心原性失神は特にリスクが高い. 心原性失神を疑う場合は慎重に対応!
- 的確なリスク評価を行って対応を検討する.

Memo

🖉 収縮期血圧が60mmHgまで低下, もしくは脳への酸素供給が20%減少すると失神に至るとされる[2].

■ Introduction

　失神とは, 「一過性の意識消失の結果, 姿勢が保持できなくなり, かつ自然に, また完全に意識の回復が見られること」と定義される. なんらかの原因によって脳全体への血流が低下したことで起こり, いわゆる広義の「意識障害をきたした状態」ではあるが, 失神の場合はその症状は**一過性**で, **速やかに回復する**のが特徴である. 失神は様々な原因で起こり, 特に心原性失神を起こした場合, そうでない失神と比較して累積死亡率や突然死のリスクが高いことが知られている. そのため, **ERではその原因検索およびリスク評価が最も重要**となる.

■ 主訴

- 「気を失った」, 「気づいたら倒れていた」など. 完全な意識消失までは至らない「失神前状態」では, ふらつき, めまい, 「気が遠くなる感じがした」などの主訴で受診することが多い.
- 失神が外傷の誘因となることもあり, 外傷患者の病歴聴取で記憶が曖昧な場合, 失神を起こした可能性も考慮する.

■ General & Vital signs

- 来院時には症状は完全に消失, もしくは改善していることが多い.
- 反射性（神経調節性失神）失神では, 低血圧や徐脈が認められることもある.

■ 鑑別診断

- まずは「本当に失神か」を見極めることが重要.
- 丁寧な病歴聴取と身体診察が, 原因検索とリスク評価への鍵.
- 意識消失が遷延する場合は, 失神ではなく「意識障害」としてアプローチする必要性を考慮する. また, 痙攣（てんかん発作）の可能性も検討する.

代謝性疾患	低血糖，低酸素血症など
てんかん発作	脱力発作，欠神発作など
一過性脳虚血発作	**椎骨脳底動脈系**の発作では意識消失もしくは意識低下をきたしうる．
心因反応	身体化障害，ヒステリーなど
その他	転倒，中毒性疾患，脱力発作症候群など

[表1] 失神との鑑別が必要な疾患

<失神の分類と覚え方>
・ 日本循環器学会他による失神の診療に関するガイドライン[3]では，失神を大きく以下の3つに分類している．ただし，失神の約4割は原因不明ともいわれる．
① 起立性低血圧による失神
② 反射性（神経調節性）失神（→状況失神，血管迷走神経性失神，頸動脈洞症候群などを含む）
③ 心原性（心血管性）失神
・ 失神（syncope）の原因は，"SVNCOPE" と覚える！

Memo

✐ 「失神」は，正しくは英語で "SYNCOPE" だが，YをVに置き換えて "SVNCOPE" として覚える！

Situational	状況性	咳嗽，くしゃみ 消化管刺激（嚥下，排便，内臓痛） 排尿後，食後，運動後，重量挙げ後など
Vasovagal	血管迷走 神経反射	感情ストレス（恐怖，疼痛，採血，侵襲的手技など） 起立負荷
Neurogenic	脳血管性	**クモ膜下出血，一過性脳虚血発作**，鎖骨下動脈盗血症候群など
Cardiogenic	心血管性	徐脈性不整脈：**洞機能不全，房室ブロック**など 頻脈性不整脈：上室性，心室性 薬剤誘発性不整脈：QT延長症候群など 器質的心疾患：弁膜症，急性心筋梗塞，肥大型心筋症など 心肺疾患：**肺塞栓症，急性大動脈解離**，肺高血圧など
Orthostatic	起立性 低血圧	**急性出血**（消化管出血，子宮外妊娠など），下痢，嘔吐など 自律神経障害（自律神経失調，糖尿病，パーキンソン病など） 薬剤性（アルコール，血管拡張薬，利尿薬，抗うつ薬など） 体位性起立頻脈症候群（Postural Orthostatic Tachycardia Syndrome: POTS）
Psychogenic	心因性	心因性偽失神，身体化障害，ヒステリー，過換気など
Endocrine	内分泌系	低血糖を必ず否定！（厳密には失神ではない）

[表2] SVNCOPE（失神の原因）

■ 問診・診察

問診 失神の原因検索を念頭に，詳細な病歴聴取を心がける.

- **現病歴**: 失神した際の状況，前兆の有無，誘因，回復までの時間，痙攣や失禁の有無など.
- **既往歴**: 失神の既往歴. 心疾患や不整脈，痙攣（てんかん）の既往などの有無.
- **内服歴**: 血圧低下や不整脈をきたす内服歴がないか確認. 女性では肺塞栓の原因となる経口避妊薬の確認も.
- **妊娠の可能性，最終月経の確認**: 子宮外妊娠による出血，起立性低血圧の可能性を確認.
- **随伴症状**: タール便や不正出血など出血を示唆する症状の有無. **外傷の有無も必ず確認！**

診察 外傷の有無の確認も含めて，全身の丁寧な診察が必要.

- **神経所見**: 意識レベルの確認および詳細な神経学的診察. 麻痺や神経学的異常所見があれば，脳血管障害に伴う失神の可能性を考える.
- **心音**: 心雑音の有無の確認は特に重要. 大動脈弁狭窄症や閉塞性肥大型心筋症など聴取部位と雑音を意識して聴診を！
- **直腸診・内診**: 消化管出血や不正出血を疑うときは必ず行う.
- **血圧・脈拍測定**: 可能であれば，**臥位および立位での血圧と脈拍測定**を行う（＝能動的起立試験）.

<**能動的起立試験** [4]>
- 3分間の安静臥床のあと，能動的に起立させて，1分ごとに3分間，血圧を測定する.
- 最初の3分以内で，**収縮期血圧が 20mmHg 以上，もしくは拡張期血圧が 10mmHg 以上低下する場合**に，起立性低血圧とする.

Points
➡失神の鑑別には，病歴が非常に重要！
➡患者本人には失神の前後の記憶はないことも多く，家族や目撃者，救急隊からもしっかりと情報をとることを心がける.

■ 検査

- **血液検査**: 血算，生化学，乳酸値（痙攣との鑑別）
  - 心原性（特に急性心筋梗塞）を疑う場合はトロポニン測定も考慮.
- **心電図**: 急性心筋梗塞および致死性不整脈の有無の確認.
- **心臓超音波**: 大動脈弁狭窄症やその他の器質性心疾患のスクリーニング，右室負荷所見など.

	起立性低血圧性	反射性（神経調節性）	心原性（心血管性）
特徴的な病歴	・立位もしくは起立後の失神 ・長時間の立位 ・運動後の起立 ・食後の低血圧 ・低血圧を誘発する薬剤（血管拡張薬，利尿薬）の開始もしくは用量変更に関連 ・自律神経障害もしくはパーキンソン病の既往	・繰り返す失神の既往 ・不快な視覚情報，音，匂い，もしくは痛みを経験したあと ・長時間の立位 ・食事中 ・人混みの中，暑い場所 ・失神前の自律神経症状（顔面蒼白，発汗，嘔気・嘔吐）の出現 ・心疾患の既往がない	・運動中もしくは臥位での失神 ・突然の動悸の直後の失神 ・若年での突然死の家族歴 ・器質的心疾患の既往 ・冠動脈疾患の既往 ・不整脈を示唆する心電図所見
診察	・能動的起立試験で症状出現，もしくは血圧および心拍数の低下 ・出血を示唆する所見	・能動的起立試験で症状出現，もしくは血圧および心拍数の低下	・心雑音の存在

[表 3] 失神の原因別にみる病歴や身体所見

(ESC 2018 ESC Guidelines for the diagnosis and management of syncope [1]) より改変)

・妊娠反応：女性の場合，子宮外妊娠による大量出血からの失神の否定．

＜特徴的な心電図所見を認める失神の原因疾患＞

ブルガダ症候群

・$V_1 \sim V_3$ 誘導で特徴的な所見が見られる．

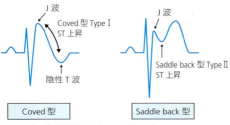

[図 1] ブルガダ症候群で見られる心電図変化

不整脈源性右室心筋症（Arrhythmogenic Right Ventricular Cardiomyopathy: ARVC）
- イプシロン波（QRS波終末のノッチ）が特異的.
- 全患者の95％で，V_1〜V_3誘導で Prolonged S-wave upstroke（遷延したS波の立ち上がり）が見られる.

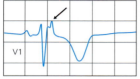 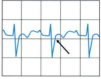

[図2] ARVCで見られる心電図変化

肥大型心筋症（Hypertrophic Cardiomyopathy: HCM）
- 非対称性の中隔肥大により，側壁誘導および下壁誘導で，深く幅の狭いQ波（"Dagger-like Q wave"）を呈する.
- 日本人では，諸外国に比べて心尖部型の肥大型心筋症が多く（13〜25％），この場合，典型的には巨大陰性T波を示す.

Memo

🖉 虚血性心疾患や徐脈性不整脈，頻脈性不整脈に関しては各項目を参照.

 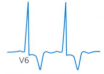

[図3] Dagger-like Q wave [図4] 巨大陰性T波

■ER での治療

- ER では，まずは**失神の原因を突き止める**ことが治療方針を決定する第一歩となる.

① ABC の確保と「誰か〜 !!　IV，O₂，モニター !!」

- 来院時には症状は消失もしくは軽快していることがほとんど. ただし，バイタル異常や失神の原因となった疾患に起因する症状（胸痛，呼吸困難，めまい，ふらつき，下血など）を認める場合は速やかな対応が必要.

② 原因に対する治療（失神の原因が判明している場合）

- 急性心筋梗塞，徐脈，頻脈，消化管出血，子宮外妊娠，肺塞栓症，急性大動脈解離などは各項目を参照.

③ 原因が不明な場合，帰宅可能（外来フォロー）か入院精査が必要かの判断

- 症状の安定している反射性（神経調節性失神），起立性低血圧であれば，基本的には帰宅可能. 必要に応じて外来（循環器内科もしくは神経内科）フォロー.
- **病歴や身体所見，心電図で高リスクとなる因子があれば，入院精査を勧める.**

失神の状況	・新規発症の胸部不快感，息切れ，腹痛または頭痛 ・運動中，もしくは臥位での失神 ・突然の動悸の直後の失神 **器質的心疾患もしくは心電図異常がある場合には，以下の場合も注意を要する:** ・前兆のない，もしくはあっても短い（< 10 秒）失神 ・若年での突然死の家族歴 ・座位での失神
既往	・重度の器質的心疾患もしくは冠動脈疾患の既往（心不全，低 EF，心筋梗塞の既往）
身体所見	・原因不明の低血圧（収縮期血圧< 90mmHg） ・直腸診で消化管出血を示唆する所見 ・覚醒した状態で身体的運動をしていないにも関わらず，徐脈（< 40回/分）が持続する場合 ・新たに見つかった収縮期雑音

[表 4] 高リスクを示唆する病歴，既往，身体所見
(ESC 2018 ESC Guidelines for the diagnosis and management of syncope [1] より)

主要な異常所見	病歴が不整脈性失神と矛盾しない場合に注意を要するもの
・急性虚血を示唆する心電図 ・心室性頻拍 ・Mobitz II型 AV ブロック，完全房室ブロック ・徐脈性心房細動（< 40回/分） ・持続する洞性徐脈（< 40回/分） ・QT 延長症候群を示唆する心電図（QTC > 460msec） ・脚ブロック，心室内伝導遅延，心室肥大，虚血性心疾患もしくは心筋症を示唆する Q 波の存在 ・Type I ブルガダ型波形 ・ペースメーカーもしくは埋め込み型除細動器の機能不全 ・覚醒下で運動をしていないにも関わらず，反復する洞房ブロックまたは洞停止（> 3 秒）	・PR 間隔が著明に延長した Mobitz I型 AV ブロック，もしくは I 度 AV ブロック． ・発作性上室性心室頻拍，もしくは心房細動 ・徐脈性心房細動（40 〜 50回/分） ・非典型的ブルガダ型波形 ・不整脈原性右室心筋症（ARVC）を示唆する所見 ・軽度（40 〜 50回/分）の無症候性で不適切な洞性徐脈（inappropriate sinus bradycardia） ・早期興奮性 QRS 群 ・QTc 短縮（QTC < 340msec）

[表 5] 高リスクを示唆する心電図所見
(ESC 2018 ESC Guidelines for the diagnosis and management of syncope [1] より)

■ Disposition

・反射性（神経調節性失神），起立性低血圧であれば，基本的には帰宅可能．
・**病歴や身体所見，心電図で高リスクとなる因子があれば，入院精査を勧める．**

＜サンフランシスコ失神ルール [5]＞
・失神で来院した患者を，安全に帰宅させることができるかどうかを判断するのに用いられるスコアリング．項目の頭文字をとって，"CHESS score" とも呼ばれる．
・5 項目のうち，1 つでも該当する場合は入院精査が推奨される．

CHF	心不全の既往
Hct	ヘマトクリット< 30%
ECG	ECG 異常 (前回からの変化, 洞調律でないリズム)
SOB	呼吸困難
SBP	収縮期血圧< 90mmHg

[表6] CHESS score の項目

- 30 日以内の重要な転帰 (関連する死亡, 急性心筋梗塞, 不整脈, 肺塞栓, 脳梗塞, クモ膜下出血, 重大な出血, もしくは入院が必要となる他の疾患) に対する感度は 96%, 特異度は 62% とされる.
- 陰性的中率は 99.2% とされ, 安全に帰宅させることができる患者群を抽出するのに有用.
- この他にも様々なクリニカルディシジョンルールが提案されている. ただし, 元論文が発表されたあとに行われた検証では, 感度はそこまで高くなく, リスク因子などを考慮した上での現場での臨床的な判断との有意な差も確認できないとして, ESC 2018 ガイドラインでは, サンフランシスコ失神ルールも含めて, 特定のものを使用することは推奨していない.

〈参考文献〉
1) Brignole M, et al. Eur Heart J. 2018; 39: 1883-948.
2) Sheldon R, et al. J Am Coll Cardiol. 1992; 19: 773-9.
3) 日本循環器医学会, 他編. 失神の診断・治療ガイドライン 2012 年改訂版.
4) Shibao C, et al. J Am Soc Hypertens. 2013; 7: 317-24.
5) Quinn J, et al. Ann Emerg Med. 2006; 47: 448-54.

緊急度 😱😱😱😱 遭遇度 😱😱😱

4 ▶ 糖尿病性ケトアシドーシス/
高血糖高浸透圧症候群 [署]山内素直/[責]李 瑛

Points

▶病歴や既往などから，DKA/HHSを早期に認識する．

▶診断がついたあとも，DKA/HHSの原因および合併症の検索を忘れない！

▶「大量補液」＋「インスリン」＋「カリウム補充」が治療の三本柱！

■ Introduction

糖尿病性ケトアシドーシス（Diabetic Ketoacidosis: DKA）は，主に1型糖尿病患者に見られる代謝性合併症．インスリンの絶対的欠乏によって肝臓での糖新生やグリコーゲン分解が促進されて高血糖となり，さらに脂肪分解が促進されることでケトアシドーシスをきたし，浸透圧利尿の促進により脱水や電解質異常をきたす．腹痛，嘔気・嘔吐など非特異的な訴えで受診することもあり，糖尿病の既往がある場合はどんなときもDKAを考える必要がある．類似の病態として，高血糖高浸透圧症候群（Hyperglycemic Hyperosmolar Syndrome: HHS）があるが，こちらは2型糖尿病患者に多く，脂肪分解を抑制する程度のインスリンが残存するため，ケトン体の生成が抑制され，アシドーシスはごく軽度であることが多い．

DKA/HHSは感染症，心筋梗塞，怠薬など様々な原因で誘発されるため，治療と同時に原因検索を進めることが重要．

■ 主訴

高血糖，腹痛，悪心，嘔気・嘔吐，倦怠感，意識障害など．自覚症状に乏しく，他の訴えで受診して検査結果で発見されることもある．

■ General & Vital signs

典型的には，深く大きな頻呼吸（＝Kussmaul呼吸）がみられる．脱水の進行に伴い，頻脈や血圧低下もきたしうる．発熱があれば，感染の合併を考える．

■ 鑑別疾患

感染症，ACS，膵炎，胃腸炎などの消化器系疾患など．アルコール性ケトアシドーシス（AKA），電解質異常などその他の代謝性疾患．

■ 問診・診察

問診
・現病歴，既往歴，内服歴など：糖尿病の治療歴や

治療へのアドヒアランスの確認.
- **随伴症状**: 感染症や急性心筋梗塞などを合併する場合もあるため, 発熱や胸痛の有無やその他の自覚症状を確認.
- **誘因の検索**: 感染, 大量飲酒, 嘔吐, 下痢, 精神的ストレス, 清涼飲料水の多飲, インスリン自己中断, 薬物の使用など.

診察
- 脱水評価（腋窩乾燥, 皮膚ツルゴールの低下, 口腔内乾燥など）
- DKA では Kussmaul 呼吸がみられ, 呼気が甘いアセトン臭を呈することがある.

	DKA	HHS
患者	1 型糖尿病患者	2 型糖尿病患者
病態	インスリンの絶対的欠乏 ケトン体（βハイドロキシ酪酸）の蓄積 アシドーシス	インスリンの相対的欠乏 重度の高血糖・高浸透圧状態 高度脱水
経過	数時間〜数日で進行	数日〜数週間で徐々に進行
症状	脱水症状 腹痛, 嘔気・嘔吐などの消化器症状	高度な脱水症状 意識障害, 痙攣などの中枢神経症状

[表 1] DKA と HHS の比較

Insulin deficiency	インスリン欠乏（自己注射忘れ）
Infection	感染症（敗血症, 肺炎, 尿路感染など）
Ischemia	心筋梗塞, 脳梗塞など
Intra-abdominal process	膵炎, 胆嚢炎など
Iatrogenesis	薬剤（ステロイドなど）

[表 2] DKA の 5 大誘因（5 つの I）

■ 検査
- **簡易血糖測定**: 糖尿病の既往があれば, まずは血糖チェック!
- **血液検査**: 血算, 生化, 血液ガス, 乳酸値, 血糖など. 特にカリウム値を要確認!
  - アニオンギャップを計算! DKA では, アニオンギャップ開大性アシドーシスとなる.
  - 急性心筋梗塞や膵炎など, その他の疾患からの

Memo

🖉DKA では, アシドーシスでカリウムが細胞外へ移動するため, 体内の総 K 量は絶対的に欠乏しているにも関わらず, 治療開始前の血清 K 値は通常, 正常か上昇している.

🖉インスリン投与をすると, カリウムは細胞内に移動するため, 血清 K 値は低下し, 低 K 血症による重篤な症状が顕在化する危険があることに十分留意する.

誘発，もしくは合併が疑われる場合，トロポニンやリパーゼなど，原因検索のための検査項目を適宜追加.
- **尿検査**: 尿糖，尿中ケトン体の有無を確認（同時に，尿路感染症の有無もチェック）.
- **心電図**: 電解質異常に伴う心電図変化（低K血症）や心筋梗塞合併の有無を確認.
- **その他**: 意識障害があれば頭部CT，感染症を示唆する症状があれば血液培養や胸部X線なども考慮.

	DKA			HHS
	軽度	**中等度**	**重度**	
血糖値（mg/dL)	> 250			> 600
動脈 pH	7.25 ～ 7.30	7.00 ～ 7.24	< 7.00	> 7.30
HCO$_3$	15 ～ 18	10 ～ 15	< 10	> 18
尿中・血清ケトン	陽性			陰性 or 軽度陽性
アニオンギャップ	> 10	> 12		様々

[表3] DKA と HHS における所見

Points

⊃DKA では，血清カリウム値が判明するまでインスリンは投与しないこと❗

■治療
- 治療の三大柱は，「（大量）補液」＋「インスリン」＋「カリウム補充」！
- DKA の誘発もしくは合併症（感染症，心筋梗塞，膵炎など）を認める場合は，その治療も並行して行う.

■ Disposition
原則入院. 頻回の血糖や電解質のチェック，および薬剤投与量の調整が必要となるため，ICU もしくはそれに準ずる病棟が望ましい.

〈参考文献〉
1) Kitabchi AE, et al. Diabetes Care. 2009; 32: 1335-43.
2) Fowler M, et al. Clinical Diabetes. 2009; 27: 19-23.

第5章 4▼糖尿病性ケトアシドーシス／高血糖高浸透圧症候群

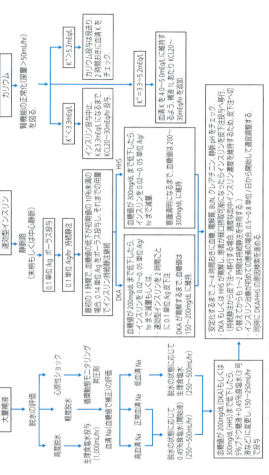

[図1] DKA/HHSの治療（参考文献1: "Hyperglycemic Crises in Adult Patients With Diabetes"より改変）

緊急度 ◉◉◉◉　遭遇度 ◉◉◉◉

5 ▶ 肝性脳症

【著】稲森大治 /【画】李　瑛

Points

◉肝硬変の原因と肝障害度（Child-Pugh 分類や MELD スコアなど）を確認.
◉血中アンモニア値の上昇は肝性脳症の診断に必須ではない.
◉肝性脳症の基本治療は分岐鎖アミノ酸製剤（アミノレバン®）

■ Introduction

　肝性脳症は，急性および慢性肝疾患の経過中に出現する，意識障害をはじめとした多彩な精神神経症状をきたす症候群である．非代償性肝硬変の成因として C 型慢性肝炎によるものが最多で，次に B 型慢性肝炎があるが，近年は生活習慣病に関連する非アルコール性脂肪肝炎，またアルコールが原因の肝硬変が増加している．

■ 主訴

　肝障害の既往のある患者の意識障害，全身性の痙攣など．

■ General & Vital signs

　様々なレベルの意識障害.「なんとなくおかしい」だけのことも．

■ 鑑別診断

　意識障害をきたす疾患全般（→ SPAM の「D の異常へのアプローチ」参照）．
　急性肝炎，アルコール離脱，Wernicke 脳症など．

■ 問診・診察

問診
・肝性脳症の誘因を同定することが大切．

アンモニアの産生・吸収の増加	蛋白摂取量増加，消化管出血，感染，低 K 血症，便秘，代謝性アルカローシス
脱水	嘔吐，下痢，出血，利尿薬，膵炎
薬剤	アルコール，ベンゾジアゼピン系，麻薬
原発性肝癌	
門脈-体循環シャント	医原性，特発性
血管閉塞	肝静脈塞栓症，門脈血栓症

[表 1] 肝性脳症の誘引

診察

- 慢性肝炎・肝硬変に伴う身体所見の確認（肝腫大，腹水，黄疸，クモ状血管腫など）．
- 肝性口臭，羽ばたき振戦，昏睡度の評価
  ※羽ばたき振戦は尿毒症，CO_2 ナルコーシス，低 Na 血症，低酸素血症や他の代謝性脳症などでも現れるので注意．

昏睡度	精神症状	参考
I	睡眠-覚醒リズムの逆転 多幸気分，ときに抑うつ状態 だらしなく，気にとめない態度	時間が経過して後ろ向きにしか判断できないことも多い
II	指南力（時・場所）障害，物をとり違える（confusion） 異常行動（例：お金をまく，化粧品をゴミ箱に捨てるなど） ときに傾眠状態（普通の呼びかけで開眼し，会話ができる） 無礼な言動があったりするが，医師の指示に従う態度をみせる	興奮状態がない 尿，便失禁がない 羽ばたき振戦あり（flapping tremor）
III	しばしば興奮状態またはせん妄状態を伴い，反抗的態度をみせる 嗜眠状態（ほとんど眠っている） 外的刺激で開眼しうるが，医師の指示に従わない，または従えない（簡単な命令には応じえる）	羽ばたき振戦あり 指南力は高度に障害
IV	昏睡（完全な意識の消失） 痛み刺激に反応する	刺激に対して，払いのける動作，顔をしかめるなどがみられる
V	深昏睡 痛み刺激にも全く反応しない	

[表 2] 肝性脳症の分類

■検査

- 血液検査：血算，生化学，凝固，アンモニア（計測には特殊容器＆冷却が必要なため，看護師や検査部に一声かけること）．
  - 過去にも肝性脳症の既往があれば，過去の血中アンモニア値の推移やその際の症状との関連を確認する．
  - Child-Pugh 分類に必要な，Alb，T-Bil，PT なども必須．
  - 原疾患が不明の肝性脳症と診断した場合，HBs-Ag，HCV-Ab も要確認！
- 腹部エコー：肝硬変の有無，腹水の程度を確認．

Memo

*2016 年, Rifaximin (リフキシマ®) が新たに肝性脳症治療薬として保険収載された. 同薬は広い抗菌スペクトルを有するリファマイシン系の抗菌薬で, 腸管からほぼ吸収されない (0.4%未満). 腸内細菌によるアンモニア産生を抑制することで薬効を示す.

・**頭部 CT**: 意識障害の検索として必要であれば, もしくは転倒歴や外傷歴があれば考慮.

■ ER での治療

① 原因除去
・適切な**排便コントロール, 消化管出血や感染症の治療, 電解質の補正**など.
② 分岐鎖アミノ酸製剤
□分岐鎖アミノ酸剤 (アミノレバン®)
　1 回 500mL 点滴 1 日 1 ～ 2 回
③ アンモニア産生・吸収抑制
□ラクツロース (モニラック®・シロップ 65% (0.65g/mL)) 1 回 10 ～ 20mL 内服 1 日 3 回
④ その他
・アルコール多飲が背景にあれば, アルコール離脱に注意し, 離脱予防目的にジアゼパム (ホリゾン®) などのベンゾジアゼピン系薬剤の予防投与を考慮する.

■ Disposition

・初発の肝性脳症患者および昏睡型急性肝不全 (劇症肝炎) は, 至急, 消化器内科にコンサルト後, 原則入院. 昏睡型急性肝不全の場合, ICU 入院が望ましい.
・Ⅲ度以上の場合は入院, Ⅱ度の際はアドヒアランスと, 家族による見守りが約束できれば外来フォローも可能.

〈参考文献〉
1) 日本消化器病学会, 編. 肝硬変診療ガイドライン 2015 (改訂第 2 版). 東京: 南江堂; 2015.
2) 日本肝臓学会, 編. 慢性肝炎・肝硬変の診療ガイド 2019. 東京: 文光堂; 2019.
3) 石井義洋. 卒後 10 年目総合内科医の診断術 (第 1 版). 東京: 中外医学社; 2015. p.2-25.

緊急度 😊😊😊😊　遭遇度 😊😊😊😊

6 ▶ 熱中症

圖 野波啓樹 / 圓 山内素直

Points

🔵「なぜ熱中症になったのか」を考え，敗血症や悪性症候群などの他疾患の可能性を常に頭に入れておく．

🔵熱中症の症状，重症度および合併症を的確に把握し，それに応じた処置を心がける．

🔵深部体温（直腸温）の測定を忘れない．

■ Introduction

高温環境あるいは身体運動などにより体内の蓄熱量が増加して放熱量が追いつかず，高体温に伴って引き起こされる全身の諸症状・病態を総称して「熱中症」と呼ぶ．症状別に熱痙攣（heat cramps），熱失神（heat syncope），熱疲労（heat exhaustion），熱射病（heat stroke）などがある．また，誘引によって，スポーツや労働などに起因する労作性熱中症と，屋内での日常生活で起こる非労作性熱中症に分けられる．

■ General & Vital signs

通常のバイタルサインに加えて，**深部体温（直腸温）＋尿量**を測定．

■ 鑑別疾患

敗血症，髄膜炎，甲状腺機能クリーゼ，薬物中毒，悪性症候群，セロトニン症候群，痙攣発作など．

さらに，DIC，横紋筋融解症，急性腎不全，肝機能障害，高尿酸血症，電解質異常など，熱中症による合併症の有無を確認することが重要．

■ 問診・診察

問診

・発症状況，直近の水分摂取の状況，尿の有無・性状など．

・**なぜ熱中症になったのか**，リスクファクターの確認．

＜リスクファクター＞

高温多湿な居住・労働環境，高齢，肥満，熱中症の既往，最近の感染症状，飲酒，下痢や嘔吐などによる脱水，食事・飲水量低下，睡眠不足，皮膚疾患，内分泌疾患などによる体温調節障害，薬剤（抗コリン薬，利尿剤，フェノチアジン系薬剤，三環系抗うつ薬，抗ヒスタミン薬，抗パーキンソン薬，βブロッカー，アンフェタミン，抗精神病薬など）など．

Memo

🖊高齢者では屋内での発症頻度が増加しており，熱中症は通常の日常生活でも起こりうることに留意．

🖊屋内で発症する非労作性熱中症では，高齢，独居，日常生活動作の低下，精神疾患や心疾患などの基礎疾患を有することが熱中症関連死に対する独立危険因子とされる．ER で症状が改善したからといって，そのまま帰宅させていいか患者さんの社会的背景を考えて判断する．

<u>診察</u>
・ ABCD の評価, 脱水の評価 (口腔内乾燥, 腋窩の乾燥など), 外傷の有無の評価.
・ 特に意識状態および神経学的所見を確認.

日本救急医学会 熱中症新分類	臨床症状分類 (国際分類)	症状	治療
Ⅰ	熱痙攣	筋肉痛, 有痛性の筋痙攣 (運動時)	冷所安静, 経口補水, Na 補充などの対症療法 →経口補水液 (ORS: Oral Rehydration Solution) を推奨
	熱失神	失神, めまい, たちくらみ, 生あくび, 大量の発汗 (意識障害なし)	
Ⅱ	熱疲労	口渇感, 倦怠感, 不安感 頭痛, 嘔吐, 虚脱感 集中力や判断力の低下	上記に加えて, 体温管理, 経口摂取不可能な場合は生理食塩水による補液など.
Ⅲ	熱射病	以下のいずれかを含む状態 ① 中枢神経症状 (意識障害, 小脳症状, 痙攣発作) ② 肝腎機能障害 (入院が必要な程度の肝または腎障害) ③ 血液凝固異常 (急性期 DIC 基準を満たしたものは最重症)	・ABC の確保 →必要であれば気道確保, 呼吸補助および酸素投与. 大量輸液による蘇生 ・急速冷却 (体表・体内・深部) による体温管理 ・継時的な直腸温を含むバイタル, 尿量のチェック

[表1] **熱中症の分類と対応** (日本救急医学会, 編. 熱中症診療ガイドライン 2015 より改変)

※従来は「意識障害, 体温 40℃以上, 発汗停止」が熱射病の三徴とされていたが, 最新のガイドラインでの新分類では, 重症度の過小評価を防ぐために臨床データに基づく分類をしており, 単に体温だけで熱射病かどうかの判断はしない.

■ 検査

・<u>血液検査</u>: 血算, 電解質, 腎機能, 尿酸値, 肝機能, CK, 凝固系, 血液ガス, 乳酸
・<u>尿検査</u>: 尿蛋白, 尿沈渣, ミオグロビン尿の確認
・<u>心電図</u>: 高 K 血症による心電図変化, 虚血性疾患や不整脈の合併の有無などの確認.
　状況に応じて, 各種培養, 髄液検査や胸部 X 線などの感染症の検索, および内分泌系 (甲状腺機能など) のチェックも.

Points

➡熱中症による高体温には解熱薬は無効！

➡熱中症では中枢体温調節機構は正常であり（例外として，重度の熱中症では体温調節機能が破綻することもある），高体温は蓄熱量増加によるものであるため.

■ER での治療

① ABC の確保を最優先！
② 環境調整：熱源の除去，室温調節
③ 脱水補正：自尿が得られるまで，経口補水液摂取もしくは補液.
④ 冷却：熱射病では，**深部体温が 38℃台になるまで急速冷却する**.
   体表冷却：霧吹き＋扇風機，氷嚢，水冷式体表冷却（ゲルパッド法，ラップ法），冷水槽への全身投入
   体内冷却：冷生食点滴，胃洗浄もしくは腹腔内灌流による体腔冷却
   深部冷却：血管内冷却カテーテル，体外循環（ECMO，PCPS）

<ER ですぐにできる冷却法>

1. 衣服を除去
2. ぬるま湯を霧吹きで吹きかけ，扇風機（またはうちわ）で風を送る（気化熱を利用）.
   ※冷水を使用すると末梢血管が収縮してしまい，シバリングが起こり熱を産生するため.
3. 頸部，腋窩，鼠径部を氷嚢で冷やす.
   ※38℃台になった時点で冷却の中止を検討する（過冷却は低体温に傾く可能性がある）.

Memo

✐帰宅指示として，水分補給には塩分と水分の両方を適切に含んだもの（0.1～0.2%食塩水），現実的には市販の経口補水液をお勧めする. 目安としては，学童から成人（高齢者含む）が 500～1,000mL/日，幼児が 300～600mL/日，乳児が 30～50mL/kg/日.

■ Disposition

・重症の熱射病であれば，初期対応ののち救命当直コールして ICU に入院.
・熱中症に伴う合併症を認める場合には入院.
・補液で自尿が得られ，症状が改善した場合には帰宅可能.
・帰宅させる場合でも，必要に応じて数日以内のフォローの外来予約を入れる.
・高齢者や乳児の場合は積極的に入院を考慮.

〈参考文献〉
1) 日本救急医学会，編. 熱中症診療ガイドライン 2015.
2) Grogan H, et al. Br J Anaesth. 2002; 88: 700-7.

第 **6** 章

Advanced SPAM

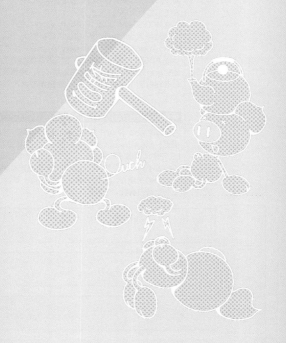

1 ▶ Advanced SPAM とは?

山内素直

■ Advanced SPAM とは?

Advanced SPAM とは, 気道, 呼吸, 循環, 意識といった異常にアプローチした ABCD アプローチから趣向を変え,「頭痛」「腹痛」「胸痛」などといった, ER でよく遭遇する症状別にそれぞれの鑑別を考え, アプローチしていく方法を学ぶコースとして考え出されました.

従来の SPAM 同様, Primary Approach と Secondary Approach から構成されますが, Secondary Approach では Primary Approach で察知した ABCD の異常に加え, 主に患者さんの主訴や症状からスタートし, バイタルサイン, 身体所見などを総合的に判断して鑑別, 治療まで進んでいくコースとして考案しました.

■ Advanced SPAM における症状たち

Advanced SPAM では,「腹痛」「頭痛・神経系疾患」「胸痛」といった症状別にブースを設定し, ER でよく遭遇する疾患へのアプローチを学びます. このガイドブックでは, その中でも遭遇する頻度の高いものを選び, 各論にまとめました. ぜひ, ER での診療の参考にして下さい.

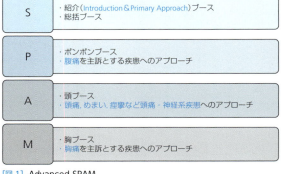

S	・紹介 (Introduction & Primary Approach) ブース ・総括ブース
P	・ポンポンブース ・腹痛を主訴とする疾患へのアプローチ
A	・頭ブース ・頭痛, めまい, 痙攣など頭痛・神経系疾患へのアプローチ
M	・胸ブース ・胸痛を主訴とする疾患へのアプローチ

[図 1] Advanced SPAM

緊急度 😖😖 遭遇度 😖😖😖😖

2 ▶ 腹痛編
① 感染性胃腸炎（嘔吐下痢症）

著 溝渕 海／責 穂積拓考

Points

➡嘔吐や下痢を安易に「胃腸炎」と診断しない！ 必ず似たような症状をきたす他の疾患と鑑別すること！

➡ほとんどの感染性胃腸炎は，適切な補液と経過観察のみで軽快する。

➡病歴や患者背景，身体所見から，詳しい検査や抗菌薬投与の必要性を判断する！

➡脱水および合併症の有無を的確に評価する。

■ Introduction

感染性胃腸炎とは，ウイルスや細菌などの感染性病原体に感染することによって，嘔吐や下痢，腹痛，発熱などをきたす症候群のこと．そのほとんどはウイルス感染によるもので，特別な検査や治療は必要なく，補液などの保存的治療で軽快するが，腸管出血性大腸菌 O157 など一部の細菌性腸炎では，溶血性尿毒症症候群（HUS）などを合併し，重症化する場合もある．乳幼児や小児や高齢者は重症化しやすいので，特に注意が必要．

また，**感染性胃腸炎は経過観察で改善して初めて診断できるものであることを肝に命じること**．安易に胃腸炎と診断するのではなく，嘔吐もしくは下痢をきたすその他の疾患（DKA，膵炎，虚血性腸炎など）の可能性を十分に検討することが大切．

■ 主訴

下痢，嘔吐，発熱，血便，食欲低下，腹痛など．

■ General & Vital Sings

脱水が重度になると，頻脈や血圧低下を認める．

■ 鑑別疾患

消化器系疾患	その他	合併症
抗菌薬関連下痢症・腸炎（*C. difficile* など）	DKA/HHS，アルコール	電解質異常
急性膵炎，急性肝炎	薬剤性（NSAIDs，PPI など）	急性腎不全
急性胆嚢炎，急性化膿性胆管炎	甲状腺機能亢進症，副腎不全	溶血性尿毒性症候群（HUS）
虫垂炎，憩室炎，腸管虚血（虚血性腸炎など）	妊娠，骨盤内炎症性疾患（PID）	ウイルス性心筋炎
炎症性腸疾患（クローン病，潰瘍性大腸炎）	感染症（髄膜炎，尿路感染症など）	
腸閉塞，イレウス	ヒスタミン中毒，シガテラ中毒	
過敏性腸症候群	アナフィラキシー	
	急性心筋梗塞（特に下壁梗塞）	

[表 1] 感染性胃腸炎と鑑別を要する疾患

■問診・診察

問診
- **現病歴**: 詳しい症状, 便の性状や回数, 発症からの経過, 随伴症状, sick contact など.
- **患者背景**: 既往歴, 最近の渡航歴, 免疫不全（免疫抑制剤やステロイドの使用, HIV 感染など）の有無.
- **食事歴**: 食事内容と摂取から発症までの時間. 飲酒についても量や種類を確認.
- **内服薬**: 最近の抗菌薬の使用歴. 下剤, NSAIDs, PPI, 抗癌剤, カフェインなど.

診察
- **脱水の評価**: 舌・口腔内の乾燥, 腋窩の乾燥, ツルゴール低下など. 尿量も確認.
- **腹部**: 腹部全体を丁寧に診察する. **虫垂炎や胆嚢炎などを見逃さないように！**

	小腸型	大腸型
症状	嘔気・嘔吐が強い. 腹痛や発熱は軽度.	腹痛が強い. テネスムス (しぶり腹) 発熱を伴うことが多い.
便の性状	大量の水様下痢（3〜4回/日）	少量, 頻回（8〜10回/日）の粘血便
原因	ノロウイルス, ロタウイルス 腸管毒素原性大腸菌 (旅行者下痢症) コレラ菌, 黄色ブドウ球菌, セレウス, ウェルシュ菌 クリプトスポリジウム, ランブル鞭毛虫	アデノウイルス 腸管出血性大腸炎 カンピロバクター, サルモネラ, 赤痢菌, エルシニア, 腸炎ビブリオ C. difficile, 赤痢アメーバ
病態	腸管分泌促進	腸管粘膜障害
便中白血球	なし	あり

［表 2］腸炎における小腸型と大腸型の特徴

■検査
- 病歴や身体所見が感染性胃腸炎として矛盾なく, **全身状態が良好であれば検査は不要.**
- **全身状態が不良な場合, 症状が強いとき, 重度脱水や合併症が疑われる場合などは検査を考慮.**
- 感染性胃腸炎以外の疾患との鑑別に迷う場合は, 適宜必要な検査項目を追加する.
- **血液検査**: 血算, 生化学（電解質, 腎機能）
- **便中白血球**: 便中白血球の存在は大腸粘膜の破綻

を示唆し，大腸炎の診断に有用.
・ **便グラム**: カンピロバクター（らせん状のグラム陰性桿菌）の迅速特定に有用.
・ **特異抗原検出**: ノロウイルス，ロタウイルス，*C. difficile*（直近 3 カ月以内に抗菌薬使用歴がある場合）など．**腸管出血性大腸菌が疑われればベロ毒素も**.
・ **便培養**: 患者背景および臨床所見に応じて，便培養の採取を考慮する.

便培養を考慮する状況
・ 全身状態が不良な例や，敗血症が疑われる例
・ 大腸型の症状（発熱や血便，粘血便）を呈し，細菌性腸炎が疑われる例
・ サルモネラ菌，赤痢菌，カンピロバクターやエルシニア菌などが疑われる例
・ 免疫不全者（ステロイド常用，透析患者，HIV 感染者など）
・ 特定の職業の従事者（食品加工業，レストラン勤務など）
・ 危険地域への渡航歴
・ 炎症性腸疾患の患者（原疾患との鑑別）

[表 3] **便培養を考慮する状況**

Memo

🖉ほとんどの感染性胃腸炎は軽症で自然軽快するため，特別な検査は必要ない．患者の全身状態の評価に加え，「検査を行うことで，その患者のマネージメントが変わるか？」を考えてその必要性を判断する.

■ 治療

＜脱水補正＞
・ 軽症で経口摂取可能であれば，スポーツドリンクや経口補水液（Oral Rehydration Solution: ORS）など.
・ 絶食にする必要はなく，**お粥やスープ，ゼリーなどの摂取を励行する**．塩分と糖分を含んだものを選択！
・ 経口摂取困難や脱水が高度であれば，**生理食塩水の点滴を考慮する**.

＜対症療法薬＞
・ 原則的に**止痢薬（下痢止め）は使用しない**.
・ 嘔気・嘔吐に対して制吐剤の投与.
　□ドンペリドン（ナウゼリン®）10mg 内服（妊婦やイレウスには禁忌）
　□メトクロプラミド（プリンペラン®）5mg 内服もしくは 10mg 静注（妊婦にも投与可）

- 整腸剤
　□ミヤ BM® 細粒　0.5 〜 1.0g　1 日 3 回

<抗菌薬>

- 多くの場合，適切な水分摂取や対症療法で自然軽快する．特殊な状況を除いて抗菌薬治療は推奨されない．
- **高度脱水やショックなどの重症例，敗血症が疑われる例，免疫不全者，合併症のリスクが高い患者群（乳幼児，高齢者，基礎疾患がある場合），旅行者下痢症などの場合は抗菌薬を検討する．**
- 腸管出血性大腸菌が疑われる場合（周囲での流行，重度の血便など）は抗菌薬は投与しない．
　外来　□レボフロキサシン　500mg　1 日 1 回
　入院　□セフトリアキソン　1g　12 時間ごと

■ Disposition

- 合併症がなく，全身状態良好で経口摂取可能な場合は帰宅（必要に応じて制吐剤，解熱鎮痛薬を処方）．
- ほとんどの急性胃腸炎は 1 週間ほどで自然軽快することを説明し，症状がある間は対症療法で様子をみるよう丁寧に説明する．ただし，**症状が改善しない場合，脱水の進行や全身状態の悪化がある場合はすぐに再受診するよう指導する．**
- 経口摂取が困難な場合，高度脱水を認める場合，乳幼児や高齢者で重症化のリスクが高い場合などは入院とする．

〈参考文献〉
1) Shane AL, et al. Clin Infect Dis. 2017; 65: e45-e80.
2) DuPont HL. N Engl J Med. 2014; 370: 1532-40.
3) Riddle MS, et al. Am J Gastroenterol. 2016; 111: 602-22.
4) Granado-Villar D, et al. Pediatrics in Review. 2012; 33: 487-95.
5) Hartling L, et al. Cochrane Database of Systematic Reviews 2006, Issue 3. Art. No.: CD004390.
6) JAID/JSC 感染症治療ガイドライン作成委員会，編．JAID/JSC 感染症治療ガイドライン 2015 ―腸管感染症―．

Memo

✎整腸剤に関しての見解やエビデンスは一定ではないが，症状の軽減や期間を短縮させる可能性が示唆されている[1]．

緊急度 😊😊😊　遭遇度 😊😊😊😊

2 ▶ 腹痛編
② 消化管出血 （吐血/下血/血便）

圍 小綱博之 / 圓 山内素直

第6章

2 ▼ 腹痛編

Points

⊃「吐血」，「下血」，「血便」の用語をきちんと理解する．

⊃患者背景，丁寧な問診と身体診察などから総合的に出血源を推定する．

⊃まずは ABC の確保が最優先！　ショックの場合は，すぐに急速輸液を開始する！

⊃疑われる出血源，疾患に応じて適切な治療方法を選択する．

■ Introduction

　消化管出血は上部消化管出血と下部消化管出血に分けられ，症状としては「吐血」，「下血」もしくは「血便」を主訴に ER を受診することが多い．通常，吐血（＝血液成分の嘔吐）と下血（＝黒色便・タール便の排泄）は上部消化管出血を，血便（＝赤色〜暗赤色の便の排泄）は下部消化管出血を示唆するが，実際には便の性状だけで出血源を特定するのは困難なことも多く，病歴や身体所見も含めて総合的に考えて出血源を推測する必要がある．

　消化管出血は，進行するとショックをきたして致死的になりうるため，ER ではまずは ABC の確保およびバイタルの安定化に努める．また，消化器症状を全く訴えず，失神や全身倦怠感などの症状で受診することもあるため，日頃から丁寧な問診をとり，危険な兆候を見逃さないように心がけること．

■ 主訴

　吐血，下血，血便．心窩部痛，腹痛など．
　ふらつき，動悸，息切れなどの貧血様症状や失神など，消化器系の訴えがない場合もあるので注意！

■ General & Vital sings

・急性で出血量も多ければ，顔面蒼白や冷汗，末梢が冷たいなど sick な印象であることが多い．慢性的な少量持続性の出血では，全身状態は良好であることが多い．

・頻脈や血圧低下を認める場合，活動性出血が疑われる（急速に悪化してショックに陥る可能性もある）．

■ 鑑別疾患

・吐血が主訴の場合，「吐血」なのか「喀血（＝気道から出た血液を咳とともに排出）」なのかを必ず確認すること．

498-16618

149

上部消化管出血	下部消化管出血	その他
・胃潰瘍 ・十二指腸潰瘍 ・食道静脈瘤破裂 ・マロリー・ワイス症候群 ・急性胃粘膜病変 ・悪性腫瘍（胃・食道癌） ・大動脈腸管瘻（血管置換術後）	・虚血性腸炎 ・憩室出血 ・痔核，肛門病変 ・腸炎 ・炎症性腸疾患（クローン病，潰瘍性大腸炎） ・大腸癌	・喀血（肺癌，結核，感染症など） ・消化管穿孔 ・肛門異物，肛門外傷 ・鼻出血，口腔内出血 ・摂取したもの（鉄剤，コーヒー，イカスミなど）に起因する色調変化

[表 1] 消化管出血の鑑別

Memo

⊘鼻出血から垂れ込んだ血を吐き出したものを「吐血」と誤ったり，飲み込んだ血によるタール便を「下血」と訴えたりすることもあるので注意．また逆に，吐血や下血の原因を安易に鼻出血に結びつけることも避ける．

⊘タール便の原因が実は鉄剤だったということはしばしばある．逆に，鉄剤を常用していて普段から便が黒色で，上部消化管出血の発見が遅れることもある．常に，内服薬や症状の経過をきちんと把握することが大切！

■問診・診察

問診

・**詳しい現病歴**: 嘔吐物や便の性状（色調），量，回数．発症の様式，経過，期間など．
・**既往歴**: 消化管出血の既往，潰瘍性疾患，炎症性腸疾患，**肝硬変**などの有無．以前に憩室を指摘されたことがあるか．腹部や腹部大血管の手術歴，放射線治療歴など．
・**内服薬**: **非ステロイド性消炎鎮痛薬（NSAIDs），抗血小板薬，抗凝固薬の内服は絶対に確認！**
・**社会歴**: 飲酒歴は特に重要！
・**随伴症状**: 腹痛，下痢，悪心・嘔吐，排便習慣の変化，体重減少の有無など．

診察

・**丁寧な腹部診察**: 腹膜刺激徴候があれば，消化管穿孔などの，より重篤な疾患を疑う．
・**肝硬変を示唆する所見**: 黄疸，女性化乳房，手掌紅斑，クモ状血管腫，腹水など（→**食道静脈瘤破裂**の可能性）．
・**直腸診**: 便の性状や色調，潰瘍の有無や腫瘤が触れるかなどを確認（→同時に便潜血検査も行う）．
・**肛門鏡**: 肛門内部の病変を確認．痔核からの出血が疑わしい場合にも行う．

疾患	特徴
胃・十二指腸潰瘍	・*H. pylori* 菌感染および NSAIDs の使用が二大原因. ・心窩部痛, 上腹部痛があることが多い. ・潰瘍が進行すると消化管穿孔も起こりうる.
食道静脈瘤破裂	・**突然の, 新鮮血あるいは暗赤色の吐血.** ・門脈圧亢進が原因 (肝硬変を背景にしているのが最多!). ・**飲酒歴や肝疾患の既往の確認が重要.** ・過去の内視鏡検査歴, 以前に食道静脈瘤を指摘されたことがあるかを確認!
マロリー・ワイス症候群	・**激しい嘔吐を繰り返したあとの新鮮血の吐血**が典型的. ・腹圧の急激な上昇による, 食道胃接合部粘膜の裂創が誘因. ・多くの場合, 保存的治療のみで軽快する.
虚血性腸炎	・**急性発症で, 痛みを伴う下痢や鮮血便**が特徴. ・腹痛 (左側腹部痛が多い) →下痢→血便の病歴が典型的. ・動脈硬化に伴う腸管虚血や, 便秘による腸管内圧上昇が原因.
大腸憩室出血	・**突然発症で, 痛みのない大量の鮮赤血の出血**が特徴. ・以前に大腸憩室を指摘されたことがあるかの確認が大切.

[表 2] 消化管出血の原因となる消化管疾患

■ 検査

・**血液検査**: 血算, 生化学, 凝固, 乳酸値, 血液型
  ・**BUN/Cre ≧ 30 は上部消化管出血の可能性を示唆する!**
  ・輸血が必要になる場合もあり, 血液型も必ずオーダー!
・**便潜血**: 便の色調での判断に迷う時に参考になる (明らかな血便では必要ない).
・**心電図**: 虚血性心疾患の合併も多いため, 必ず確認!
・**経鼻胃管挿入**: 出血源の判断に迷うときの参考. 新鮮血を認めれば, 活動性の上部消化管出血が示唆される[13]. (ただし, 感度は低く, 血液やコーヒー様残渣を認めないからといって上部消化管出血を否定することはできない).
・**腹部 CT 検査 (単純・造影)**: きちんと適応を考えてオーダーすること (全例に実施する検査ではない!).
  ・出血以外に, 虚血性病変や腫瘍の有無なども判別できるという点では診断に有用.
  ・行う場合は**動脈相・門脈相の 2 相撮影**で, 出血部位や造影剤の血管外漏出像 (extravasation) を検索.

Memo

🖉 食道静脈瘤破裂が疑われる場合，経鼻胃管挿入は控える！

🖉 便潜血反応は，化学療法を用いると鉄剤や肉などに反応して偽陽性になることに注意！ 免疫学的反応であればヒトヘモグロビンに特異的に反応する．

- 日本のガイドラインでは，**急性下部消化管出血の全例に造影 CT を行うことは推奨されていない** [9]．これは，急性下部消化管出血や憩室出血が疑われる場合の造影 CT では，血管外漏出像の陽性率は 15.4 〜 36％，感度は 20 〜 52％と高くないためである．ただし，血管外漏出像陽性例では，大腸内視鏡での出血憩室同定率は 60 〜 68％であり，一部の患者群には有用である可能性が示唆されている．また，**最終血便から造影 CT までの時間が短い場合（＜ 2 時間）ほど，造影 CT で出血源を同定できる確率が高い**とされる [9, 11]．
- **上部消化管内視鏡・大腸内視鏡**：上部・下部消化管出血ともに，診断および治療のゴールドスタンダード．

＜Glasgow-Blatchford スコアによるリスク評価＞
- **上部消化管出血の患者をリスク階層化するのに用いられる**．もともとは，ER から帰宅させることができるような，低リスクの上部消化管出血の患

来院時評価	ポイント
収縮期血圧	
100 〜 109mmHg	1
90 〜 　99mmHg	2
＜ 　90mmHg	3
血中尿素窒素	
18.2 〜 22.3mg/dL	2
22.4 〜 27.9mg/dL	3
28.0 〜 69.9mg/dL	4
≧ 70 　mg/dL	6
ヘモグロビン値（男）	
12.0 〜 12.9g/dL	1
10.0 〜 11.9g/dL	3
＜ 10.0g/dL	6
ヘモグロビン値（女）	
10.0 〜 11.9g/dL	1
＜ 10.0g/dL	6
他のリスク因子	
脈拍＞ 100回/分	1
血便	1
失神	2
肝疾患	2
心不全	2

[表 3] Glasgow-Blatchford スコア

者を抽出することを目的に作られた.
- 0 点であれば低リスクで，介入（輸血，緊急内視鏡，IVR，手術）が必要となるのはわずか 0.5％（外来フォロー可能）.
- 1 点以上で点数が増えていくほど，介入が必要となる可能性は高まり，入院が勧められる.

■ 治療

① ABC の確保と「誰か〜!!　IV，O₂，モニター!!」
- まずはなにより，ABC の確保とバイタルの安定化を優先.
- 吐血を繰り返す場合，誤嚥のリスクおよびショックへの進行を考えて挿管による気道確保を検討.
- ショック状態であれば急速輸液（生理食塩水もしくは乳酸リンゲル液を 1,000 〜 2,000mL）を開始し，同時に輸血の準備を開始する.
- 大量の急速輸液は，希釈性の貧血や凝固障害，組織への酸素供給低下などの原因となる．血圧が改善しないからといって，漫然と急速補液を続けることは慎む！　輸液への反応が乏しい場合，早い段階での輸血や緊急内視鏡の手配を考慮する.
- 消化管出血が疑われて状態が不安定な場合，緊急内視鏡の適応になることが多いため，直ちに消化器内科コンサルト！

② 疾患別の治療
<胃・十二指腸潰瘍>
- 活動性出血が疑われる場合（＝失神，持続する頻脈，ショックなど）は緊急内視鏡の適応．それ以外でも，全例 24 時間以内の内視鏡が推奨される.
- 多くのガイドラインで，内視鏡的治療後のプロトンポンプ阻害薬（PPI）が推奨されている．内視鏡的治療前の投与については，内視鏡的治療時に活動性出血を認める頻度が有意に低いという報告[7]がある.
  □オメプラゾール　20mg　静注

<食道静脈瘤破裂>
- 食道静脈瘤破裂が疑われる場合は緊急内視鏡の適応．消化器内科に緊急コンサルト.
- バイタルが不安定で，活動性出血が疑われるも緊急で内視鏡が施行できない場合，Sengstaken-Blakemore チューブの挿入などによるバルーンタンポナーデを検討.

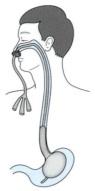

[図1] Sengstaken-Blakemore チューブの挿入

- 再出血予防に以下の投与を考慮.
  - □ オクトレオチド 50μg 静注後, 25 ～ 50μg/hr で持続投与(日本では保険適応外)
  - □ セフトリアキソン 1g 24 時間ごと[8]

<虚血性腸炎>
- ほとんどの場合,保存的加療(絶食,補液)のみで軽快する.

<大腸憩室出血>[9]
- 日本での大腸憩室出血の自然止血率は 73 ～ 88% と報告され,ほとんどの症例が保存的加療のみで改善する.
- バイタルが安定化したのち,出血源の同定や治療介入のために 24 時間以内に大腸内視鏡を行うことが推奨される.
- 大腸憩室出血では,まずは内視鏡的止血術が第一選択となるが,それでも止血困難な場合,大量で継続する出血や出血源が同定できないような持続性・再発性の出血には,動脈塞栓術が推奨される.

★輸血の適応 [9, 10]
- 輸血の適応に関する明確な基準は存在しない.それぞれの患者背景や全身状態に応じて適応を検討する.

Memo

🖉 重症肝硬変患者の消化管出血では感染のリスクが高く,感染が原因となって再出血リスクが高まる.**抗菌薬の予防投与で再出血が減少し,死亡率が改善することが報告されている**[8].

Memo

🖉 抗血栓薬(抗凝固薬や直接作用型経口抗凝固薬など)を内服中に重大な消化管出血を起こした場合,拮抗薬の投与を考慮する(→「脳出血」の項目の"抗凝固薬・抗血小板薬に対する拮抗薬"も参照).

- 多くの場合，Hb 7.0 〜 9.0g/dL を目標にする.
- **虚血性心疾患，肺機能障害，脳血管障害などがある場合は，Hb 10g/dL 程度に維持することが推奨される.**
- 基礎疾患や合併症を有する患者では，ショック症状がなくても早期に輸血を開始することが大切.

■ Disposition
- 消化管出血は原則入院.
- 上部消化管出血で，Glasgow-Blatchford スコアが 0 点の場合は外来フォローを検討してもよい.

〈参考文献〉
1) Gralned IM, et al. N Engl J Med. 2017; 376: 1054-63.
2) Farrell JJ, et al. Aliment Pharmacol Ther. 2005; 21: 1281-98.
3) Srygley FD, et al. JAMA. 2012; 307: 1072-9.
4) Niikura R, et al. J Gastroenterol. 2015; 50: 533-40.
5) Pallin DJ, et al. Gastrointest Endosc. 2011; 74: 981-4.
6) Siau K, et al. J R Coll Physicians Edinb. 2017; 47: 218-30.
7) Andrews CN, et al. Can J Gastroenterol. 2005; 11: 667-71.
8) Hou MC, et al. Hepatology. 2004; 39: 746-53.
9) 日本消化管学会ガイドライン委員会, 編. 大腸憩室症（憩室出血・憩室炎）ガイドライン. 2017.
10) 日本消化器病学会, 編. 消化性潰瘍診療ガイドライン 2015（改訂第 2 版）. 2015.
11) 小南陽子, 他. 日消誌. 2011; 108: 223-30.
12) 小泉正樹, 他. 日本腹部救急医学会雑誌. 2009; 29: 441-6.
13) Aljebreen AM, et al. Gastrointest Endosc. 2004; 59: 172-8.

緊急度 😷😷😷😷　遭遇度 😷😷😷😷😷

2▶腹痛編
③ 急性虫垂炎

著 神部宏幸 / 責 柿本忠俊

Points

⮕「腹痛」+「食思不振」+「右下腹部の圧痛」が典型的な虫垂炎の症状！

⮕的確な病歴聴取および身体診察が迅速な診断への鍵になる.

■ Introduction

　急性虫垂炎とは，糞石や異物などが原因となり，虫垂が炎症を起こした状態.　病理学的には，炎症が粘膜側に限局したカタル性，虫垂全層に広がった蜂窩織炎性，および壊死を伴った壊疽性虫垂炎に分類される.

　典型的には，「腹痛」+「食思不振」+「右下腹部の圧痛」を呈する.　急性虫垂炎は，ERで遭遇する急性腹症の中でも頻度が高く，痛みの位置に関わらず，腹痛を訴える患者では必ず鑑別に考えなくてはいけない疾患である.　見逃すと，穿孔や腹膜炎，膿瘍形成をきたして重症化するケースもあり，的確かつ迅速に診断を行い，外科に繋げることが重要.

Points

⮕高齢者や小児では症状が典型的な症状がないことも多い.　右下腹部痛以外の腹痛でも，必ず虫垂炎を鑑別にあげること！

■ 主訴

　心窩部違和感，右下腹部痛，右下腹部への移動性の痛み，食欲不振，嘔気・嘔吐，発熱など.

■ General & Vital signs

　Generalは様々.　歩行で下腹部に響くため（= heel drop sign），小児では歩くのを嫌がることも.　発熱は，初期は微熱程度にとどまることが多く，高熱を認める場合は，穿孔や膿瘍形成などを考慮する.

■ 鑑別診断

　胃腸炎，憩室炎，炎症性腸疾患，腸間膜リンパ節炎，エルシニア腸炎（pseudoappendicitis syndrome），急性冠症候群，胆嚢炎，膵炎，尿路結石症，尿路感染症，婦人科系疾患（異所性妊娠，卵巣捻転，卵巣出血，骨盤内炎症性疾患など）

■ 問診・診察

問診
・ 詳しい現病歴の聴取: 痛みのOPQRSTを詳細に把握.
・ 典型的には心窩部・臍周囲の痛み，悪心・嘔吐で始まり，次第に右下腹部に痛みが移動（陽性尤度比 3.18）[5] する.
・ 食思不振はほぼ必発で，食欲が良好な場合は虫垂

炎の可能性は非常に低い（陰性尤度比 0.64）[5] とされる.
- 下痢があれば虫垂炎の可能性は低い（ただし，炎症が結腸まで波及すれば下痢も起こりうる）.
- 炎症性腸疾患の家族歴や，**女性の場合は最終月経や妊娠の有無も確認**.

<u>診察</u>
- McBurney 点の圧痛，Psoas（腸腰筋）徴候，Rovsing 徴候，Obturator（閉鎖孔）徴候.
- **腹膜刺激症状**：筋性防御，反跳痛など．歩くと痛みが響くならば，腹膜刺激徴候があると考える.

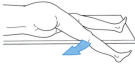

[図 1] **Psoas 徴候**
右大腿の伸展で右下腹部に痛みが誘発される．回盲部背側に虫垂があるときに，炎症の後腹膜への波及を示唆する.

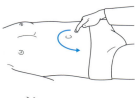

[図 2] **Rovsing 徴候**
仰臥位で**左下腹部**を圧迫したとき，回盲部の痛みが増悪する.

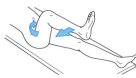

[図 3] **Obturator 徴候**
右股関節と膝関節を屈曲させ，右股関節を内旋させたときに痛みが誘発される．虫垂が骨盤内に存在することを示唆.

■ 検査

- **血液検査**：血算，生化学　※手術が見込まれる場合は術前検査一式をオーダー
- **尿検査**：一般・沈渣．女性の場合は**妊娠反応も必ずチェック！**
- **胸部・腹部 X 線**：穿孔を示唆するフリーエアの有無の確認，イレウスなど他疾患の除外.
- **腹部 CT（単純＋造影）**：腹部エコーよりも感度・特異度ともに高い[2]．他疾患との鑑別にも有用.

Memo

🖉 虫垂に，圧迫でも形が変わらず，蠕動がなく内容液の動きを認めない．

🖉 カタル性では炎症が筋層まで及んでいないため三層構造がはっきりしており，保存的経過観察が可能．

🖉 蜂窩織炎性では炎症が筋層に及び三層構造が不透明化し蠕動も弱くなり，手術適応．

- 虫垂腫大（外径 ≧ 6mm），腸管壁の造影効果，糞石などの所見．
- 虫垂周囲の炎症所見（脂肪織濃度上昇，腹膜・筋膜の肥厚，液体貯留など）
- **腹部エコー**：CT と比べて感度は劣るが，特異度は比較的高い[2]．
  - 虫垂腫大（外径が小児で ≧ 6mm，成人で ≧ 8mm），壁肥厚など（糞石や腹水，膿瘍を見逃さないように注意！）．
  - 肥満や，虫垂が背側に回っている場合は虫垂の同定が困難な場合も多い．

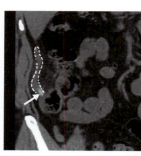 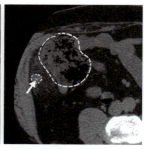

[図 4] 回盲部周囲の脂肪織濃度上昇および糞石を伴う急性虫垂炎
(Frank Gaillard 先生のご厚意により許可を得て掲載．Radiopaedia.org, rID: 12510)

Points

➡ 鎮痛剤（モルヒネ）の使用はその後の身体所見には影響しないことが示されている[4]．外科医の診察まで鎮痛剤を待つ必要は全くない！

■ ER での治療

① 絶食・補液
② 疼痛管理：手術の可能性も考慮し，静注による疼痛コントロールを推奨
　□ペンタゾシン（ソセゴン®）15 〜 30mg 静注
③ 治療方針の検討（外科コンサルト）
- 外科コンサルトし，治療方針（手術もしくは保存療法）を検討する．患者の意向も大切．
- 手術適応のない場合，もしくは保存的治療を選択した場合は抗菌薬治療．
　□セフメタゾール　1g　8 時間ごとに点滴静注

＜Alvarado スコアを用いた虫垂炎の可能性の評価＞[3,6]

病歴，身体所見および血液検査から虫垂炎の可能性を評価するツールとして，Alvarado スコアがある．

Alvarado score[3]（項目は"MANTRELS"で覚える！）		
Migration of pain	心窩部・臍周囲部→右下腹部へ移動	1 点
Anorexia	食思不振	1 点
Nausea	嘔気・嘔吐	1 点
Tenderness in RLQ	右下腹部圧痛	1 点
Rebound tenderness	反跳痛	2 点
Elevated temperature	発熱≧ 37.3℃	1 点
Leukocytosis	白血球数≧ 10,000/mm^3	2 点
Shift of WBC count	白血球の左方移動	1 点

≦ 3 点	虫垂炎は否定的（感度 96.2%，特異度 67%）[6]．
4 ～ 6 点	CT による画像検査が推奨される（感度 35.6%，特異度 94%）[6]．
≧ 7 点	外科コンサルト．臨床的に虫垂炎の可能性が高い（感度 77.0%，特異度 100%）[6]．

[表 1] Alvarado スコアによる虫垂炎の可能性の評価

■ **Disposition**

急性虫垂炎と診断された場合は原則入院．

虫垂炎と確定診断できないが，その可能性が否定できない場合，外来フォロー予約をするとともに，今後どのような症状が出現した時に再受診すべきか，患者さんやその家族にきちんと説明すること．

〈参考文献〉
1) Graff L. Ann Emerg Med. 1991; 20: 503-7.
2) Doria AS, et al. Radiology. 2006; 241: 83-94.
3) Alvarado A. Ann Emerg Med. 1986; 15: 557-64.
4) Jeannette W. Am J Emerg Med. 2004; 22: 280-5.
5) Wagner JM, et al. JAMA. 1996; 276: 1589-94.
6) McKay R, et al. Am J Emerg Med. 2007; 25: 489-93.

緊急度 😊😊😊😊　遭遇度 😊😊😊😊

2 ▶ 腹痛編
④ 大腸憩室炎

圏 小網博之 / 圓 山内素直

Points

◯片側の下腹部に限局した腹痛をみたら憩室炎を鑑別に考える！

◯膿瘍形成，穿孔の有無を評価し，必要に応じて消化器内科または外科にコンサルト！

◯重症度および患者それぞれの背景に応じて適切な治療方針を選択する．

■ Introduction

　大腸粘膜および粘膜下層が腸管壁の筋層を貫いて外部に突出し，嚢状になったものが大腸憩室であり，それがなんらかの原因によって炎症をきたした状態を大腸憩室炎とよぶ．憩室は欧米では90％以上がS状結腸に発生するが，日本では70～75％が右側結腸に発生するため，虫垂炎との鑑別に悩むことが多い．治療が遅れると，合併症として腸管穿孔や膿瘍形成，汎発性腹膜炎などをきたすため，的確な診断と適切な治療法の選択が求められる．

■ 主訴

　下腹部痛，発熱，嘔気・嘔吐など．

■ General & Vital sings

　軽い痛みだけの軽症例から，高熱や広範な腹膜刺激症状を呈するような重症例まで様々．発熱やバイタルの異常を認めたら，膿瘍や腹膜炎の合併を考慮する．

■ 鑑別疾患

　虫垂炎，虚血性腸炎，大腸癌，腸閉塞，急性腸炎，炎症性腸疾患，過敏性腸症候群，尿路結石，腎盂腎炎など．

　女性であれば，子宮外妊娠，卵巣捻転，付属器炎，骨盤内炎症性疾患などの婦人科系疾患も鑑別に考える．

■ 問診・診察

問診

- 痛みのOPQRSTを丁寧に聴取．
- 発熱や下痢，下血の有無などは合併症の鑑別に有用．限局的かつ持続的な腹痛には，腹膜炎の合併も考慮する．
- 過去に憩室を指摘されたことがあるか，憩室炎の既往の有無とその治療経過など．
- 喫煙，肥満，便秘や食物線維の少ない食事，アスピリン，NSAIDs，ステロイドの使用などは，憩室炎のリスク因子．

Memo

🖉CTは憩室炎に対しては感度97%，特異度98%との報告がある[3]．病変範囲の確認や，膿瘍や腸管穿孔などの合併症を確認できるとともに，虫垂炎など他の疾患との鑑別にも有用であり，憩室炎診断のゴールドスタンダードとされる[4]．しかし，過去に憩室を指摘され，発熱などの全身症状がなく，診察上もごく軽度の憩室炎と考えられるような場合は，CTを行わずに経験的に憩室炎として治療を開始することもある．

診察

- 丁寧な腹部診察を行い，腹膜刺激症状の有無とその範囲を確認する．
- 膿瘍を形成している場合，圧痛を伴う腫瘤を触れる場合もある．

■ 検査

- **血液検査**：血算，生化学，凝固，CRP．患者の状態に応じて血液培養も検討．
  ※手術の可能性があれば，血液型や感染症も追加！
- **腹部CT（単純/造影）**：憩室周囲の**腸管壁の肥厚および脂肪織濃度上昇**が最も高頻度に見られる．合併症併発例では**膿瘍，腸管外ガス，骨盤内液体貯留**などの所見．他疾患との鑑別や，重症度分類（Hinchey分類，他）の判断にも有用．
- **腹部超音波**：腹水の有無や壁に膿瘍，脂肪織炎を観察．虫垂炎であれば，腫大した虫垂の確認（ただし，検者の経験に大きく左右されるため，憩室炎に対する精度は高くないとされる）．

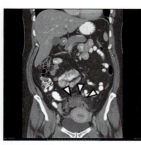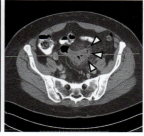

[図1] 憩室炎
多数の憩室と周囲の脂肪織濃度の上昇を認める．
(Frank Gaillard先生のご厚意により許可を得て掲載．Radiopaedia.org, rID: 18403)

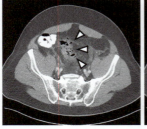
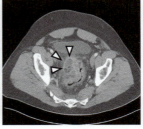

[図 2] 膿瘍形成を伴う憩室炎
(Frank Gaillard 先生のご厚意により許可を得て掲載. Radiopaedia.org, rID: 29015)

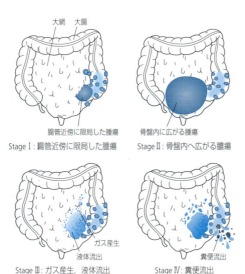

[図 3] Hinchey 分類（憩室炎の重症度分類）(「日本消化管学会ガイドライン委員会, 編. 大腸憩室症（憩室出血・憩室炎）ガイドライン 2017, 2016 年刊行, 南江堂」より許可を得て転載)

■治療

- 重症度およびそれぞれの患者の背景に応じた治療方針を選択する.

- 合併症のリスクとなる基礎疾患や発熱などの全身症状がなく，バイタル異常や腹膜刺激症状なども認めず，経口摂取可能，服薬コンプライアンスも問題ないなどの条件を満たす場合は外来治療も可能．

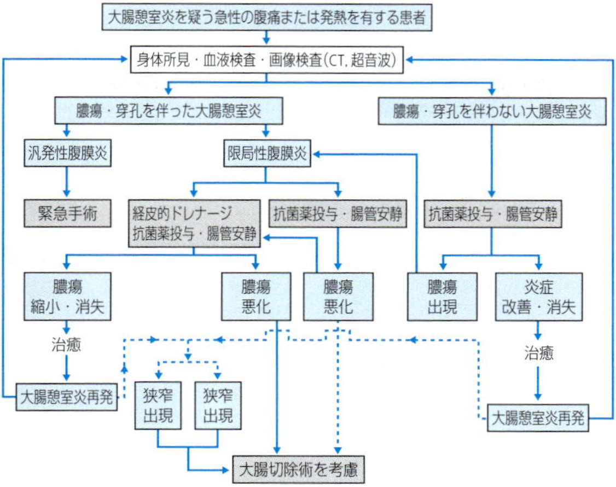

[図4] ERでの大腸憩室炎の治療方針の選択〔「日本消化管学会ガイドライン委員会，編．大腸憩室症（憩室出血・憩室炎）ガイドライン2017，2016年刊行，南江堂」より許可を得て転載〕

<絶食/補液>
- 入院となる症例では，腸管安静のためにまずは絶食および点滴での補液を行う．
- 外来治療を選択した場合，数日間は水分（水，果肉なしのジュースなど），ブロススープやゼリーなどの流動食を摂るよう指導．

<抗菌薬>
- E. coli などのグラム陰性桿菌と，B. fragilis などの嫌気性菌をカバーする抗菌薬を選択．
- いずれも，7～10日間の投与．
  内服： □レボフロキサシン 500mg 1日1回＋メトロニダゾール（フラジール®） 500mg 1日4回
  点滴： □セフメタゾール 1g 1日4回
  ※免疫不全や敗血症をきたしている場合，直近の

Memo

✐治療の基本は絶食・補液と抗菌薬であるが、近年では、憩室炎の主病態は（感染以外の）なんらかの原因による「炎症反応」であり、従来考えられていたような「感染」が原因の炎症は実は少ないのではないかとの指摘もある。世界的な抗菌薬乱用も問題になっており、合併症もなく全身状態も良好な軽症例では、抗菌薬投与は行わず、対症療法のみを考慮するような提言もなされ始めている[6].

抗菌薬使用歴などがあれば、タゾバクタム・ピペラシリン（PIPC/TAZ）など広域抗菌薬の併用を考慮.

<外科的ドレナージ・手術>

・Hinchey 分類 Stage Ⅲ および Stage Ⅳ に相当する、腸管穿孔や汎発性腹膜炎、難治性膿瘍を伴う症例、もしくは敗血症や内科的治療の奏効しない症例では緊急手術を要する.
・大きな膿瘍（5cm 以上）を形成している場合は経皮的ドレナージも適応となりうる[5].
・軽症例でも、標準治療に反応が乏しい症例や再発を繰り返す症例、狭窄病変や瘻孔形成を伴った症例では、待機的手術の適応となることもある.

■ Disposition

多くの場合、絶食・補液および抗菌薬投与のため入院. ただし、合併症のリスクの低い軽症例では外来治療も可能. ER から帰宅させる場合は、患者やその家族に丁寧な説明を行い、症状の増悪時にはすぐに受診するよう指導する.

〈参考文献〉

1) 日本消化管学会ガイドライン委員会，編. 大腸憩室症（憩室出血・憩室炎）ガイドライン. 2017.
2) Bastiaan R, et al. Int J Colorectal Dis. 2012; 27: 207-14.
3) Werner A, et al. Eur Radiol. 2003; 13: 2596-603.
4) O'Neill S, et al. BJMP. 2011; 4: a443.
5) Kaiser AM, et al. Am J Gastroenterol. 2005; 100: 910-7.
6) Stollman N, et al. Gastroenterology. 2015; 149: 1944-9.
7) Humes DJ, et al. Dis Colon Rectum. 2016; 59: 110-4.
8) Hjern F, et al. Am J Gastroenterol. 2012; 107: 296-302.
9) Strate LL, et al. Gastroenterology. 2011; 140: 1427-33.
10) Nagata N, et al. J Gastroenterol Hepatol. 2014; 29: 1786-93.
11) Bhakta A, et al. Surg Endosc. 2016; 30: 1629-34.
12) 中野悠平，他. 日本大腸肛門病会誌. 2018; 71: 9-12.
13) Jacobs DO. Diverticulitis. N Engl J Med. 2007; 357: 2057-66.

緊急度 😨😨😨😨　遭遇度 😐😐😐

2 ▶ 腹痛編

⑤ 胆石発作/急性胆嚢炎/急性胆管炎

圏 山内素直／圎 小網博之

Points

🔶胆嚢炎，胆管炎は致死的になりうる疾患！早期に認識することが大事.

🔶症状および身体所見から，「胆石発作」，「胆嚢炎」，「胆管炎」を的確に鑑別する！

🔶迅速で的確な診断および重症度判定を行い，治療方針を選択する.

Memo

🖊急性胆嚢炎および胆管炎に関しては，その名も "Tokyo Guidelines (TG)" とよばれる診療ガイドラインが発表されており，診断，重症度判定，治療方針の検討などに非常に役に立つ（現時点の最新版は2018年発表の第3版"TG18"）.

■ Introduction

　近年，肥満やアルコール消費の増加から，日本においての胆石保有率は増加しており，ERでもそれに関連した疾患に遭遇することが増えている. 胆石発作は，急激な胆嚢収縮による疼痛のことで，脂っこい食事のあとに起こることで有名. ときどき疼痛発作を引き起こす程度の胆石症であれば大きな問題はないが，それに起因する胆嚢炎や胆管炎を生じた場合は迅速で適切な対応が必要になる. 胆嚢炎は，主に結石嵌頓に伴う胆汁うっ滞から，胆嚢粘膜障害をきたして胆嚢に炎症が生じた疾患であるが，急性胆管炎は胆道閉塞に加えて細菌感染を伴ったものであり，敗血症へと進展して致死的になりうる疾患であるということを心に留めておく.

■ 主訴

　腹痛（右上腹部痛），心窩部痛，背部痛，嘔気・嘔吐，黄疸，悪寒を伴う発熱，意識障害など.

■ General & Vital sings

- 胆石発作の場合は痛みが強く，辛そうな印象のことが多い.
- 胆嚢炎，胆管炎では発熱や，重症化すればショックを呈する.

■ 鑑別疾患

- 胃・十二指腸潰瘍，消化管穿孔，急性膵炎（合併することも多い），腸閉塞など，急性腹症をきたす疾患全般.
- 急性心筋梗塞，急性大動脈解離，尿路結石発作，尿路感染症，Fitz-Hugh-Curtis症候群など.

■ 問診・診察

問診
- 現病歴：発症の様式，誘因，時間経過，随伴症状などを詳細に聴取.
  - 「右上腹部痛」が胆石発作，胆嚢炎，胆管炎で最も多い訴え（必ず鑑別に想起する！）.
  - 胆石発作では，症状の誘因として脂肪食が多い，

食事歴も必ず確認.
- 痛みが長時間続いていれば，胆石発作よりも胆嚢炎もしくは胆管炎を疑う.

- **リスク因子の確認**: 胆嚢炎，胆管炎ともに胆石が一番のリスク因子だが，その他の原因も検討.
  - 胆石のリスクとして「5F（Fatty: 肥満，Female: 女性，Forty: 40代，Fertile: 多産，Fair: 白人）」は有名.
  - 脂質異常症，生活習慣病，上部消化管手術歴，急激な体重減少，原発性副甲状腺機能亢進症，溶血性貧血なども胆石症のリスクとなる.
  - 胆嚢炎には急性無石性胆嚢炎もあり，**手術，外傷，長期ICU滞在，感染症，熱傷，経静脈栄養**などが危険因子.
  - 急性胆管炎の成因として，胆石の他に胆管狭窄，悪性腫瘍，硬化性胆管炎，ERCPなどがある.
- **既往歴**: 以前に胆石を指摘されたことがあるかどうかは必ず確認！ 胆道疾患の既往やERCP歴なども確認.
- **随伴症状**: 発熱，最近の体重減少の有無など.

診察

- **腹部診察**: 圧痛の部位やMurphy徴候の有無の確認.
  - Murphy徴候は，急性胆嚢炎に対しての特異度は高い（79〜96％）が感度は低く（20.5〜60％），胆嚢炎の除外には使えない.
- **皮膚**: 黄疸の有無（総胆管結石や腫瘍などによる胆道閉鎖を疑う所見）.

＜Charcot 3徴とReynolds 5徴＞

- 「右上腹部痛」＋「黄疸」＋「発熱」はCharcot 3徴とよばれ，急性胆管炎の典型的な臨床徴候とされる.
- 3徴全てを満たす急性胆管炎は少なく，感度は低い（26.4〜72％）．ただし，**特異度は高いため，Charcot 3徴が揃えばほぼ間違いなく急性胆管炎と診断できる**.
- Charcot 3徴に「意識障害」＋「ショック」を加えたものをReynold 5徴とよぶ．これを満たすと，より重篤な急性胆嚢炎とされるが，5徴全てが揃うことはきわめて稀.

■ 検査

- **血液検査**: 血算, 生化学 (腎機能, 電解質), 肝・胆道系酵素 (AST, ALT, ALP, ビリルビン, γGTP, ALP), 血中膵酵素 (リパーゼ, アミラーゼ), CRP, 凝固 (PT, PT-INR) など.
  - 単純な胆石発作では血液検査では特に異常は認めない.
  - **胆嚢炎では, 炎症所見 (白血球増加や CRP 上昇) を認めるが, 肝・胆道系酵素の上昇は軽度なことが多い (急性胆嚢炎で肝・胆道系酵素が上昇していれば, 総胆管結石が疑われる).**
  - 全身の炎症反応と胆汁うっ滞の所見 (肝・胆道系酵素の著明な上昇) は, 急性胆管炎を強く示唆する.
  - 膵酵素の上昇を認める場合, 総胆管結石による膵炎の合併を疑う (胆嚢炎のみでは膵酵素は上昇しない!).
- **動脈血液ガス**: アシドーシスや乳酸値の確認 (急性胆管炎の重症度判定にも必要).
- **血液培養**: 胆嚢炎, 胆管炎では抗菌薬開始前に血液培養を採取.
- **腹部超音波**: ベッドサイドで迅速, 簡単にできる検査であり, 胆道系疾患を疑う場合は必ず行う!
  - 胆嚢結石の検出および胆嚢炎の診断には非常に有用.
  - 胆管炎に関しては, 参考所見 (表 1 参照) の検出には有効だが, 感度は低く胆管炎に特異的なエコー所見もないため, 他の検査項目などから総合的に判断する.
- **腹部 CT 検査**:
  - 急性胆嚢炎が疑われるが, 臨床所見や超音波での診断に迷う場合, もしくは局所合併症が疑われる場合には CT を考慮する (可能な限り造影ダイナミック CT で撮影).
  - **画像診断で胆管炎を診断することは困難.** しかし, 造影ダイナミック CT で特徴的な所見 (表 1 参照) が認められることもあり, 診断の参考になる. また, 胆管炎の原因や合併症の検索にも有用.
- **MRI, MRCP**: 胆嚢炎の診断, 胆管炎の成因診断に有用だが, 時間的制約などから ER で行うことは稀.

Memo

🖉 胆嚢炎でも, 血液検査で全く異常のない症例も約 1 割あるとされる. 血液検査のみで胆嚢炎を否定しないように注意が必要.

🖉 症状および身体所見から, 「胆石発作」, 「胆嚢炎」, 「胆管炎」を的確に鑑別することが重要!

	胆石発作	急性胆嚢炎	急性胆管炎
病歴・身体所見	数時間で自然軽快	Murphy 徴候	Charcot 3 徴 (Reynold 5 徴)
血液検査	特に異常なし	炎症反応上昇 肝・胆道系酵素は軽度上昇	炎症反応上昇 肝・胆道系酵素の著明な上昇
腹部超音波	胆嚢内に胆石	胆嚢腫大(長軸径> 8cm,短軸径> 4cm) 胆嚢壁の不整な肥厚(≧ 4mm) 超音波 Murphy 徴候 胆嚢周囲の液体貯留 不整な多層構造を呈する低エコー帯 嵌頓胆嚢結石, デブリエコー	胆管拡張 胆管壁肥厚 胆道気腫 胆管結石や腫瘍など(成因)
CT	(適応なし)	胆嚢腫大, 胆嚢壁肥厚, 胆嚢粘膜濃染 胆嚢周囲脂肪織内の線状高吸収域 胆嚢壁濃染部の不整あるいは断裂 胆嚢周囲の液体貯留 胆嚢周囲肝実質濃染(動脈相)	胆管拡張, 胆道気腫 胆管狭窄, 胆管壁肥厚 胆管結石や腫瘍性病変(成因) 膿瘍形成の有無(合併症) 胆道出血(合併症)

[表 1] 胆石発作, 急性胆嚢炎, 急性胆管炎の特徴

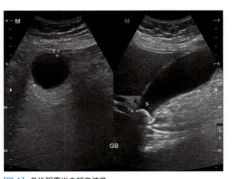

[図 1] 急性胆嚢炎の超音波像
(M Osama Yonso 先生のご厚意により許可を得て掲載. Radiopaedia.org, rID: 16768)

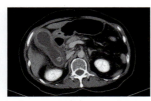

[図 2] 急性胆嚢炎の CT 像
(Bruno Di Muzio 先生のご厚意により許可を得て掲載. Radiopaedia.org, rID: 29606)

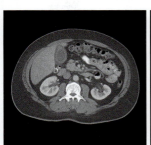 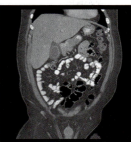

[図 3] 急性胆嚢炎の CT 像
(Varun Babu 先生のご厚意により許可を得て掲載. Radiopaedia.org, rID: 48512)

＜急性胆嚢炎の診断基準（TG18/13）＞

A. 局所の臨床徴候：
　(1) Murphy's sign
　(2) 右上腹部の腫瘤触知・自発痛・圧痛
B. 全身の炎症所見：
　(1) 発熱
　(2) CRP 値の上昇
　(3) 白血球数の上昇
C. 急性胆嚢炎の特徴的画像検査所見

確　診： A のいずれか＋ B のいずれか＋ C のいずれかを認めるもの
疑　診： A のいずれか＋ B のいずれかを認めるもの

注）ただし，急性肝炎や他の急性腹症，慢性胆嚢炎が除外できるものとする．

出典）急性胆管炎・胆嚢炎診療ガイドライン改訂出版委員会，他編：急性胆管炎・胆嚢炎診療ガイドライン 2013．医学図書出版 2013 より一部改変

[表 2] 急性胆嚢炎の診断基準

＜急性胆管炎の診断基準（TG18/13）＞

A. 全身の炎症所見
　　A-1. 発熱（悪寒戦慄を伴うこともある）
　　A-2. 血液検査：炎症反応所見
B. 胆汁うっ滞所見
　　B-1. 黄疸
　　B-2. 血液検査：肝機能検査異常
C. 胆管病変の画像所見
　　C-1. 胆管拡張
　　C-2. 胆管炎の成因：胆管狭窄，胆管結石，ステ
　　　　　ント，など

確　診： Aのいずれか＋Bのいずれか＋Cのいずれか
　　　　を認めるもの
疑　診： Aのいずれか＋BもしくはCのいずれかを認
　　　　めるもの

出典）急性胆管炎・胆嚢炎診療ガイドライン改訂出版委員会，
　　　他編：急性胆管炎・胆嚢炎診療ガイドライン 2013. 医
　　　学図書出版 2013 より一部改変

[表3] 急性胆管炎の診断基準

■ 治療

① 「誰か〜!! IV, O_2, モニター!!」
・ まずは，バイタルの安定化を優先.
② ER での初期治療
・ 胆石発作では疼痛コントロールを行う.
・ 胆嚢炎，胆管炎では，初期輸液，電解質補正，十分な鎮痛，抗菌薬投与による初期治療を開始する.

＜初期輸液＞
・ 細胞外液（乳酸リンゲル液など）による初期輸液を開始.
・ **個々の患者背景や併存疾患，初期病態，重症度に合わせて，輸液速度を適宜調整する.**

＜鎮痛＞
・ 早期からの適切な疼痛管理を行うことが大切！
・ **胆石発作であれば，非ステロイド性消炎鎮痛薬（NSAIDs）を用いた疼痛コントロールが有効.**
・ 痛みが強い場合は麻薬系鎮痛薬やその類似薬を用いるが，Oddi 括約筋の収縮作用で胆道内圧が上昇する可能性もあるため，注意が必要.
　□ペンタゾシン（ソセゴン®）15〜30mg 静注
　□塩酸モルヒネ 2〜4mg 静注
　□フェンタニル 25〜50μg 静注（必要に応じ

Memo
🖉NSAIDs は，急性胆嚢炎の発症予防に有効という報告もある.

> て持続静注を考慮）

<抗菌薬>
- できるだけ早く投与を開始する（自施設でのアンチバイオグラムに基づいた抗菌薬選択を行う）.
- 抗菌薬投与前に血液培養を採取しておく.

胆嚢炎・胆管炎に対する推奨抗菌薬				
重症度	Grade Ⅰ	Grade Ⅱ	Grade Ⅲ	医療関連感染
ペニシリン系	・アンピシリン/スルバクタム*	・ピペラシリン/タゾバクタム	・ピペラシリン/タゾバクタム	・ピペラシリン/タゾバクタム
セファロスポリン系	・第1〜3世代セフェム ±メトロニダゾール ・セフメタゾール ・フロモキセフ ・セフォペラゾン/スルバクタム	・第3, 4世代セフェム ±メトロニダゾール ・セフォペラゾン/スルバクタム	・第4世代セフェムまたはセフタジジム ±メトロニダゾール ・セフォペラゾン/スルバクタム	・第4世代セフェム ±メトロニダゾール
カルバペネム系			・イミペネム/シラスタチン またはメロペネム またはドリペネム またはエルタペネム	・イミペネム/シラスタチン またはメロペネム またはドリペネム またはエルタペネム
フルオロキノロン系	・シプロフロキサシン または レボフロキサシン または パズフロキサシン ±メトロニダゾール ・モキシフロキサシン	・シプロフロキサシン または レボフロキサシン または パズフロキサシン ±メトロニダゾール ・モキシフロキサシン		
モノバクタム系			・アズトレオナム ±メトロニダゾール	・アズトレオナム ±メトロニダゾール

*地域での耐性率が>20%の場合, アンピシリン/スルバクタムは推奨されない（TG18 より）

[表4] 胆嚢炎・胆管炎に対する推奨抗菌薬

③ 重症度判定と専門医へのコンサルト
- TG18 では, 胆嚢炎および胆管炎の重症度に応じた診療フローチャートを提唱している.
- ER では初期治療を開始しつつ, 同時に胆嚢炎および胆管炎の重症度を的確に評価し, 適切な治療方針を選択する.
- 胆嚢炎および胆管炎ともに, その重症度や, 患者背景や併存疾患などから考えたリスク評価（Charlson 合併症指数, ASA-PS, 予測因子など）によっ

ては，緊急もしくは早期の手技（胆管ドレナージ）や手術（腹腔鏡下胆嚢摘出術）が必要となることがある．想定される診療フローを念頭におき，診断した時点で外科や消化器内科にコンサルトするのが望ましい．

- 臓器障害を伴う胆嚢炎や胆管炎が，重症となることを念頭に置き，同時に敗血症の診断基準を満たすかどうかも必ず確認する．敗血症と診断された場合には，より積極的な介入が必要となる（→「ショック」の敗血症の項目参照）．

＜急性胆嚢炎の重症度判定（TG18/13）＞

● 重症急性胆嚢炎（Grade Ⅲ）
以下のいずれかを伴う場合は重症．

1. 循環障害
（ドーパミン ≧ 5μg/kg/min，もしくはノルアドレナリンの使用）
2. 中枢神経障害（意識障害）
3. 呼吸機能障害（PaO_2/FiO_2 比 < 300）
4. 腎機能障害（乏尿，もしくは Cr > 2.0mg/dL）
5. 肝機能障害（PT-INR > 1.5）
6. 血液凝固異常（血小板 < 10万/mm^3）

● 中等症急性胆嚢炎（Grade Ⅱ）
以下のいずれかを伴う場合は中等症．

1. 白血球数 > 18,000/mm^3
2. 右季肋部の有痛性腫瘤触知
3. 症状出現後 72 時間以上の症状の持続
4. 顕著な局所炎症所見（壊疽性胆嚢炎，胆嚢周囲膿瘍，肝膿瘍，胆汁性腹膜炎，気腫性胆嚢炎などを示唆する所見）

● 軽症急性胆嚢炎（Grade Ⅰ）
急性胆嚢炎のうち，「中等症」，「重症」の基準を満たさないものを「軽症」とする．

出典）急性胆管炎・胆嚢炎診療ガイドライン改訂出版委員会，他編：急性胆管炎・胆嚢炎診療ガイドライン 2013．医学図書出版 2013 より一部改変

[表 5] 急性胆嚢炎の重症度判定基準

＜急性胆管炎の重症度判定（TG18/13）＞

- 重症急性胆管炎（Grade Ⅲ）
  以下のいずれかを伴う場合は重症.

  1. 循環障害
     （ドーパミン ≧ 5μg/kg/min，もしくは
     ノルアドレナリンの使用）
  2. 中枢神経障害（意識障害）
  3. 呼吸機能障害（PaO_2/FiO_2 比 < 300）
  4. 腎機能障害（乏尿，もしくは Cr > 2.0mg/dL）
  5. 肝機能障害（PT-INR > 1.5）
  6. 血液凝固異常（血小板 < 10万/mm^3）

- 中等症急性胆管炎（Grade Ⅱ）
  初診時に，以下の 5 項目のうち 2 つ該当するもの
  がある場合には「中等症」とする.

  1. 白血球数 > 12,000，or < 4,000/mm^3
  2. 発熱（体温 ≧ 39℃）
  3. 年齢（75 歳以上）
  4. 黄疸（総ビリルビン ≧ 5mg/dL）
  5. アルブミン（<健常値下限× 0.73g/dL）
  上記の項目に該当しないが，初期治療に反応しな
  かった急性胆管炎も「中等症」とする.

- 軽症急性胆管炎（Grade Ⅰ）
  急性胆管炎のうち，「中等症」，「重症」の基準を
  満たさないものを「軽症」とする.

出典）急性胆管炎・胆嚢炎診療ガイドライン改訂出版委員会，
　　　他編：急性胆管炎・胆嚢炎診療ガイドライン 2013．医
　　　学図書出版 2013 より一部改変

[表 6] 急性胆管炎の重症度判定基準

<胆嚢炎と胆管炎で考えられる治療フロー（簡略図）>
- 治療の選択肢，フローは患者の重症度，全身状態，手術に対するリスクや患者背景に左右される．
- 全身状態やリスク評価の方法，詳細な診療フローは，TG18を参照すること．

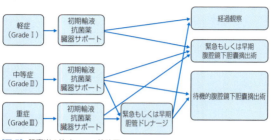

[図 5] 胆嚢炎の治療フロー簡略図

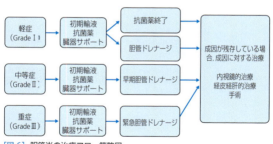

[図 6] 胆管炎の治療フロー簡略図

■ Disposition

- 症状の消失した胆石発作では，痛み止め内服を処方して帰宅可能，外科外来フォローとする.
- 胆嚢炎，胆管炎は全例入院.
- 重症度によっては ICU への入室が必要となることもある.

〈参考文献〉
1) Tokyo Guidelines 2018（TG18）
2) 急性胆管炎・胆嚢炎診療ガイドライン改訂出版委員会, 他編. 急性胆管炎・胆嚢炎診療ガイドライン 2013.
3) 日本消化器病学会, 編. 急性胆管炎・胆嚢炎診療ガイドライン 2013.
4) Singer M, et al. JAMA. 2016; 315: 801-10.

緊急度 😊😊😊😊　遭遇度 😊😊😊

2 ▶ 腹痛編
⑥ 急性膵炎

著 山内素直 / 寅 小網博之

Points

- 急性膵炎と診断したら，その原因検索と重症度判定を忘れずに！
- 様々な合併症をきたして致死的になりうる疾患であることを肝に銘じること！
- 「適切な輸液管理」と疼痛コントロールが治療の中心！
- 胆石性膵炎では消化器内科と相談し，ERCP/ES の適応を検討する.

■ Introduction

　急性膵炎は ER でよく遭遇する急性腹症疾患の一つで，膵臓の急性炎症によって激しい上腹部痛や嘔吐を呈する. 急性膵炎の二大成因として，アルコールと胆石が有名. また，画像所見による病態生理学的には，膵腫大が主な間質性浮腫性膵炎と，より重症で膵実質や膵周囲組織が壊死をきたした壊死性膵炎に分けられる. 壊死組織への感染を伴うと，さらに重症で死亡率も増加する. その他，SIRS（全身性反応症候群）や ARDS（急性呼吸窮迫症候群），腹部コンパートメント症候群，敗血症や臓器不全などの致死的な合併症をきたすこともよく知られている. そのため，急性膵炎と診断して安心するのではなく，その原因を考え，重症度に応じて適切な治療を選択することが重要になる.

以下のうち 2 項目以上を満たし，他の膵疾患および急性腹症を除外したものを急性膵炎と診断する.

1. 上腹部に急性腹痛発作と圧痛がある.

2. 血中または尿中に膵酵素の上昇がある.
   （膵特異性の高い膵アミラーゼ，リパーゼなどの測定が望ましい）

3. 超音波，CT または MRI で膵に急性膵炎に伴う異常所見がある.

[表1] 急性膵炎の診断基準
（厚生労働省難治性膵疾患に関する調査研究班 2008 年）

■ 主訴

- 上腹部痛，心窩部痛，背部痛，食欲低下，腹部膨満感，嘔気・嘔吐，発熱など.
- 腹痛は急性発症であることが多く，痛みも強いことが多い.

■ General & Vital sings

- 痛みが強く，sick な印象のことが多い. 重症化すればショックに陥ることもある.
- 発熱があれば，感染の合併を疑うこと！

■ 鑑別疾患

- 胃・十二指腸潰瘍，消化管穿孔，胆囊炎，胆管炎，腸閉塞，急性肝炎など，急性腹症をきたす疾患全般．
- 急性心筋梗塞，急性大動脈解離，尿路結石発作，DKA など．

■ 問診・診察

問診

- **現病歴**: 発症の様式，誘因，経過，随伴症状などを詳細に聴取．
- **飲酒歴**: 男性では急性膵炎の原因の No.1！ 必ず確認！
- **既往歴**: 膵炎，胆石，総胆管結石の既往．高度の高脂血症（中性脂肪），腹部外傷，ERCP 歴など．
- **随伴症状**: 発熱（感染の合併），呼吸困難（ARDSの合併）

診察

- **腹部診察**: 腹部圧痛，腹膜刺激徴候の有無を確認．腸蠕動音の低下も認められる．
- **呼吸**: 呼吸状態および呼吸音の確認（膵炎では，ARDS の合併も有名）．
- **皮膚**: 黄疸，Grey-Turner 徴候，Cullen 徴候の有無．
  - 黄疸があれば，**総胆管結石や腫瘍などによる胆道閉鎖，およびそれに伴う膵炎**を疑う．
  - Grey-Turner 徴候は側腹部の，Cullen 徴候は臍周囲の**暗赤色の皮膚着色斑**で，壊死性膵炎を示唆する所見として有名だが，出現頻度は数%と非常に低く，他の疾患でもみられること，さらに出現に数日かかることなどから，ER における診断的有用性は高くない．

■ 検査

- **血液検査**: 血算，生化学（腎機能，電解質，カルシウム），肝胆道系酵素（AST，ALT，ALP，ビリルビンなど），LDH，CRP，血中リパーゼ（→ **迅速測定が困難なら膵アミラーゼ**）
  - 膵酵素は，可能な限り**血中リパーゼ**を測定する．血中リパーゼは血中アミラーゼよりも感度・特異度が高く，診断に最も有用．また，両方とも測定しても急性膵炎の診断能は改善しないの

Memo

✐二大成因（アルコールと胆石）の他に，高度の高トリグリセリド血症，外傷，ERCP 後，自己免疫性などが急性膵炎の原因となりうる．また，はっきりとした原因がわからない場合も多い．

で，血中リパーゼのみの測定で充分[3]．
- **動脈血液ガス**：アシドーシスや乳酸値の確認．酸素化不良例やARDSの合併が疑われる場合にも．
- **腹部超音波**：膵そのものの炎症性変化を確認できる．また，胆道結石や総胆管拡張など，膵炎の原因検索に有用．
- **胸部X線**：急性膵炎の診断には有用ではないが，その他の疾患（消化管穿孔，腸閉塞など）との鑑別やARDSや肺炎などのスクリーニングに有用．
- **腹部CT検査（造影）**：腎機能に問題なければ，造影ダイナミックCTを施行することが推奨される[1]．
  - 膵そのものの診断には，CTは必須ではない！**原因検索，重症度分類や合併症の検索，他疾患との鑑別などに有用．**
  - 単純および造影CTを行うことで，浮腫性膵炎と壊死性膵炎に伴う変化の鑑別が可能になり，治療方針の決定に有用．

Memo
🖉リパーゼやアミラーゼの値は，重症度とは相関しない．
🖉膵炎そのものの診断には，CTは必須でない．CT検査を行う場合，その目的，意義をしっかりと考えること！

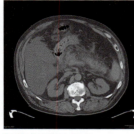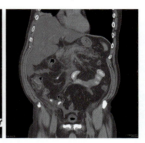

[図1] 急性膵炎のCT像
(Frank Gaillard 先生のご厚意により許可を得て掲載．Radiopaedia.org, rID: 19135)

＜急性膵炎の重症度判定
～「予後因子」と「造影CT grade」～＞

- 重症急性膵炎は死亡率が高く，重症例を早期に認識できるように，診断と同時に重症度判定を行うことが推奨されている．また，重症度判定は，経過中で繰り返し行い，病態の変化を常にフォローすること．

A. 予後因子（予後因子は各 1 点とする）

1. Base Excess ≦－3mEq/L，またはショック（収縮期血圧≦ 80mmHg）
2. PaO_2 ≦ 60mmHg（room air），または呼吸不全（人工呼吸管理が必要）
3. BUN ≧ 40mg/dL（or Cr ≧ 2mg/dL），または乏尿（輸液後も 1 日尿量が 400mL 以下）
4. LDH ≧基準値上限の 2 倍
5. 血小板数≦ 10万/mm³
6. 総 Ca ≦ 7.5mg/dL
7. CRP ≧ 15mg/dL
8. SIRS 診断基準*における陽性項目数≧ 3
9. 年齢≧ 70 歳

* SIRS 診断基準項目：(1) 体温＞ 38℃または＜ 36℃，(2) 脈拍＞ 90回/分，(3) 呼吸数＞ 20回/分または $PaCO_2$ ＜ 32 Torr，(4) 白血球数＞ 12,000/mm³ か＜ 4,000mm³ または 10%幼若球出現

B. 造影 CT grade

1 炎症の膵外進展度

前腎傍腔	0 点
結腸間膜根部	1 点
腎下極以遠	2 点

2 膵の造影不良域

膵を便宜的に 3 つの区域（膵頭部，膵体部，膵尾部）に分け判定する．

各区域に限局している場合，または膵の周囲のみの場合	0 点
2 つの区域にかかる場合	1 点
2 つの区域全体を占める，またはそれ以上の場合	2 点

1＋2 合計スコア

1 点以下	Grade 1
2 点	Grade 2
3 点以上	Grade 3

[表 2] 急性膵炎の重症度判定基準（厚労省難治性膵疾患に関する調査研究班 2008 年）

- 予後因子スコアが 3 点以上，もしくは造影 CT grade が 2 以上の場合，「重症」とする．
- 予後因子スコア 3 点未満の群では死亡率 1.4%に対し，3 点以上の群では死亡率が 18.0%に．
- 予後因子スコアおよび造影 CT grade の両方で重症基準を満たす場合，死亡率は 25.9%にも達する．

■治療

① 「誰か～‼ IV，O₂，モニター‼」

・まずは，バイタルの安定化を優先．2本以上の末梢静脈路を確保して輸液の準備．

② 初期輸液

・細胞外液（生食や乳酸リンゲル液など）による初期輸液を行う．
・ショックや高度脱水などの重症例では，急速輸液（150～600mL/hr）を行う．ただし，個々の患者背景，併存疾患，初期病態および初期輸液への反応性に合わせて，輸液速度は適宜調整するようにする．
・平均動脈圧 ≧ 65mmHg，尿量 ≧ 0.5mL/kg/hr が確保されたら，急速輸液を終了し，輸液速度を調整する．
・全身状態良好な軽症例では，130～150mL/hr ほどで初期輸液を開始し，循環動態や尿量をモニタリングしながら適宜調整する．

③ ERCP/ES の適応を検討（胆石性膵炎の場合）

・急性胆石性膵炎で，胆管炎の合併例や胆道通過障害の遷延が疑われる場合，内視鏡的逆行性胆管膵管造影（Endoscopic Retrograde Cholangio-pancreatography: ERCP）±内視鏡的乳頭括約筋切開術（Endoscopic Sphincterotomy: ES）が適応となる．
・胆石性膵炎と診断された場合，手技の適応について消化器内科に速やかに相談する．

④ その他の治療

<疼痛コントロール>
・急性膵炎の痛みは激烈！ 十分な疼痛管理を心がける．
　□ペンタゾシン（ソセゴン®）15～30mg 静注
　□フェンタニル 25～50μg 静注（必要に応じて持続静注を考慮）

<抗菌薬>
・軽症例では，予防的抗菌薬は必要ない．
・重症例や壊死性膵炎の場合，早期の予防的抗菌薬投与で生命予後の改善や感染性膵合併率が減少する可能性も示唆されており，投与を考慮してもよ

Memo

🖉急性膵炎はいわゆる「お腹のヤケド」！ 適切な輸液管理が治療の柱．

🖉大量の生理食塩水の輸液は，高クロール性代謝性アジドーシスの原因となるので注意！

🖉米国消化器学会のガイドラインでは，壊死性膵炎の場合でも，予防的抗菌薬の投与は推奨されていない[2]．

い.

□メロペネム（メロペン®）500 〜 1,000mg
8 時間おき

<蛋白分解酵素阻害薬>
- 生命予後や合併症の発生率に対する明らかな改善効果は証明されていない.
- 日本では，急性膵炎に対して蛋白分解酵素阻害薬（ガベキサートメシル酸塩，ナファモスタットメシル酸塩など）に保険適応があり，広く使用されているが，**現時点ではこの治療法に明確なエビデンスはない**.

■ Disposition

- 急性膵炎は原則入院. 重症例は ICU での集中管理が必要.
- 重症膵炎に対応できない施設であれば，早急に高度医療機関へ転送する.

〈参考文献〉
1) 急性膵炎診療ガイドライン 2015 改訂出版委員会, 編. 急性膵炎診療ガイドライン 2015.
2) Crockett SD, et al. Gastroenterology. 2018; 154: 1096-101.
3) Vissers RJ, et al. J Emerg Med. 1999; 17: 1027-37.

2 ▶ 腹痛編
⑦ 産婦人科系の急性腹症

[著] 西村真唯 / [画] 山本ゆり子

■ Introduction

女性の腹痛は鑑別すべき疾患が多く，さらに内診や経腟エコーなどの産婦人科系診察がすぐにできる環境が整っている救急外来も少ないため，苦手意識を持つことが多い分野である．

ここでは，産婦人科系疾患を考える上での基礎知識とともに，ER で遭遇することが多い以下の産婦人科系疾患について取り扱う．

1. 異所性妊娠
2. 卵巣出血
3. 茎捻転（卵巣腫瘍捻転）
4. 骨盤内炎症性疾患
   （Pelvic Inflammatory Disease: PID）

■ 産婦人科診察の基礎知識

＜最終月経と月経周期＞

通常，月経周期は 28 日前後．月経不順がなければ，最終月経と月経周期を問診することで，受診時もしくは症状が起こったのが月経期，卵胞期，排卵期，黄体期のどの時期なのかが推測できる（図 1）．例えば，**卵巣出血は排卵期〜黄体期に多く，排卵前には通常起こらない**．また，排卵痛は排卵時に起こるから排卵痛と言うのであって，月経中に排卵痛は起こらない．産婦人科系疾患による腹痛でも，月経周期における好発時期はそれぞれ異なるため，最終月経だけでなく月経周期も忘れず問診し，疾患鑑別に役立てるようにする．

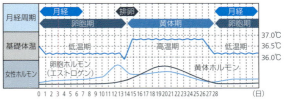

[図 1] 月経周期

<プライバシーへの配慮>

問診および診察では患者のプライバシーに十分に配慮する.たとえば,問診の際は「性行為が原因でこのような症状が起こることもあるのでお聞きしますが…」など,相手に嫌悪感や不安を与えないような前置きをしてから質問する.また,内診やデリケートなエリアの診察には,**男性医師か女性医師かに関わらず,必ずその場にもう一人オブザーバーを設けること**.

<妊娠反応検査>

図2の産婦人科系急性腹症の鑑別のフローチャートにあるように,**妊娠反応が陽性か陰性かによって鑑別疾患が大きく変わる**.腹膜刺激徴候があり,腹腔内出血をきたしている場合でも,妊娠反応が陰性ならば卵巣出血がほとんどなので緊急性はないが,陽性であれば異所性妊娠の破裂ですぐに手術が必要となる可能性がある.患者自身が検査に消極的であっても,十分な説明の上で,**妊娠可能年齢の女性の腹痛であれば必ず妊娠反応検査を行う**.

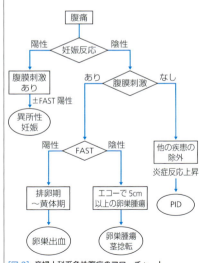

[図2] 産婦人科系急性腹症のフローチャート

緊急度 😊😊😊😊😊　遭遇度 😊

2 ▶ 腹痛編
⑦-1. 異所性妊娠

［著］西村真唯 ／［責］山本ゆり子

Points

❹「妊娠反応陽性」＋「腹膜刺激徴候のある腹痛」で診断！

❹軽微な腹膜刺激症状を見逃さないように丁寧な身体診察を心がける！

❹FAST 陽性ならすでにかなりの腹腔内出血があると考え，すぐに産婦人科コンサルト！

■ Introduction

受精卵が子宮の適切な部位以外に着床した妊娠を異所性妊娠と呼ぶ．全妊娠の 1 〜 2％で発生するとされ，その着床部位により卵管妊娠，頸管妊娠，卵巣妊娠などに分類されるが，約 95％は卵管妊娠である．卵管妊娠が破裂すると大量出血を引き起こし，生命に関わることもあるため，**女性の腹痛では必ず，妊娠の有無を信頼できる検査で確認する必要がある**．

■ 主訴

腹痛，不正出血，失神，ショックなど．
女性であれば年齢を問わずすべからく異所性妊娠の可能性を考える．

■ General & Vital signs

卵管が破裂すると腹腔内で大量出血し，ショックバイタルとなりうるので注意が必要．バイタルサインには常に気を配ること．

■ 鑑別診断

正常妊娠の着床出血，切迫流産，骨盤内炎症性疾患などその他の婦人科系疾患に加え，虫垂炎，憩室炎，腎盂腎炎など．

Memo

🖊腹腔内への出血はダグラス窩から貯留するため，少量でダグラス窩のみに貯留するような出血では腹壁からの触診で腹膜刺激徴候を認めることは稀．「歩行や車の振動でお腹に痛みが響くか？」と聞いたり，Heel drop test をとったりするほうが，軽微な腹膜刺激徴候を漏れなく拾うことができる．

■ 問診・診察

・リスク因子である異所性妊娠，骨盤内感染症や性行為感染症（特にクラミジア）の既往歴，人工妊娠中絶や腹部手術などの有無の確認．
・診察で腹膜刺激徴候の有無の確認．

■ 検査

・**血液検査**：血算，生化学，凝固系，血液型．血中 hCG 値．
・**尿検査**：妊娠反応

＜腹部超音波検査＞
・妊娠初期（〜 6 週）の腹部エコーでは，正常妊娠の確認は困難なことも多い．ただし，子宮前屈

184

の痩せている女性だったり，腸管ガスが少なかったりする場合は腹部エコーでも子宮内に胎嚢を確認できることもある．
- まだ卵黄嚢や胎芽が確認できないようなごく早期の妊娠では，double decidual sac sign（壁側脱落膜と胎嚢の膜が，2 つの明るい輪のように見える）が確認できれば子宮内妊娠と診断できる．
- 腹部エコーで子宮や付属器を確認する場合は膀胱を充満させておくことが重要．子宮の矢状断面を描出したら，プローブを左右に平行移動させて付属器周囲に凝血塊や胎嚢がないかどうかチェックする．
- 妊娠反応陽性かつ腹膜刺激徴候のある患者で，子宮内に胎嚢を認めなければ，異所性妊娠の可能性が高いので速やかに産婦人科にコンサルトする．ダグラス窩に明らかなエコーフリースペースを認めれば，すでに 200 ～ 300mL 程度は出血している可能性があるので，バイタルの変化に注意．

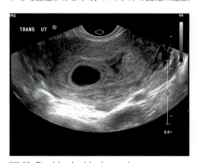

[図 3] Double decidual sac sign
（RMH Core Conditions のご厚意により許可を得て掲載．Radiopaedia.org, rID: 34207）

<血中 hCG の "Discriminatory zone">

血中 hCG 値（定量）測定が可能な施設であれば，診断や今後の方針を決定する大きな助けとなるので，積極的に活用する．

血中 hCG 値は妊娠週数とともに増加し，妊娠 10 週頃でピークに達する．**Discriminatory zone とは，「超音波検査で子宮内に胎嚢を確認できると考えられる血中 hCG の最低値」**である．Discriminatory zone の具体的な値は文献によって異なる

ものの，経腟超音波では概ね 1,500IU/mL，腹部エコーでは 6,000IU/mL とされる．血中 hCG 値を測定すると，次のような考え方ができる．

■血中 hCG 値が discriminatory zone 以上にも関わらず，エコーで子宮内に胎嚢を認めない．
→積極的に異所性妊娠を疑う．産婦人科コンサルトが必要．

■血中 hCG 値が discriminatory zone 以下で，子宮内に胎嚢を認めない．
→子宮内妊娠だがまだ妊娠週数が浅く子宮内に胎嚢を確認できない，もしくは異所性妊娠である可能性（患者の状態によっては外来フォローも可能）．

状態は安定しているが病歴などから異所性妊娠が除外できない場合や，正常妊娠かどうかの判断に迷う場合は，血中 hCG 値を 48 〜 72 時間後に再度測定する．通常，正常妊娠であれば血中 hCG 値は 48 時間で少なくとも 35%以上上昇し，72 時間で約 2 倍となる．この時点で血中 hCG 値の十分な上昇を認めるのに，子宮内に胎嚢を認めなければ積極的に異所性妊娠を疑う．また，hCG 値の上昇が不十分であったり，逆に低下しているようであれば，子宮内もしくは異所性妊娠の流産を考慮する．

★子宮内外同時妊娠（heterotopic pregnancy）
非常に稀ではあるが，子宮内外同時妊娠（異所性妊娠および子宮内妊娠の同時発生）も起こりうる．発生率は近年増加傾向にあり，排卵誘発，体外受精および配偶子卵管内移植などの生殖補助医療の普及が関与しているとされている．エコーで子宮内に胎嚢を認めたからといって安心せず，子宮外に他の胎嚢やエコーフリースペースがないかを必ず確認する慎重さが求められる．

Points
🔹「女性をみたら妊娠と思え」と昔から言われているように，たとえ本人が妊娠を否定していたとしても，女性の腹痛では必ず妊娠反応検査を行う．

Memo
🖉患者の状態や超音波所見，血中 hCG 値によっては，手術療法ではなくメトトレキサート療法を行うこともある．

■ ER での治療
- 何はともあれ ABC の確保，バイタルの安定化を図る．今後の出血に備えて輸血オーダーも．
- 子宮外妊娠と診断したら，直ちに産婦人科コンサルト．

■ Disposition

・ 異所性妊娠と診断された場合, 原則入院.
・ ごく早期の妊娠で正常妊娠か異所性妊娠かはっきりしない場合, 状態が安定しており, 数日以内に産婦人科外来のフォロー受診が可能であれば, 注意事項を説明して帰宅も可能.

〈参考文献〉
1) Kadar N, et al. Obstet Gynecol. 1981; 58: 162-6.
2) Seeber BE, et al. Fertil Steril. 2006; 86: 454-9.
3) Morse CB, et al. Fertil Steril. 2012; 97: 101-6. e2.
4) John RC, et al. JAMA. 2013; 309: 1722-9.

緊急度 😵　遭遇度 😵😵😵

2 ▶ 腹痛編
⑦-2. 卵巣出血

［著］西村真唯 ／［責］山本ゆり子

Points

⟶「妊娠反応陰性」＋「腹膜刺激徴候のある腹痛」が診断のキーワード！

⟶異所性妊娠と症状は非常に似ているが，妊娠反応の有無のみ異なる．

Memo

✐生来健康な若年者でも起こしうる大量出血の原因の一つ．その他には特発性の大網出血や漿膜下筋腫からの出血がある．

✐卵巣出血は自然に止血されるので，大量の腹腔内出血をきたしていたとしても原則的には手術は不要．

■ Introduction

卵巣の血管の断裂に伴って腹腔内出血を起こしたものが卵巣出血であり，**排卵期〜黄体期に突然発症の下腹部痛**を主訴に来院することが多い．**排卵後の性交渉や外傷が契機**となる．腹腔内出血が病態であり，異所性妊娠と同様に腹膜刺激徴候を認める．

■ 主訴

突然発症の下腹部痛が典型的．卵巣出血単独では性器出血は認めない．

■ General & Vital signs

疼痛や出血により頻脈となることがある．ショックバイタルとなることはほとんどない．

■ 鑑別診断

異所性妊娠，卵巣腫瘍茎捻転，骨盤内炎症性疾患などその他の婦人科疾患に加え，虫垂炎，憩室炎，腎盂腎炎など．

■ 問診・診察

- 月経周期と最終月経を正確に聴取することが重要！
  - →月経周期が 28 日の女性であれば月経開始日から 14 日目前後が排卵日となるが，卵巣出血は排卵日〜黄体期に多い（前出の月経周期図参照）．
- 性交渉や外傷などの物理的刺激が契機となり出血することが多く，プライバシーを確保した上で丁寧な問診を行う．
- 異所性妊娠と同様，軽微な腹膜刺激症状を見逃さないよう心がける．

■ 検査

- **血液検査**：血算，生化学
- **尿検査**：妊娠反応
- **腹部超音波**：腹部エコーでは FAST 陽性となったり，ダグラス窩の液体貯留，凝血塊，フィブリン様物質の浮遊などがみられたりする．

※エコーで FAST が陰性であっても，卵巣出血は除外できない．エコーで確定診断に至らず，他疾患との鑑別やどうしても診断をつける必要がある場合には，造影 CT が有用．ただし，FAST 陰性の卵巣出血の場合，卵巣出血そのものが self-limiting な疾患であるため，バイタルサインが安定していれば重症度は低いと考えられる．

■ ER での治療

多くの場合，鎮痛薬投与で経過観察．
非常に稀ではあるが，出血量が多く貧血やショックをきたしている場合は輸血や婦人科コンサルトが必要．

■ Disposition

原則入院は不要．
疼痛コントロールができない場合，輸血を考慮するほどの高度の貧血や大量の腹腔内出血貯留がある場合は入院．

〈参考文献〉
1) Potter AW, et al. RadioGraphics. 2008; 28: 1645-59.

緊急度 😖😖😖😖😖　**遭遇度** 😖😖😖😖

2▶腹痛編
⑦-3. 茎捻転（卵巣腫瘍茎捻転）

著 西村真唯／画 山本ゆり子

Points

◆「妊娠反応陰性」＋「急性発症の腹痛」＋「エコーで 5cm 以上の卵巣腫瘍」が診断のキーワード！

◆軽微な腹膜刺激症状を見逃さないように丁寧な身体診察を！

■ Introduction

　なんらかの原因により卵巣が捻転し、阻血により痛みが生じた状態。卵巣には、骨盤漏斗靱帯内を走行する卵巣動静脈が通っており、卵巣門を軸に捻転することで血流（特に静脈血流）が阻害され、卵巣が阻血状態に陥ることで疼痛が生じる。阻血が進むと、卵巣の壊死や梗塞、部分的な出血などをきたす。

　卵巣腫瘍、傍卵巣嚢腫、卵管炎、子宮筋腫など様々な原因で起こるが、ここでは圧倒的に高頻度（茎捻転の約 90％）な卵巣腫瘍茎捻転について取り扱う。5cm 以上の卵巣腫瘍であれば捻転する可能性が高い。逆に、骨盤内を占拠するような大きな腫瘍や、4cm 以下の小さな卵巣腫瘍では捻転する可能性は低い。

Memo

✐チョコレート嚢胞の破裂も卵巣腫瘍茎捻転と似た病態となることが多い。チョコレート嚢胞の内容液は陳旧性の出血であり、なぜか通常の血液より腹膜刺激徴候が強い印象がある。また、破裂なので突然発症である。「突然発症で激烈な下腹部痛」＋「妊娠反応陰性」＋「月経困難症の既往」であれば、チョコレート嚢胞の破裂の可能性も考慮する。

■ 主訴

　急性発症の強い腹痛が典型的。嘔気、嘔吐を伴うこともある。

→初めからいきなり 360°捻転しないことも多く、必ずしも突然発症の下腹部痛を生じるわけではなく、よくよく聞くと「徐々に痛み始め、しばらくして耐えられないほどの痛みになった」と話す患者も多い。また、数日かけて捻じれたり戻ったりしながら症状が徐々に進行する場合もある。

■ General & Vital signs

　疼痛によって頻脈となることはあるが、基本的にはバイタルは安定していることが多い。

■ 鑑別診断

　異所性妊娠、卵巣出血、卵巣腫瘍破裂などその他の婦人科系疾患に加え、虫垂炎、憩室炎、腎盂腎炎など。

■ 問診・診察

・腹痛の発症様式としては突然発症よりは**急性発症**の方が多く、痛みは間欠的なこともある。
・異所性妊娠と同様、腹膜刺激症状の有無を丁寧に確認することが重要。

Memo

✑ 茎捻転を念頭にした超音波検査では，卵巣への血流エコーを確認する．血管の構造上，茎捻転では動脈よりも静脈の方がその影響を受けやすく，まずは静脈うっ血により卵巣の浮腫や虚血が進行していくという点に注意が必要．つまり，たとえエコーで卵巣動脈の血流が確認できても，茎捻転は否定できない．また，捻転が自然解除された可能性もある．

・ 内診や直腸診ができる環境であれば，内診指と腹壁からの圧迫で双合診を行い，付属器領域に腫瘤を触れたり，腫瘤に圧痛や可動痛があったりするかどうか確認する．

■ 検査

・ **血液検査**：血算，生化学，凝固，血液型（術前検査セット）
・ **尿検査**：妊娠反応
・ **超音波検査**：腹部エコーもしくは経腟超音波．
腹部エコーでは，膀胱を充満させて付属器領域に腫瘤がないかどうかチェックする（描出方法は「異所性妊娠」の項目を参照）．
→エコーで卵巣の腫大や周囲に腫瘤を認め，その部位に一致した疼痛があれば，茎捻転と考えて婦人科にコンサルトする．
→エコーで描出できない程度の小さい卵巣腫瘤であれば捻転する可能性は極めて低いため，付属器を描出できないときは他の疾患の可能性を考える．

■ ER での治療

・ 疼痛コントロール
・ 茎捻転と判断した場合，もしくは病歴や身体診察から疑わしい場合は速やかに婦人科コンサルト．
→阻血に至っている時間が長いほど卵巣機能が低下する可能性が高く，妊娠可能年齢の女性であればできるだけ早期の手術が必要であり，疑いがあればコンサルトをためらわないこと．

■ Disposition

卵巣腫瘍茎捻転であれば原則入院が必要．

〈参考文献〉
1) Ghandehari, et al. Emerg Med. (Los Angel) 2015; 5: 5.
2) Oltman SC, et al. J Pediat Surg. 2009; 44: 1212-6.

緊急度 😊😊😊　遭遇度 😊😊

2 ▶ 腹痛編
⑦-4. 骨盤内炎症性疾患

圏 西村真唯 / 圏 山本ゆり子

■ Introduction

　骨盤内炎症性疾患（Pelvic Inflammatory Disease: PID）とは，細菌感染により子宮や付属器領域（卵管，卵巣）に炎症が生じ，下腹部痛や発熱などを引き起こす病態の総称．起炎菌として，淋菌やクラミジア・トラコマチスが有名だが，その他に嫌気性菌，ガルドネラ菌，インフルエンザ桿菌，腸内グラム陰性桿菌やB群連鎖球菌などが挙げられる．症状は非特異的であるため，丁寧な病歴聴取，診察の上でその他の婦人科系疾患や虫垂炎を始めとした他疾患の除外が必要．将来的に不妊の原因となるため，本人の治療に加え，必要に応じてパートナーの治療および再発予防の教育が重要である．

Memo

📝教科書的には膿性帯下を認めるが，実際には帯下の異常は認めないことも多い.

■ 主訴

　性的に活動的な若年女性で，下腹部痛や発熱を主訴に受診することが多い.

■ General & Vital signs

　重症化すれば発熱を認める．卵管や付属器周囲に膿瘍を形成している場合や，膿瘍が破裂している場合，稀にショックバイタルとなることもある.

■ 鑑別診断

　異所性妊娠，卵巣出血，卵巣腫瘍破裂などその他の婦人科系疾患に加え，虫垂炎，憩室炎や腎盂腎炎，憩室炎など.

■ 問診・診察

・通常，PIDの下腹部痛は両側性.
・病歴およびPIDのリスクファクターの有無を丁寧に問診する.
　→性交渉歴はあるか，性交渉の相手（男性，女性もしくは両方），不特定多数との性交渉の有無，性感染症の既往，コンドームを使用しない性交渉やcommercial sex worker（性労働者）かどうか，子宮内避妊具（IUD）の使用歴，膿性帯下の有無など.
・可能であれば内診または直腸診により双合診を行

第6章
2 ▼ 腹痛編

い，子宮頸部の可動痛（cervical motion tenderness）の有無を確認する．
• 右上腹部（肝周囲）に痛みを認めれば，Fitz-Hugh-Curtis 症候群の可能性を考える．

Memo

🖉患者の希望がある場合や性行為感染症のハイリスク群と考えられる場合には，HIV や B 型肝炎などのチェックも考慮．

■ 検査

• **血液検査**: 血算，生化学，CRP．必要に応じて血液培養．
• **尿検査**: 妊娠反応．
• **特殊検査**: 腟分泌物の淋菌・クラミジア PCR 検査および培養検査．

■ PID の診断基準 [1]

① まず，下腹部痛や骨盤痛をきたす PID 以外の疾患を可能な限り除外する．
② その上で，性的に活動的な若年女性あるいは STD のリスクがある女性で，下の必須診断基準の一つ以上を認める場合，PID として治療を開始することが推奨される．

<必須診断基準> （一つでもあれば治療を検討）
• 子宮の圧痛
• 付属器の圧痛
• 子宮頸部可動痛（cervical motion tenderness）

Points

👉必須診断基準の3項目を全て満たす症例は少なく，他の所見がないからといって PID は否定できない．診断基準にこだわるあまりに治療が遅れるようなことがあってはならず，病歴，身体所見，リスクファクターなどから総合的に判断する．

<付加診断基準> （必須診断基準に加えてこれらの所見があれば，PID の可能性が高まる）
• 口腔温> 38.3℃
• 粘稠膿性の異常な子宮頸部または腟の帯下
• 腟分泌物の検鏡で白血球の増多を認める．
• 赤沈亢進
• CRP 上昇
• 検査で子宮頸部の淋菌もしくはクラミジア感染を認める．

Memo

🖉虫垂炎との鑑別という視点では，沖縄発の報告で，①痛みの移動がなく，②両側の腹部の圧痛で，③嘔気嘔吐がなければ，感度99％で虫垂炎と PID を鑑別できるとの論文もある [3]．

<特殊的診断基準> （診断確定）
• 経腟超音波もしくは MRI で，卵管肥厚や卵管留水症の所見，または，ドップラーで骨盤内感染を示唆する所見（卵管の血流増加など）を認める．
• 腹腔鏡検査で PID と合致する所見を認める．
• 子宮内膜生検で，子宮内膜炎の組織病理学的所見を認める．

`JCOPY` 498-16618

193

■ER での治療

　将来の不妊の原因になりうるため，PID と診断，もしくは疑った場合は治療を開始する．また，必要に応じてパートナーの治療も行う．

① 抗菌薬 [2, 4]

- **淋菌，クラミジア，腸内細菌，嫌気性菌などをカバーする抗菌薬を選択する．**
- 淋菌もしくはクラミジアが起炎菌と判明すれば，それらに対する治療を行う．
- 内服処方例：
　□セフカペン（フロモックス®）100mg
　　1日3回 5〜7日間
　□スルタミシリン（ユナシン®）375mg
　　1日2〜3回 5〜7日間
　□レボフロキサシン（クラビット®）500mg
　　1日1回 5〜7日間
- 点滴処方例：
　□セフメタゾール 1g 8時間おき
　□アンピシリン・スルバクタム 3g 6時間おき
　上記いずれかの点滴静注に加えて，
　□ドキシサイクリン（ビブラマイシン®）100mg
　　1日2回 内服
- 重症例には上記に以下の併用を考慮する：
　□メトロニダゾール（フラジール®）1回 500mg
　　1日3〜4回 内服
　□クリンダマイシン（ダラシンS®）1回 300mg
　　1日2〜4回 点滴静注
　□ミノサイクリン（ミノマイシン®）1回 100〜200mg 1日1〜2回 内服/点滴静注

② 膿瘍形成例

　外科的ドレナージが適応となることもあるため，婦人科コンサルト．

③ 患者教育

　PID は再発例も多く，患者教育が非常に重要．

- 性交渉時はコンドームを使用するなど，安全な性行為（safer sex）を実践することの大切さを説明．
- 再感染を防ぐため，PID が治癒するまでは性交渉は控える．
- PID 発症の2カ月前までに性交渉のあったパートナーにも検査・治療を受けるよう説明．

■ Disposition

状態が安定していれば外来治療が原則であるが，以下の場合は入院適応と考えられる．

虫垂炎などの外科的な緊急疾患を除外できない場合，妊婦，経口抗菌薬が無効な症例，経口抗菌薬投与が不可能な症例，悪心・嘔吐や高熱を伴う症例，卵管卵巣膿瘍を伴う症例，など．

〈参考文献〉
1) CDC, 編. Sexually Transmitted Diseases Treatment Guidelines, 2015.
2) 日本産婦人科学会, 編. 産婦人科診療ガイドライン―婦人科外来編 2017.
3) Morishita K, et al. Am J Emerg Med. 2007; 25: 152-7.
4) 青木 眞. レジデントのための感染症診療マニュアル第 3 版 (2015). 東京: 医学書院; 2015.

緊急度 😊😊😊😊　遭遇度 😊😊😊😊😊

3 ▶ 頭痛・神経編
① 頭痛

〔著〕三浦　航 / 〔監〕山内素直

Memo

🖉この項目では主に一次性頭痛と二次性頭痛の鑑別について取り扱う. 髄膜炎, クモ膜下出血, 脳出血などに関しては, 各項目参照.

■ Introduction

頭痛は, 救急外来で遭遇する訴えの中でも頻度の高いものの一つである. 救急外来における頭痛診療の目標は, 診断が遅れると致死的になったり, 重篤な後遺症を残したりしうる**二次性頭痛を見逃さない**ことであり, 危険な二次性頭痛を除外して初めて一次性頭痛として診療する.

■ 主訴

頭痛, 嘔気・嘔吐, 麻痺やしびれなどの脳梗塞様症状, 視力障害, 顔面の痛み自律神経症状, 意識障害など.

■ General & Vital signs

重症度は様々だが, 血圧上昇などバイタルサインの異常があるなら, 二次性頭痛を積極的に疑う.

■ 鑑別診断

一次性頭痛	二次性頭痛	
片頭痛	頭頸部外傷	頭部外傷, 開頭術, むち打ちなど
緊張型頭痛	頭頸部血管障害	脳梗塞, TIA, クモ膜下出血, 未破裂動脈瘤, 動静脈奇形, 動脈炎 (側頭動脈炎), 動脈解離, 脳静脈血栓症, 下垂体卒中など
三叉神経・自律神経性頭痛 (群発頭痛を含む)	非血管性頭蓋内疾患	頭蓋内圧亢進, 低髄液圧, 脳腫瘍, てんかん発作, キアリ奇形など
その他の一次性頭痛疾患 (一次性運動時頭痛, 性行為に伴う一次性頭痛, 寒冷刺激による頭痛など)	物質またはその離脱	アルコール, 一酸化炭素, コカイン, 薬物乱用 (鎮痛薬, エルゴタミン, トリプタン, オピオイド) など
	感染症	髄膜炎, 脳膿瘍, 硬膜下膿瘍, 全身感染症など
	ホメオスターシス障害	高血圧, 低酸素血症, 高炭酸ガス血症, 透析, 甲状腺機能低下, 妊娠高血圧症候群など
	頭蓋骨, 頸, 眼, 耳, 鼻, 副鼻腔, 歯, 口あるいはその他の顔面・頭蓋の構成組織の障害	緑内障, 屈折異常, 急性副鼻腔炎, 顎関節症など
	精神疾患	身体化障害, 精神病性障害など
有痛性脳神経ニューロパチー, 他の顔面痛およびその他の頭痛		
三叉神経痛 (急性帯状疱疹), 後頭神経痛, 視神経痛など		

[表 1] **頭痛の鑑別診断**（国際頭痛分類　第 3 版を基に作成）

Memo

📝最新の国際頭痛分類では，群発頭痛は「三叉神経・自律神経性頭痛」に含まれた. 典型的には，若年男性に多く，数週間～数カ月の期間で決まった時間に起こる（群発する）．一側性で，眼の周囲から側頭部にかけて突き刺すような痛みで，結膜充血，流涙，鼻汁，顔面の発汗，縮瞳，眼瞼下垂などの自律神経症状を伴うのが特徴的. 治療には酸素投与が有効.

■ 問診・診察

① 二次性頭痛を示唆する危険な症状・所見（= Red flag signs）の有無を，「SNOOP」でスクリーニング

・他にも，既往歴や頭部外傷歴，内服歴などをしっかり確認.

・頭痛の既往があれば，片頭痛と診断されたことがあるか，普段の頭痛の性状やその対処法なども丁寧に確認.

・クモ膜下出血の可能性を検討する Ottawa SAH Rule は，「クモ膜下出血」の項を参考.

S	Systemic symptoms/signs: 全身性の症状/徴候→発熱，筋痛，体重減少など Systemic disease: 全身疾患→悪性疾患，免疫不全，AIDS など
N	Neurologic signs/symptoms: 神経学的症状や徴候（意識障害，麻痺，項部硬直など）
O	Onset: 発症→突然発症，雷鳴頭痛
O	Older patient: 50 歳以降の発症（→側頭動脈炎の好発年齢）
P	Previous headache history: 以前の頭痛との種類の変化，増悪，発作間隔の短縮など

[表2] SNOOP による red flag sings の有無の確認

② 二次性頭痛の可能性を考えれば，症状と病歴からポイントを絞った問診と診察

	問診	身体所見	検査	治療例
クモ膜下出血	突然発症で急速にピークに達する頭痛，人生最悪の頭痛，嘔気，嘔吐	血圧上昇，意識障害，項部硬直	頭部 CT，髄液検査	脳外科コンサルト
脳出血	突然発症，意識障害，麻痺，感覚障害	局所神経所見，高血圧	頭部 CT	脳外科コンサルト
椎骨動脈解離脳底動脈解離	突然発症，頸部痛，振りかえった瞬間など	眼球運動障害，失調，片麻痺	CT/CTA，MRI/MRA	脳外科コンサルト抗血栓療法
静脈洞血栓症	経口避妊薬，習慣性流産，血栓リスク	脳圧亢進，局所神経症状，徐脈	MRI/MRV，血管造影	抗凝固剤
髄膜炎，脳炎	発熱，嘔気，意識障害	発熱，意識障害，項部硬直	髄液検査，頭部 CT/MRI，血液培養	抗菌薬抗ウイルス薬

[表3] 二次性頭痛の問診と診察のポイント（次頁につづく）

	問診	身体所見	検査	治療例
緑内障発作	(明るい場所から暗所へ移動したあとの) 突然の頭痛・眼痛, 視力障害, 嘔吐	瞳孔散大, 結膜充血, 眼圧亢進	眼圧測定	チモロール点眼, マンニトール, 眼科コンサルト
側頭動脈炎	50歳以上, 発熱, 視力障害, 顎跛行, 首肩の痛み	側頭動脈の圧痛・拍動消失, 眼底所見	炎症反応 (CRP, ESR) 高値, 側頭動脈生検	ステロイド
高血圧性脳症	意識障害, 心不全症状, 視力障害	血圧≧ 220/120mmHg	腎機能障害, 心電図で LVH パターン	血圧コントロール
CO中毒	冬期, ストーブ・練炭の使用, 周囲に同様の症状の者	意識消失, 痙攣, 皮膚紅潮, 意識障害	血液ガス, CO濃度測定	高濃度酸素療法, 高圧酸素療法
顔面帯状疱疹	発熱, 免疫不全状態, 味覚低下, 聴覚障害, 顔面麻痺	神経分布に一致する皮疹, Hutchinson sign	眼科・耳鼻科診察	抗ウイルス薬

[表3] 二次性頭痛の問診と診察のポイント (つづき)

③ 二次性頭痛が否定的であれば, 頻度が高い一次性頭痛 (片頭痛, 緊張型頭痛) の可能性を検討

- 片頭痛と緊張型頭痛の鑑別には POUND スコアが有用. 5項目中4項目以上を満たせば, 陽性尤度比 (＋LR) は24と片頭痛の可能性はかなり高まる[2] (3項目では＋LR 3.5, 2項目では＋LR 0.41).

P	Pulsating: 拍動性頭痛
O	Duration of 4 ～ 72hOurs: 4時間～72時間の持続
U	Unilateral: 片側性
N	Nausea: 嘔気
D	Disabling: 日常生活に支障あり

[表4] POUND スコアによる片頭痛の可能性の検討

Points

➡ 頭痛を訴える患者全員に CT や MRI などの画像検査を行う必要はない!「念のために CT を」ではなく, 丁寧な問診および診察に基づいて, その患者に画像検査は本当に必要か, 必要であればどのような検査が適切かをしっかりと考える姿勢が大切.

■ 検査

- 一次性頭痛が疑わしい場合, 画像検査 (頭部 CT や MRI) やその他の検査は必須ではない.
- 二次性頭痛を疑う場合は, その疾患に応じて頭部 CT, MRI などの画像検査, もしくは採血や髄液検査などを行う (表3を参照).

■ ER での治療

- 二次性頭痛であれば，その疾患に応じた対応を行う．
- 一次性頭痛であれば，ER では対処療法としての疼痛コントロールを行い，後日の専門外来へつなぐ．
- 片頭痛急性期における治療は，その重症度に応じて治療法を選択する「層別治療（stratified care）」が推奨されている [3,4]．軽度～中等度の頭痛には NSAIDs（±制吐剤），中等度～重度の頭痛もしくは過去に NSAIDs の効果がなかった場合にはトリプタン製剤（±制吐剤）を使用する．

＜鎮痛剤処方例＞

軽症：□アセトアミノフェン 400 ～ 600mg 内服
中等：□ロキソプロフェン 60mg 1 回 1 錠 内服
重症（片頭痛）：□スマトリプタン（イミグラン®）50mg 1 回 1 錠 内服（内服不可能であれば点鼻，皮下注射）

＜制吐剤処方例＞

- 制吐剤は，痛みそのものの緩和にも効果があるとされ [5]，片頭痛の急性期治療では鎮痛剤に加えて制吐剤の積極的な併用が推奨されている．
  □メトクロプラミド 5mg 内服 もしくは 10mg 静注
  □ドンペリドン 5mg 内服 もしくは 60mg 挿肛

■ Disposition

- 確定診断のついていない一次性頭痛は，救急外来では「診断」せず，「疑い」として専門科外来フォローにつなげる．
- 二次性頭痛が否定され，治療で症状が改善すれば原則帰宅可能．

Memo

📝 嘔気・嘔吐が強く内服ができない場合は，坐薬や静注を選択．生食点滴で脱水補正を行うのも有効．

📝 トリプタン製剤は，片頭痛の診断基準を満たす，もしくはすでに診断が確定している症例にのみ用いる．

〈参考文献〉
1) 日本頭痛学会・国際頭痛分類委員会，編．国際頭痛分類 第 3 版 beta 版．2014.
2) Detsky ME, et al. JAMA. 2006; 296: 1274-83.
3) Lipton R, et al. JAMA. 2000; 284: 2599-605.
4) 日本神経学会・日本頭痛学会，編．慢性頭痛の診療ガイドライン 2013.
5) Colman I, et al. BMJ. 2004; 329: 1369-73.
6) 金城光代，他．ジェネラリストのための内科外来マニュアル 第 2 版．東京：医学書院；2017.

緊急度 😓😓😓 遭遇度 😓😓😓😓😓

3 ▶ 頭痛・神経編

② めまい

圏 三浦　航／圓 山内素直

Points

● 「中枢性めまい」と「失神性めまい」を見逃さないこと.

● 丁寧な病歴聴取と診察を心がけ, めまいの原因を鑑別する!

● 持続性めまいでは, HINTS テストが有効活用して, 中枢性めまいと末梢性めまいを鑑別!

Memo

✐患者が訴える「めまい」は人それぞれであり, その本意を把握することが困難なことも多い. 患者の言う「めまい」の性状だけにとらわれることなく, そのタイミングや随伴症状, 身体所見などを総合的に判断して鑑別を進めていくクセをつけること.

Points

● 難聴や耳鳴りがある場合はメニエール病を疑う.

● 急性発症のめまいで, 片側の顔面の温痛覚障害, 小脳失調, ホルネル症候群, 対側の頸部以下の温痛覚障害, 嚥下障害などを伴う場合, Wallenberg 症候群を強く疑う (麻痺は伴わないことに注意!).

■ Introduction

　めまいは, 救急外来で頻繁に遭遇する主訴の一つであり, その原因は多岐にわたる. 頻度的には, 緊急度の低い末梢性めまいが圧倒的多数ではあるが, 中には脳血管障害などの緊急性の高い疾患が潜んでいることもあり, 丁寧な病歴聴取と診察を心がける必要がある. なによりも, ER でのめまい診療の基本として, **脳血管障害などによる「中枢性めまい」と「失神性めまい (前失神)」を見逃さないこと**を意識することが重要.

■ 主訴

　めまい, ふらつき, 歩行困難, 嘔気・嘔吐, 立ちくらみ, 気分不良など

■ General & Vital signs

　麻痺や失調症状などの神経学的異常所見や, 高血圧などのバイタル異常があれば中枢性めまいを疑う.

■ 鑑別診断

中枢性	脳血管障害 (特に後方循環系の梗塞, Wallenberg 症候群, 脳出血, 椎骨脳底動脈解離など) 脳腫瘍など
末梢性	良性発作性頭位めまい症 (Benign Paroxysmal Positional Vertigo: BPPV) メニエール病 突発性難聴, 前庭神経炎, 外リンパ瘻など
心原性	急性心筋梗塞, 大動脈解離, 不整脈, 弁膜症 (大動脈弁狭窄など)
その他	起立性低血圧, 貧血, 自律神経調節障害, 代謝性疾患, 中毒, 精神疾患 薬剤性 (アミノグリコシド系, カルバマゼピンなど) など

[表 1] めまいの鑑別診断

200

＜急性前庭症候群
(Acute Vestibular Syndrome: AVS)＞

急性発症の症状の強いめまいで，嘔気・嘔吐や姿勢の不安定性，自発的眼振を伴う症候群を"acute vestibular syndrome"という[1]．AVS は多くの場合が末梢性（ウイルス感染による前庭神経炎）であるが，中には椎骨脳底動脈系の脳梗塞など，中枢性によるものもある．**AVS が末梢性か中枢性かの判断には，HINTS テストが役立つ．**

	AVS（急性前庭症候群）	BPPV（良性発作性頭位めまい症）	Central Vertigo（中枢性めまい）
病因	ウイルス感染など末梢性が多い	半規管内の耳石（ほとんどが後半規官）	脳血管障害腫瘍
病歴	急性〜緩徐な発症先行する上気道炎など	頭位変換に伴うめまい短時間の持続（1分以内）	突然〜急性発症，持続的頭痛や頸部痛を伴うことも
診察	HINTS テスト	神経学的異常所見は認めないDix-Hallpike テスト（後半規管型）Spine roll 法（水平半規管型）	HINTS テスト垂直性眼振

[表 2] ER でよく遭遇するめまいの ABC

■ **問診・診察**

問診

- **現病歴**：発症様式（急性か緩徐か），誘因，経過，持続時間，寛解増悪因子などを丁寧に聴取する．
- **めまいの性状**：回転性，浮動性，平衡障害，前失神など．
- **随伴症状**：耳鳴り，聴力低下，嘔気・嘔吐，麻痺，感覚障害の有無など．
- **既往歴**：過去に同様の症状があったか．高血圧や糖尿病，脳梗塞などの既往を確認．
- **リスク因子**：脳血管障害のリスク因子（喫煙，高血圧，糖尿病，脂質異常症，脳梗塞や心筋梗塞の既往）の確認．

診察

- **神経学的所見**：丁寧な神経学的所見（脳神経，失調症状や歩行障害の有無，温痛覚異常など）をとることを心がける．
  - 眼球運動障害，構音障害，顔面や上下肢の麻痺もしくは感覚障害，上下肢の小脳性運動失調な

Points

➡めまいを訴える患者さんには必ず，歩いてもらうこと！ めまいや嘔気・嘔吐症状が強くても，末梢性めまいの場合は歩行可能．歩けない場合は中枢性めまいとして検査を進める．

どがあれば，まず中枢性めまいを考える．
- **心音**: 収縮期雑音（特に大動脈弁狭窄症），不整脈などの有無の確認（→前失神を疑う場合は「失神」の項目参照）
- **その他**: 鑑別に考えている原因疾患に特徴的な身体所見をとり，鑑別を進める．

	中枢性めまい	末梢性めまい
発症様式	突然～急性	急性～緩徐
めまいの強さ	比較的軽度	強い
症状の持続	長い，持続的	短い，姿勢の変化で増悪
嘔気・嘔吐	軽度	強い
蝸牛症状 (耳鳴り，聴力低下)	まれ	あり
中枢神経症状	あり（軽度なこともある）	なし
眼振方向	注視方向性	一方向性
眼振の性状	垂直性（＝常に中枢性！），純回旋性	水平回旋混合性

[表 3] 中枢性めまいと末梢性めまいの鑑別

<頭位変換眼振検査 (Dix-Hallpike 試験)>
- BPPV を疑うときに行う（頻度的に最も多い後半規管型で有用）．

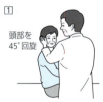
①
頭部を 45° 回旋

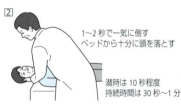
②
1～2 秒で一気に倒す
ベッドから十分に頭を落とす
潜時は 10 秒程度
持続時間は 30 秒～1 分

[図 1] 頭位変換眼振検査

- 後半規管型のめまいであれば，**数秒～10 秒程度の潜時のあと，時間とともに減衰していく一方向性眼振（回旋成分が強い）を伴うめまいが誘発される**．めまいは通常，1 分以内で消失する．
- 症状が誘発されるときに首を曲げている方向が患側．
- 中枢神経症状や持続性めまいを呈するような，中枢性めまいを疑う場合には有用でない．

<HINTS テスト>
- 持続性めまいを訴える患者で，中枢性か末梢性か

Memo
どのめまいの種類を疑ったときに，どの検査法が使えるか，しっかりと考えてから検査を行うこと．

の鑑別に有用（**病歴から BPPV が疑わしい場合は有用でない**）．
- 中枢性めまいに対する感度 100％，特異度 96％ [1] であり，もし全ての項目が陰性であれば，中枢性めまいである可能性はほぼゼロ！

	中枢性	末梢性
Head Impulse 正面の検者の鼻を注視してもらいながら，患者の頭を 10〜20°横に向け，素早く顔を正面に回旋して戻す．	正常 ・注視を継続できる． ・目は正面を向いたまま．	異常 ・Corrective saccade（＋） ・鼻を注視することができず，遅れて眼位が戻ってくる．
Nystagmus（眼振）	**垂直性眼振，注視方向性の交代性水平性眼振**	**一方向性水平性眼振**
Test of Skew（斜偏位） 正対する検者の鼻を注視してもらいながら，患者の左右の目を素早く交互に繰り返し隠していったときの眼球の偏位を見る．	異常 ・眼球が垂直に偏位する	正常 ・偏位なし

[表 4] HINTS テスト

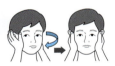 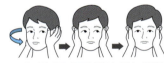

正常：素早く正面に戻しても，目は正面を向いたまま

異常：顔を素早く正面に戻すと，目は一瞬だけ中央を通り過ぎてから正面に戻る

[図 2] Head impulse test

■ 検査

めまいの全例で検査が必要となるわけではない．問診，診察ののちに必要な検査項目を検討する．

- 血液検査：血算，生化学，甲状腺機能など．
- 心電図：急性心筋梗塞や不整脈の除外（前失神によるめまいとの鑑別）．
- 画像検査：中枢性を疑う場合には，頭部 CT もしくは頭部 MRI/MRA を考慮する．

Memo	■ ERでの治療
✐日本では，めまいの治療に慣習的に7％炭酸水素ナトリウム（メイロン®）が用いられることが多いが，これには質の高いエビデンスは存在せず，めまいに対する治療効果は定かでない．	

＜中枢性めまい＞

中枢性めまいであれば脳外科もしくは神経内科にコンサルト．

＜末梢性めまい＞

末梢性めまいであれば，基本的には対症療法．
処方例
- ☐ メトクロプラミド 10mg 静注
- ☐ ヒドロキシジン塩酸塩（アタラックスP®）25mg＋生食 点滴静注
- ☐ ジアゼパム（セルシン®）2.5〜5mg 静注

- BPPV（後半規管型）であれば，エプリー法
  （※水平半規管型ではGufoni法またはLempert roll法）

①座位の状態で首を患側に45°に曲げ，頭を反るように寝かす．この姿勢を眼振が消えるまで保つ

②首を反対方向に45°に曲げ30秒ほど保つ

③頭の角度を固定したまま，体全体を回転させて側臥位になる．これを30秒保つ

④側臥位の状態から起き上がる

[図3] エプリー法

■ Disposition

・中枢性めまいであれば，専門科にコンサルトして入院.

・末梢性めまいで，症状改善を認めれば帰宅可能. 必要に応じて耳鼻科外来へ紹介.

・末梢性めまいを疑っていても改善しない，自力歩行できない場合は，中枢性めまいの可能性を再検討し，画像検査や経過観察入院などを考慮.

〈参考文献〉

1) Hotson JR, et al. N Engl J Med. 1998; 339: 680-5.
2) Kattah JC. Stroke. 2009; 40: 3504-10.
3) Edlow JA. Emerg Med Clin North Am. 2016; 34: 717-42.
4) Muncie HL. Am Fam Physician. 2017; 95: 154-62.

緊急度 😊😊😊😊　遭遇度 😊😊😊

3 ▶ 頭痛・神経編
③ 痙攣発作（てんかん発作）

［著］稲生真夕 / ［画］三浦 航

Points

➡痙攣（convulsion），発作（seizure），てんかん（epilepsy）の違いを正しく理解する。
➡痙攣の原因は多岐にわたりその中には致死的疾患もあり，迅速な治療介入と原因検索が必要。
➡痙攣を見たら，①ABC の確保，②痙攣を止める，③痙攣の原因検索と治療を同時進行で行う。

Memo

🖉てんかんは，脳の器質的病変（脳梗塞，外傷，脳炎など）による症候性てんかんと，原因が明らかでない特発性てんかんがある。

■ Introduction

「痙攣（convulsion）」とは，筋肉が発作的に不随意的収縮する神経症候を指す。痙攣はあくまでも症状であり，脳の器質的異常や致死性不整脈，電解質異常，中毒など様々な原因で起こりうる。なんらかの原因で大脳の神経細胞が過剰興奮し，突然の意識状態や行動の変化をきたした状態を「発作（seizure）」とよぶが，発作には必ずしも痙攣を伴うわけではなく，意識障害だけが症状の**非痙攣性発作（non-convulsive seizure）**などもあるので注意が必要。また，発作のうち，なんらかの急性疾患（脳疾患もしくは全身性疾患）に伴うものを「症候性発作」，反復する脳内の病的過剰放電によるものを「てんかん（epilepsy）」と称する[1]。

痙攣発作の原因には致死的疾患もあり，痙攣発作そのものへの対処はもちろん，その原因を迅速かつ的確に診断する能力が求められる。

■ てんかん重積

以前は「発作がある程度の長さ以上に続く，または短い発作でも反復し，その間の意識回復がないもの」をてんかん重積としていたが，国際抗てんかん連盟（ILAE）は 2015 年に新しい概念を提唱した。それによると，てんかん重積とは，

① 発作停止機構の破綻あるいは発作を引き起こす状態が異常に遷延する状態
② 発作型や持続時間によっては，神経細胞死，神経細胞障害，神経回路変化を含む長期的な後遺症をもたらす状態

とされ，てんかん重積として治療を開始すべき①の時間を t1，②までの時間を t2 としている。

t1 および t2 は発作のタイプによって違い，最も多い強直間代性発作では t1 は 5 分，t2 は 30 分とされる[2]。

■ 主訴

痙攣，突然の意識消失，意識障害，麻痺（痙攣後の Todd 麻痺）など。

■ General & Vital signs

- 発作中，もしくは直後は高血圧，頻脈であること が多い.
- Postictal state とよばれる発作後の意識障害を 認めることがある.

■ 鑑別診断 [1]

- 病歴や目撃情報，発作後の状態などから，まずは 失神と鑑別することが重要（→「失神」の項目参 照）.
- 痙攣発作と判断すれば，さらに詳しい問診でその 原因を検索する.

脳血管障害: 脳梗塞，脳出血，クモ膜下出血，硬膜下 血腫など
脳循環障害をきたす病態: 心停止直後，致死性不整脈， ショックなど
中枢神経感染症: 髄膜炎，脳炎，脳膿瘍など
頭部外傷
低酸素脳症
血糖異常: 低血糖，高血糖，非ケトン性高血糖
電解質異常: Na，Ca，Mg など
代謝障害: 尿毒症，肝性脳症，ポルフィリアなど
内分泌疾患: 甲状腺機能亢進症など
中毒/薬剤性: アルコール，一酸化炭素，コカインなど
離脱: アルコール，薬物（ベンゾジアゼピンなど）
心因性: 心因性非てんかん性発作など
その他: 子癇，高血圧性脳症，透析不均衡症候群，熱 中症など

[表 1] 痙攣の原因となる疾患・病態

■ 問診・診察

問診
- 発作の性状，症状の始まった部位，左右差，意識 の有無の確認.
- 発症状況，前駆症状，持続時間，症状がどのよう に進行したか，随伴症状など.
- てんかんの既往があれば，普段の発作と同じかど うか，発作の頻度なども確認.
- 内服薬: 抗てんかん薬の内服があれば，最近の処 方内容や用量の変更の有無，アドヒアランスなど を確認. それに加え，抗てんかん薬の血中濃度に

Points

⊃痙攣発作をきたす原 因は非常に多岐に渡る ため，幅広く鑑別を考 える.

⊃てんかんの既往が あっても，他の原因で 痙攣発作をきたした可 能性もあるため，丁寧 な問診を心がけるこ と.

⊃失神は，発症が明確 かつ急激. 発作後に意 識は速やかに元に戻 り，意識障害や疲労感 などは伴わないことが 特徴.

Points

⊃痙攣の目撃者や，意 識の回復経過をみた救 急隊などからの情報収 集，過去カルテから同 様の発作の有無，薬剤 歴などを調べる.

Memo

🖉発作の焦点を推測するためには，実際に発作を目撃した家族や初療室からの情報が重要になる．もしERで発作があった場合，プライバシーに配慮した上で発作の様子をビデオ撮影するのも有用．

🖉ERでの経過観察中は定期的に意識状態の確認を行う．最初の診察で意識状態が悪くても，postictal stateであれば10〜20分で徐々に意識が回復する．

影響するような薬剤を併用していないかの確認も重要．

- **既往歴**：てんかんのリスクファクター（家族，小児期の熱性痙攣の既往，頭部外傷の既往歴，脳梗塞，中枢神経系の感染症の既往，アルコールや薬物の乱用の既往など）を確認．
- **誘因**：発熱，感染症，疲労，睡眠不足，精神的ストレス，情動ストレスなどの内的誘因．光刺激，音刺激，飲酒，運動などの外的誘因．

診察

- 口腔内や舌の咬傷，尿失禁の有無など，痙攣の状況証拠を確認．
- 詳細な神経学的所見，後部硬直の有無など，痙攣の原因になりうる疾患検索のため，丁寧な身体診察を行う．
- **外傷の確認**：痙攣による転倒などで外傷を負っていないか確認．また，関節脱臼（顎・肩・股関節など）や脊柱骨折を合併することもあり，必ず全身を診察する．

■ 検査

- **血液検査**：血算，生化学，血糖値，CK，乳酸値
- **薬物血中濃度**：抗てんかん薬の内服が判明している場合．
- **画像検査**：器質的病変の検索目的に，初発の痙攣患者ではCTもしくはMRIを行う．また，痙攣による頭部外傷が疑われる場合にもCTを考慮する．
- **脳波**：意識障害が遷延し，非痙攣性てんかん発作重積が疑われる場合に考慮する．
- **その他**：痙攣の原因検索として，必要に応じて心電図，内分泌機能（甲状腺，副腎機能），髄液検査，アンモニア，血中アルコール濃度，薬物スクリーニングなどを適宜追加．妊娠可能年齢の女性であれば，必ず妊娠反応検査も行う．

■ ERでの治療 [1, 5]

① 「誰か〜‼ IV，O_2，モニター‼」：ABCの確保
- まずは脈を触れ，心停止および致死性不整脈を除外する．
- 救急カート（必要であれば挿管ができるように），および薬剤の準備．

Memo

🖉乳酸値の上昇があれば痙攣の診断の根拠となりうる．失神および心因性非てんかん性発作との鑑別にも有用[6]．

Memo

✐来院時に痙攣が治まっていても、またいつ発作を起こすかわからない。ERで経過観察する場合、必ず誰かの目の届くところで観察し、気道確保や薬剤投与がすぐ行えるよう、救急カートを近くに準備しておく。

Points

➡静脈路確保が困難な場合:
・ジアゼパム注射液 (10～30mg) 注腸 (小児では0.2～0.5 mg/kg)
・ミダゾラム0.5%注射液 (10mg) を鼻腔・口腔内投与、もしくは筋注 (小児では0.3mg/kg)

---

② 血糖チェック

・簡易血糖測定→低血糖があればブドウ糖投与.
・病歴や身体所見よりアルコール依存や栄養障害性脳症の疑いがあれば、ビタミンB₁も追加.

③ 薬剤投与

・通常、発作は数分で頓挫するが、t1 (強直間代性痙攣の場合は5分) を超えて発作が続く場合、重積発作として早期に薬剤投与を開始する.

★原因の判明した急性症候性発作では、それぞれの原因に対しての治療を行う

・脳血管障害、感染症、電解質異常、代謝性疾患、中毒などはそれぞれの項目を参照.
・子癇: 血圧の管理. 痙攣予防に下記を投与.
　□マグネシウム6gを15～20分で点滴静注

★抗てんかん薬内服中に発作を起こし、来院時には無症状の場合

・怠薬もしくは薬切れが原因であれば、普段内服しているものをERで服用してもらう.
・帰宅時には、新しい処方箋が必要か患者に確認する.

第6章

3 ▼ 頭痛・神経編

JCOPY 498-16618

209

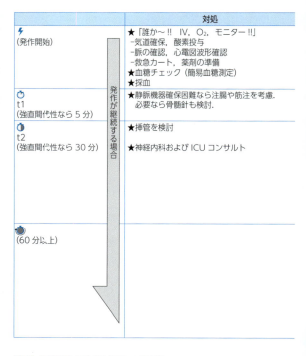

[表 2] 痙攣発作（てんかん発作）への対応

■ Disposition

- 重積発作，意識レベルが回復しない場合は入院．
- **診察や検査で明らかな異常がない初発痙攣**は，神経内科受診を指導して帰宅可能（抗てんかん薬の処方は不要）．
- 初発であっても，高齢者や脳梗塞後などは再発のリスクが高いため入院も考慮．
- 判断に迷う場合は神経内科にコンサルトし，社会的背景なども考慮した上で適切な方針を決定する．
- 運転や高所での作業など，自身および他者にとって危険な行為は，再発の恐れがない場合などを除

薬剤
🖊50%ブドウ糖液糖　50mL　静注（低血糖の場合） 🖊ビタミンB$_1$　100mg　静注（アルコール依存，栄養障害の疑い例）
🖊ジアゼパム（セルシン®）　5〜10mg（小児0.3〜0.5mg/kg）　静注 　・5分おきに2〜3回静注または筋注可能
🖊ホスフェニトイン　22.5mg/kg　静注（150mg/分以下） または 🖊フェノバルビタール　15〜20mg/kg　静注（100mg/分以下） または 🖊ミダゾラム　0.1〜0.3mg/kg　静注（1mg/分以下） 　　　　　　その後，0.05〜0.4mg/kg/時で持続静注 　　　　　　（小児0.1〜0.5mg/kg/時） または 🖊レベチラセタム　1,000〜3,000mg　静注（2〜5mg/kg/分） 　　　　　　　　　（小児20〜60mg/kg　最大3,000mg）
🖊ミダゾラム　0.05〜0.4mg/kg/時で持続投与 　　　　　　（小児0.1〜0.5mg/kg/時） または 🖊プロポフォール　1〜2mg/kg　静注 　（小児は禁忌）　有効なら2〜5mg/kg/時で持続静注 または 🖊チオペンタール　3〜5mg/kg　静注 　　　　　　　　有効なら2〜5mg/kg/時で持続静注 または 🖊チアミラール　3〜5mg/kg　静注 　　　　　　　有効なら2〜5mg/kg/時で持続静注

（てんかん診療ガイドライン2018より）

いて推奨されない．帰宅前に，日常生活における
注意点を丁寧に説明すること．

〈参考文献〉
1) てんかん診療ガイドライン作成委員会，編．てんかん診療ガイドライン2018.
2) Trinka E, et al. Epilepsia, 2015; 56: 1515-23.
3) Evaluation and management of the first seizure in adults differential diagnosis.
4) Sheldon RJ, et al. Am Coll Cardiol. 2002; 40: 142-8.
5) Silbergleit R, et al. N Engl J Med. 2012; 366: 591-600.
6) Matz O, et al. Seizure. 2016; 40: 71-5.
7) Harden CL, et al. Neurology. 2007; 69: 1772.

緊急度 😵😵😵😵😵　遭遇度 😵😵

3 ▶ 頭痛・神経編
④ クモ膜下出血

圐 岩井俊賢 / 圎 東 拓一郎

Points

➡痛みの強さに関係なく，頭痛では必ず SAH を鑑別に考える！

➡Ottawa SAH Rule は SAH に対する感度 100％！　正しく使って診断除外に役立てる．

➡発症から時間が経過している場合（特に 12 時間以降），CT では異常所見を捉えられないこともある．SAH の疑いが強い場合，腰椎穿刺などもためらわないこと．

➡ER では，ABCD の安定化を再優先！

■ Introduction

　クモ膜下出血 (Subarachnoid Hemorrhage: SAH) とは，クモ膜下腔内に起こった出血の総称．頭部外傷に伴うものが最も多く，自然発症では脳動脈瘤破裂が 75 ～ 80％を占め，破裂脳動静脈奇形 4 ～ 5％，脳動脈解離と続く[1, 2]．致死的にもなりうる疾患だが，軽度な症状や徒歩で受診する症例もあるため，頭痛を主訴に来院した患者では，必ずクモ膜下出血を疑うことが重要．

■ 主訴

　頭痛（「突然の」「人生最悪の」は要注意！），嘔気・嘔吐，失神，意識障害など．

　重症例では心肺停止で来院することも．

■ General & Vital signs

　多くの場合，血圧上昇を認める．クッシング現象（血圧上昇＋徐脈）は頭蓋内圧亢進を示唆する．

　General は様々．高度の意識障害や心肺停止もありうる一方で，中には軽い頭痛や独歩で来院する患者もおり，疑いの閾値は低く保つことが大切．

■ 鑑別診断（→「頭痛」の項目も参照）

　一次性頭痛（片頭痛，筋緊張性頭痛，群発頭痛），その他の二次性頭痛（外傷，脳血管障害，脳腫瘍，髄膜炎，脳静脈洞血栓症，緑内障，側頭動脈炎，副鼻腔炎，椎骨・内頸動脈解離など），および意識障害をきたす疾患全般．

■ 問診・診察（→「頭痛」の項目も参照）

問診
・ 頭痛の性質を「痛みの OPQRST」に従って詳しく聴取．
・ 脳血管障害のリスク因子（高血圧，脂質異常症，糖尿病，飲酒，喫煙，家族歴）の確認．
・ SAH の既往，未破裂脳動脈瘤の有無の確認．
・ 抗凝固薬，抗血小板薬などの内服の有無の確認．
・ 外傷の既往の有無の確認．

診察
- 丁寧な神経学的診察および意識レベルの確認.
- 診断後もこまめに継続評価し，意識障害や神経症状の出現や進行に注意（ただし，患者を刺激することは控える）.

<Ottawa SAH Rule [4, 5]>
- SAH に対する感度 100％であり，救急外来で SAH の除外に使えるツール.
- 6 項目のうち，1 つも該当項目がない場合，SAH を否定できる.
- このルールを使うにはいくつかの前提条件があり，それを満たす患者群にのみ適切に使用する.
- 特異度は 15％と低く，たとえ全項目を満たすとしても SAH の診断には使えない.

前提条件	Ottawa SAH Rule
□15 歳以上で意識清明（GCS = 15） □新規発症の激しい頭痛 □非外傷性頭痛（7 日以内の頭部外傷や転倒の既往なし） □発症から痛みがピークに達するまで 1 時間以内，かつ頭痛発症から 14 日以内. □神経症状を伴う場合，脳動脈瘤の既往がある場合，SAH の既往がある場合，脳腫瘍がある場合，慢性頭痛がある場合（同じ性状・強さの頭痛が 6 カ月を超えて 3 回以上ある場合）は使えない.	□40 歳以上 □頸部の痛みあるいは項部硬直がある □目撃のある意識消失があった □労作時の発症 □雷鳴頭痛（1 秒以内に痛みがピークに達する頭痛） □頸部屈曲制限がある

[図 1] Ottawa SAH Rule

■ 検査
① 頭部単純 CT：SAH の確定診断で最も有用な検査.
- シルビウス裂や脳底槽に高吸収域が見られるのが典型的であるが，些細な所見しかない場合もあり，見逃しはいつでも起こりうる．各スライスを時間をかけて丁寧に確認し，左右差を意識したり，他の医師にも一緒に確認してもらったりするなどの細心の注意が必要.
- 経験豊富な放射線科医が読影し，発症 6 時間以内であれば感度・特異度とも 100％とされるが，それ以降では感度は落ちる [6]（発症 12 時間以内では感度 98％）.
- 読影判断に悩むときや，発症後時間が経過してい

る場合（特に発症 12 時間以降）は，専門家に相談したり，腰椎穿刺や MRI など他の検査方法を検討したりすることをためらわない．

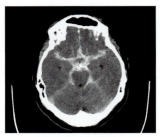

[図 2] 典型的な SAH の CT 画像
(David Puyó 先生のご厚意により許可を得て掲載．
Radiopaedia.org, rID: 22377)

② **腰椎穿刺**：SAH があれば，髄液は血性またはキサントクロミーの外見を呈する．
- 病歴や身体所見から SAH の検査前確率が高いにも関わらず画像検査が陰性の場合や，CT では SAH が除外できないと考えられる場合（経過時間や高度の貧血など），腰椎穿刺を検討する．
- 発症 12 時間以上で感度 100％になるので，状態が安定している場合はそれ以降の時間での検査が推奨される[7]．

③ **頭部 MRI/MRA**：FLAIR での高信号や T2* での低信号は血腫を示唆．
- 急性期は CT と同等の検出力だが，亜急性期以降では CT よりも感度が優れる．
- T2* が最も感度が高く，急性期（発症 4 日以内）で 94％，亜急性期（発症 5 日以降）で 100％ [8]．FLAIR での感度は急性期で 81％，亜急性期（発症 5 日以降）で 87％ [8]．

④ **CT 血管造影（CTA）**：動脈瘤など出血源となる器質的病変の検索（腎機能障害がある場合は MRA で代用）．

⑤ **その他**：
- 血液検査：血算，生化学，凝固，血液型，感染症（術前検査一式）
- 心電図：重症例では心室細動，心室頻拍などの致死性不整脈や QT 延長，Torsades de Pointes

Memo

📝 **Shared decision making（共有意思決定）**

SAH は比較的まれではあるが，ER で見逃してはならない致死的疾患の代表格である．しかし，見逃しを恐れるあまり，検査前確率がそこまで高くないにも関わらず，むやみやたらに検査を行うのは患者および医療者双方の負担となる．特に腰椎穿刺は痛みを伴う検査であり，これに抵抗を示す患者も多い．適切な状況であれば，どこまで検査を行うか，目的，メリットとデメリット，代替案，検査を行わなかった場合に予想される経過や結果を丁寧に説明し，患者やその家族にも検査や治療の方針決定に積極的に関わってもらう（shared decision making）のも有用．

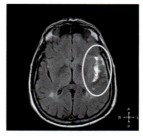

[図 3] MRI FLAIR による SAH の検出
(Ahmed Abdrabou 先生のご厚意により許可を得て掲載. Radiopaedia.org, rID: 22738)

など様々な不整脈を呈する．巨大陰性 T 波や ST 変化を伴うことも知られており，**SAH で ST 上昇が見られたら，たこつぼ型心筋症を疑う** [3]．

- **胸部 X 線**：神経原性肺水腫の合併の評価

■ ER での治療

① **「誰か〜!! Ⅳ，O₂，モニター!!」**：ABC の確保．
- SAH と診断したら，ABCD を再確認！ そして速やかに脳外科コンサルト．
- ER では，ABCD を安定化させるため，必要に応じて挿管した上で，降圧，鎮痛，鎮静などを開始する．
- 抗凝固薬を内服中の対応は，「脳出血」の項目参照．

② **暗く静かな部屋に収容し，頭部挙上（10 〜 30°）で安静を保つ．**

③ **降圧　目標**：収縮期血圧 100 〜 120mmHg
　□ニカルジピン（ペルジピン®）　2mg　静注
　□ニカルジピン（ニスタジール®）　10mg/10mL
　　50mL ＋生食 50mL
　　5mL/時から点滴静注（最大 30mL/時）

- 明確な降圧基準はいまだ確立されていない．AHA/ASA ガイドラインでは収縮期血圧 160mmHg 未満が提案されているが，再出血例の多くで収縮期血圧が 120 〜 140mmHg であったとの報告もある．また，過度な降圧は脳灌流圧の低下をきたすので注意 [1]．

④ **鎮静**
　□ミダゾラム（ドルミカム®）　10mg/2mL
　　10mL ＋生食 40mL　1 〜 10mL/時で持続静注

□プロポフォール（1％プロポフォール）
原液で 5 ～ 15mL/時で持続静注

⑤ 鎮痛
□ペンタゾシン（ソセゴン®）15mg 静注
□フェンタニル 1 ～ 2μg/kg 静注.
その後 1 ～ 2μg/kg/時で持続静注

⑥ 制吐
□メトクロプラミド 10mg 静注

⑦ 抗潰瘍薬
□ファモチジン 20mg 静注

⑧ 抗脳浮腫薬
・脳ヘルニア徴候がみられるとき（瞳孔不同やクッシング現象など）は，高浸透圧利尿薬を検討する.
□20％マンニトール（マンニットール®）
1 ～ 3g/kg（＝ 5 ～ 15mL/kg）急速静注

<Hunt & Kosnik 分類>
・脳動脈瘤による SAH の重症度分類.
・Grade Ⅰ～Ⅲは早期手術適応あり（72 時間以内）.
・Grade Ⅳ以上でも脳内血腫や急性水頭症を伴う場合，その外科的治療で症状の改善が見込める場合は手術を検討する.

Grade 0	未破裂動脈瘤
Grade Ⅰ	無症状か，最小限の頭痛および軽度の項部硬直.
Grade Ⅰa	急性の髄膜あるいは脳症状をみないが，固定した神経学的失調のあるもの.
Grade Ⅱ	中程度から強度の頭痛，項部硬直をみるが，脳神経麻痺以外の神経学的失調はみられない.
Grade Ⅲ	傾眠状態，錯乱状態，または軽度の巣症状を示すもの.
Grade Ⅳ	昏迷状態で，中等度から重篤な片麻痺があり，早期除脳硬直および自律神経障害を伴うこともある.
Grade Ⅴ	深昏睡状態で除脳硬直を示し，瀕死の様相を示すもの.

※重症の全身性疾患（高血圧，糖尿病，高度の動脈硬化，慢性肺疾患など）があるか，脳血管撮影で高度の脳血管攣縮がみられる場合には，grade を 1 段階悪い方に下げる.

[表 1] Hunt & Kosnik 分類（SAH の重症度分類）

■ Disposition

- 全例入院.
- 入院後は再出血予防，血管攣縮予防，全身管理などを継続.
- 破裂脳動脈瘤に対する治療は，全身状態，意識障害の程度，脳動脈瘤の部位や大きさによって，**開頭クリッピング術**，**カテーテル治療（コイル塞栓術）**，保存加療（待機的手術など）などに分かれる.

〈参考文献〉

1) 日本脳卒中学会，他編. 脳卒中治療ガイドライン 2015. 東京: 協和企画; 2015. p.182-208.
2) 若林俊彦，他. 脳神経外科レジデントマニュアル. 東京: 医学書院; 2016. p.71. p.232-4.
3) 豊田一則，他. 脳出血・くも膜下出血診療読本. 東京: 中外医学社; 2016. p.270-1.
4) Perry JJ, et al. JAMA. 2013; 310: 1248-55.
5) Bellolio MF, et al. Am J Emerg Med. 2015; 33: 244-9.
6) Perry JJ, et al. BMJ. 2011; 343: d4277.
7) Vermeulen M, et al. J Neurol Neurosurg Psychiatry. 1989; 52: 826-8.
8) Mitchell P, et al. J Neurol Neurosurg Psychiatry. 2001; 70: 205-11.

緊急度 😊😊😊😊😊　遭遇度 😊😊😊

3 ▶ 頭痛・神経編
⑤ 脳出血

[著] 岩井俊賢 / [監] 東 拓一郎

Points

➡まずは ABC の安定化を最優先！

➡容態は刻一刻と変化するため，継続的なバイタルサインのチェック，意識状態の評価を心がける．

➡出血の部位，出血量，意識レベルや神経所見などから治療方針を検討する．

➡高血圧性脳出血のほか，出血性脳梗塞，脳動静脈奇形，もやもや病，脳腫瘍，脳動脈瘤など他の出血の原因も検討する．

■ Introduction

　脳出血の原因の多くは高血圧だが，他にも脳アミロイド血管症，脳腫瘍，もやもや病，外傷など様々な要因によって生じる．高血圧が持続することで脳動脈の中膜壊死が起こり，その際に生じた微小動脈瘤が血圧の変動により破裂して血腫が生じると言われている．高血圧性脳出血の好発部は被殻が最も多く，視床，小脳，橋，皮質下と続く[1]．意識レベルが悪い状態で搬送されることも多く，素早く診断することはもちろん，迅速かつ的確に ABC を安定化させる力も求められる．脳出血と診断したら，速やかに脳神経外科にコンサルトし，出血部位，血腫量，意識レベルなどを考慮して手術適応を検討する．

■ 主訴

　片麻痺，意識障害，構音障害，失語，感覚障害，頭痛，嘔気・嘔吐など[2]．

■ General & Vital signs

　基本的に General は sick なことが多く，意識障害を伴うこともある．

　血圧が上昇していることが多く，脳ヘルニアを伴うとクッシング現象（高血圧＋徐脈）を認める．

■ 鑑別診断

　脳梗塞，クモ膜下出血，高血圧性脳症，その他意識障害をきたす疾患全般（→「頭痛」や「D の異常」の項目も参照）．

Points

➡臨床症状から出血と梗塞を判別するのは困難．脳血管障害を疑うときは画像検査を急ぐ！

■ 問診・診察

問診

　現病歴，既往歴（特に高血圧の有無），最近の外傷歴に加え，出血のリスク因子の確認（**抗凝固薬や抗血小板薬の内服歴**，肝硬変の既往，血管系リスク因子の有無など）．

診察

・NIHSS（National Institutes of Health Stroke Scale）による評価

意識レベル（JCS，GCS），構音障害，失語，半側空間無視など．
眼球：瞳孔径，対光反射，共同偏視の有無
四肢：片麻痺の有無，感覚障害，小脳失調の有無
・血腫の局在を推測することを意識した診察を心がける！

皮質下出血	頭痛，嘔吐，痙攣発作，意識障害など
被殻出血	意識障害，構音障害，反対側の片麻痺，病巣側への眼球共同偏視，片側感覚障害
視床出血	反対側の感覚障害を伴う片麻痺，上方注視麻痺，輻輳 意識障害，言語障害，健忘，病態失認，半側無視
小脳出血	めまい（回転性，浮動性），嘔気・嘔吐，運動失調，頭痛，構音障害
橋出血	意識障害，呼吸障害，運動麻痺（片麻痺，四肢麻痺），脳神経麻痺（球麻痺），針先瞳孔，自律神経障害（発汗，高体温など）

[表1] 脳出血の好発部位と神経症状の特徴[3]

Memo
🖉 出血量の計算
🖉 出血量（mL もしくは cm³）≒短径（cm）×長径（cm）×高さ（cm）×0.5
🖉 高さは，「CTのスライス幅」(cm)×「血腫が写っているスライス枚数」を用いる．

■検査
・血液検査：簡易血糖測定，血算，生化学，凝固，血液ガス，血液型，感染症（術前検査一式）
・単純頭部 CT：脳出血の診断に最も有用
  ※経過観察中に急な血圧上昇，神経所見や意識障害の増悪が見られたら，再出血や血腫の増大を疑って再度の頭部 CT を考慮する．
・頭部 MRA/3D-CTA：出血の原因検索（専門医と相談）．

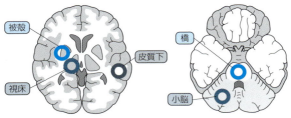

[図1] 脳出血の好発出血部位

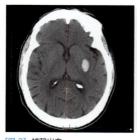 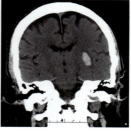

[図 2] 被殻出血
(Frank Gaillard 先生のご厚意により許可を得て掲載. Radiopaedia.org, rID: 2672)

Memo

🔖 急性期の降圧目標値についてはいまだ議論がなされている. 発症6時間以内の急性期脳出血に対する積極降圧療法（目標収縮期血圧＜140mmHg）を検討したINTERACT-2試験[5]では, 積極的な降圧が機能的転帰を改善するとされたが, その後のATACH-2試験[6]では転帰改善効果は証明されなかった. このトピックに関しては今後, 新たな降圧目標値の指針が提唱される可能性もある.

🔖 トラネキサム酸は, 外傷性出血に対する有用性はすでにエビデンスが確立されている（CRASH-2）が, 非外傷性脳出血に対してはまだ明確なものはない. 血腫の増大抑制に効果はあるとされるが, それが機能的予後に与える影響は不明[5]であり, 今後の研究報告が待たれる.

■ ERでの治療[4]

脳出血と診断したら, 脳外科もしくは神経内科にコンサルトするとともに速やかに治療を開始する.

① ABCの安定化：意識状態が悪い場合は, 必要に応じて挿管も検討.

② 降圧薬　目標：収縮期血圧＜140mmHg
  □ニカルジピン（ペルジピン®）2mg　静注
  □ニカルジピン（ニスタジール®）10mg/10mL
  　50mL＋生食 50mL
  　5mL/時から点滴静注（最大 30mL/時）

③ 止血薬
  □カルバゾクロムスルホン酸ナトリウム水和物（アドナ®）50mg
  ＋□トラネキサム酸 1g　生食に希釈して点滴静注

④ 抗潰瘍治療
  □ファモチジン 20mg　静注

⑤ 抗脳浮腫薬
  脳ヘルニア徴候がみられるとき（瞳孔不同やクッシング現象など）は, 高浸透圧利尿薬を検討する.
  □20%マンニトール（マンニトール®）
  　1〜3g/kg（5〜15mL/kg）急速静注

<抗凝固薬・抗血小板薬に対する拮抗薬[8]>

① ワルファリン内服中の場合
- PT-INRに関わらずビタミンKを投与.
  □ビタミンK（ケイツー®）10mg　30分で静注
- より迅速な中和が必要な場合, **新鮮凍結血漿（10〜15mL/kg）**もしくはプロトロンビン複合体製剤（ケイセントラ®）の投与も検討.

② 直接作用型経口抗凝固薬内服中の場合

・ ダビガトラン（プラザキサ®）にはその特異的中和剤としてイダルシズマブ（プリズバインド® 5mg 静注）が認可されている.

③ 抗血小板薬内服中の場合

・ アスピリンやクロピドグレル（プラビックス®）などの抗血小板薬内服中の急性期脳出血患者（非外傷性）に対して，血小板投与は勧められない.

Memo

✐ PATCH試験では，急性期非外傷性脳出血患者群において，血小板投与は死亡率および機能的予後の悪化に繋がると報告された.

＜血腫除去術，脳室ドレナージの適応＞

皮質下出血	脳表から深さ1cm以下の場合
被殻出血	出血量≧31mL，血腫による圧排所見が高度な場合
視床出血	原則手術適応なし．血腫の脳室内穿破や水頭症を認める場合
小脳出血	最大径≧3cm，血腫の脳室内穿破や急性水頭症を認める場合
脳幹出血	原則手術適応なし．血腫の脳室内穿破や水頭症を認める場合は脳室ドレナージを検討.

［表2］開頭血腫除去術，脳室ドレナージの適応

■ Disposition

原則入院

〈参考文献〉

1) 豊田一則, 他. 脳出血・くも膜下出血診療読本. 東京: 中外医学社; 2016. p.40-3, 127-31.
2) 小林祥泰, 他. 脳卒中データバンク 2015. 東京: 中山書店; 2015. p.27.
3) 星野晴彦, 他. 脳卒中症候群. 東京: メディカル・サイエンス・インターナショナル; 2012. p.374-504.
4) 日本脳卒中学会, 他編. 脳卒中治療ガイドライン 2015. 東京: 協和企画; 2015. p.138-80.
5) Anderson CS, et al. N Engl J Med. 2015; 368: 2355-65.
6) Qureshi A, et al. N Engl J Med. 2016; 375: 1033-43.
7) Sprigg N, et al. Lancet. 2018; 391: 2107-15.
8) Christos S, et al. West J Emerg Med. 2016; 17: 264-70.
9) Baharoglu MI, et al. Lancet. 2016; 387: 2605-13.

緊急度 😊😊😊😊😊　遭遇度 😊😊😊

3 ▶ 頭痛・神経編
⑥ 脳梗塞

图 岩井俊賢 / 圓 東 拓一郎

■ Introduction

　脳梗塞は，心原性塞栓，アテローム血栓性脳梗塞，ラクナ梗塞，その他の脳梗塞（特殊な原因の脳梗塞や原因不明の脳塞栓症など）に病型分類される[1]．近年，静注血栓溶解（rt-PA: recombinant tissue-type Plasminogen Activator）療法や経皮経管的脳血栓回収用機器による血管内療法の治療効果が報告されている．適応のある治療開始までの時間を極力短縮するために，脳梗塞を疑った場合は迅速に対応しながら，専門医との連携をとることが大切．

■ 主訴

　片麻痺，構音障害，失語，意識障害，感覚障害など[2]．

■ General & Vital signs

　ラクナ梗塞では症状は比較的軽く，心原性脳梗塞は意識障害などの重篤な症状になる場合が多い．
　脳梗塞では基本的に血圧上昇を認める．血圧が低い場合，胸痛や背部痛を伴う場合などは，大動脈解離など他疾患による原因を検討することが大切．
※大動脈解離を鑑別するため，必ず血圧左右差を確認する！

■ 鑑別診断 [3]

・血糖異常，電解質異常
・その他の頭蓋内病変（脳出血，クモ膜下出血，急性硬膜外血腫，慢性硬膜下血腫，脳腫瘍など），脊髄病変（頸髄症，頸椎損傷，大動脈解離，椎骨・脳底動脈解離）
・筋原性疾患（筋ジストロフィー，皮膚筋炎，多発性筋炎，ミトコンドリア病など），神経性疾患（筋萎縮性硬化症，ギラン・バレー症候群，慢性炎症性脱髄性多発根ニューロパチーなど）

■ 問診・診察

問診
・最終未発症時刻（※発症時刻と一致しない場合もあることに注意）

発症時刻が不明確な場合,「いつ症状に気づいたか」ではなく,「無症状だったのを最後に確認したのはいつか」を確認する.

- 既往歴やリスクファクターの確認: 脳梗塞やTIA, 高血圧, 糖尿病, 高脂血症, 心房細動, 喫煙, 家族歴.
- 内服薬: 抗血小板薬, 抗凝固薬, 糖尿病薬, 降圧薬など.
- rt-PAの適応があると考えられる場合は, rt-PAの禁忌項目, 慎重投与項目をチェック.

診察　一度だけでなく, 継時的に確認すること！
- 神経学的所見, 意識レベル, 瞳孔径
- NIHSS (National Institutes of Health Stroke Scale)
- 頸動脈雑音の有無.

■ 検査

- 血糖チェック: 脳梗塞を強く疑う場合でも, まずは低血糖の否定から！
- 血液検査: 血算, 生化学 (肝機能, 腎機能, アミラーゼ), 凝固 (PT, APTT), 血液ガス
- 頭部CT/MRI:
  - 多くの施設で, まずはCTを行い, 脳出血の否定およびearly CT signsの有無の確認をする[6]ことがほとんど. ただし, 超急性期脳梗塞ではCTでは所見が認められないこともあるので注意が必要.
  - 脳梗塞が疑わしく, rt-PA適応時間内にMRI撮影が可能であれば, MRIを優先するのも選択肢の一つ.
  - CTで急性期脳梗塞が疑われる場合, rt-PA投与前のMRIは必須ではない. 画像検査にこだわって治療開始が遅れることがないように迅速に対応する.
  - 発症からの経過時間, 検査の目的, 各施設での人的・設備的制約などを総合的に考慮した上で, その都度適切な画像検査を選択するように心がける.
- 頸動脈エコー, 心エコー: 大動脈解離, 心房内血栓, 頸動脈狭窄やプラークの有無を確認.
- 心電図: 不整脈, 心房細動の有無の確認.

- 皮髄境界不鮮明化
- レンズ核の不明瞭化
- 脳溝の消失
- Hyperdense middle cerebral artery sign（中大脳動脈に血栓を反映した高吸収域）など

[表 1] 頭部 CT: Early CT signs（早期脳虚血変化）

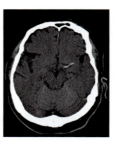

[図 1] Hyperdense MCA sign
左 MCA に沿った高吸収域を認める.
(Frank Galliard 先生のご厚意により許可を得て掲載. Radiopaedia.org, rID: 7150)

Memo
🖉発症からの経過時間, 症状, そのときの状況や施設環境, 採用しているプロトコルなどによって頭部 CT と MRI のどちらを優先するかは変わりうる. 可能であれば, その都度上級医や脳卒中担当医に確認する.

- 脳梗塞は DWI で高信号, ADC map で低信号
- 脳出血は T2* で低信号

[表 2] 超急性期～急性期における頭部 MRI 所見 [3]

■ ER での治療

① 誰か〜!! IV, O_2, モニター!!: ABC の安定化と血圧管理 [1, 4]
- 必要に応じて気道確保, 酸素投与などを行い, まず全身状態の安定化をはかる.
- 急性期には急激で過度な降圧は控える（現時点では, 統一された血圧目標はない）.
- rt-PA の適応があるとき: 投与前は＜ 185/110 mmHg, 投与開始後から 24 時間以内は＜ 180/105mmHg 目標
- rt-PA 適応外で, 収縮期血圧＞ 220mmHg, 拡張期血圧＞ 120mmHg が続く場合や, 大動脈解離, 急性心筋梗塞, 心不全, 腎不全などを合併している場合, 頭蓋内動脈解離による脳梗塞の場合は降圧を考慮.

→前値の 85% を目標にする（使用薬剤は「脳出血」の項目参照）.

② 血栓溶解療法（rt-PA）：アルテプラーゼ（アクチバシン®, グルトパ®）

- 発症（もしくは最終未発症時刻）から 4.5 時間以内の場合, もしくは発症時刻が不明でも頭部 MRI 拡散強調画像（DWI）で見られる虚血性変化が FLAIR 画像では明瞭でない場合, いずれの病型でも rt-PA 静注療法の適応を検討する.
- 治療開始が早いほど良好な転帰が期待できるため, 適応があれば遅くとも来院後 1 時間以内に血栓溶解療法を始めることが望ましい.
- 禁忌項目, 慎重投与項目をチェックして使用基準を遵守する.
- 腎機能が問題なければエダラボン（ラジカット®）100mL 30 分で点滴静注を併用.
  - □ アルテプラーゼ 0.6mg/kg（最大 60mg）総量の 10% を 1 ～ 2 分で急速投与し, 残りを 1 時間かけて投与.

③ 血管内治療による再開通療法

- 内頸動脈, 中大脳動脈の閉塞が原因と考えられる脳梗塞では, 神経症状（NIHSS 6 以上）, 画像所見（ASPECTS 6 点以上）などを検討した上で, 発症 6 時間以内に経皮経管的脳血栓回収用機器による血管内治療を行う（rt-PA 療法の実施の有無は問わない）. 最終未発症時刻から 6 時間を超えた症例でも神経症状と画像所見によっては, 最終未発症時刻から 24 時間以内に本治療を行うこともある.
- 血管内治療による再開通療法の適応があると思われる場合は, 速やかに専門医に相談する.

④ 病態別治療

- 上記いずれにも該当しないとき, あるいは t-PA 投与後 24 時間経過したら病態別の治療を行う.

<非心原性脳梗塞（ラクナ/アテローム性脳梗塞）>

- □ エダラボン（ラジカット®）100mL
  30 分かけて点滴静注 1 日 2 回
  →発症 24 時間以上経過している場合は適応なし.
  →腎機能障害（Cre > 1.5mg/dL）がある場合は禁忌.
- □ アルガトロバン（10mg/20mL）
  60mg ＋生食 360mL 点滴静注 20mL/時
  初めの 2 日間
  →発症後 48 時間以上経過している場合や症状が

Memo

🖉 脳梗塞に対する脳保護作用があるとして, エダラボン（抗酸化薬）は日本の臨床現場で頻用されている. 日本の脳卒中ガイドラインでもグレード B の治療法として推奨されているが, その根拠とされている論文[7]には重大なバイアスがあり, さらにその他の研究をみても, 現時点でエダラボンの有効性に対する確たるエビデンスは存在しない. 各施設の専門医と相談して使用を検討することをお勧めする.

Memo

🖋「なぜ脳梗塞になったのか？」を考えることが，治療方針の決定および再発予防に重要.

🖋 薬物療法に頼るだけでなく，早期に急性期リハビリを開始し，患者や家族に丁寧な再発予防の教育をすることも大切！

固定している場合は適応なし（※ラクナ梗塞に対しても保険適応なし）
- 病態に応じて抗血小板薬（アスピリン，クロピドグレル，シロスタゾールなど）を単剤もしくは2剤併用.
  →ER ではバイアスピリン® を内服してもらう.

<心原性脳梗塞>
  □ エダラボン（ラジカット®）100mL
    30 分で点滴静注　1 日 2 回
    →腎機能障害（Cre > 1.5mg/dL）がある場合禁忌. 発症 24 時間以上経過している場合は適応なし.
  □ ヘパリン（ヘパリン Na® 1 万単位/10mL）
    12mL ＋生食 36mL　点滴静注 2mL/時
- 急性期の抗凝固療法は出血性梗塞を合併することがあるので，脳梗塞の範囲などにより投与開始の時期を検討する（脳外科に要確認）.

■一過性脳虚血発作
(Transient Ischemic Attack: TIA)
- **定義**: 局所の脳・脊髄・網膜の虚血によって惹起される，急性梗塞に至らない一過性の局所神経障害.
- **症状**: 一過性（多くは 2 〜 15 分）の半身麻痺（運動障害，感覚障害），失語，構音障害，黒内障など.
- **検査**: 頭部 MRI を含めて異常所見なし.
- **評価**: ABCD^2 スコアで脳梗塞発症のリスク評価
  → 3 点以上かつ発症 72 時間以内は入院が妥当.

A（Age）	60 歳以上	1 点
B（Blood pressure）	収縮期血圧 ≧ 140mmHg または拡張期血圧 ≧ 90mmHg	1 点
C（Clinical features）	片側脱力	2 点
	脱力を伴わない言語障害	1 点
D（Duration of symptoms）	60 分以上	2 点
	10 分以上 60 分未満	1 点
D（Diabetes）	糖尿病あり	1 点

[表3] ABCD^2 スコア

- **対応**: 低リスク（0 〜 3 点）→外来フォロー検討
　　　　　中リスク（4 〜 5 点）→治療検討
　　　　　高リスク（6 〜 7 点）→治療検討

- TIA は脳梗塞の予兆であり，適切な対応をしなければ近いうちに脳梗塞を発症する可能性がある（半数は 48 時間以内に発症）ということをキモに命じること！ 基本的に専門医にコンサルトするか早期に専門外来を受診してもらう．
  →帰宅させる場合，麻痺・脱力・構音障害など「何かおかしい」と思ったらすぐに受診するよう説明する．
- 急性期はアスピリン 160 〜 300mg/日（グレード A）や抗血小板薬 2 剤併用療法（グレード B）が推奨されている．

■ Disposition

- 基本的には入院が必須．
- rt-PA 投与静注療法後は，脳卒中ケアユニットあるいはそれに準じた病棟で管理．
- 広範な脳梗塞，高度血管狭窄，バイタルサインが不安定な症例も，神経症状を細かくモニタリングできる病棟で管理．

〈参考文献〉
1) 日本脳卒中学会，他編．脳卒中治療ガイドライン 2015．東京：協和企画；2015. p.54-87.
2) 小林祥泰，他．脳卒中データバンク 2015．東京：中山書店；2015. p.27.
3) 若林俊彦，他．脳神経外科レジデントマニュアル．東京：医学書院；2016. p.7-32, 49.
4) 日本脳卒中学会，他編．静脈血栓溶解（rt-PA）療法適正治療指針（第 3 版）．2019. p.8-12.
5) 日本脳卒中学会，他編．経皮経管的脳血栓回収用機器 適正使用指針（第 3 版）．2018. p.10-1.
6) 日本医学放射線学会，編．画像診断ガイドライン 2016 年版．東京：金原出版；2016.
7) Edaravone Acute Infarction Study Group. Cerebrovasc Dis. 2003; 15: 222-9.

緊急度 🌀🌀🌀🌀🌀　遭遇度 🌀🌀🌀🌀

4 ▶ 胸痛編
① ST 上昇型心筋梗塞

著 松野 敬 / 画 大竹弘隆

Points

● 非典型的な症状で受診する心筋梗塞もあるので，リスクファクターのある患者で，説明のつかない全身症状，こめかみ〜腹部・背部にかけての症状はいつも心電図をとるクセをつける！

● STEMI と同様に迅速に対応すべき心電図変化（= STEMI equivalents）を見逃さないように注意！

● STEMI と診断したら速やかに循環器内科にコンサルトするとともに，ER では ABC の安定化と適切な初期治療を開始する。

■ Introduction

急性冠症候群（Acute Coronary Syndrome: ACS）は ST 上昇型心筋梗塞（ST-segment Elevation Myocardial Infarction: STEMI）と非 ST 上昇型急性冠症候群（Non ST-segment Elevation Acute Coronary Syndrome: NSTE-ACS）に，NSTE-ACS はさらに非 ST 上昇型心筋梗塞（Non ST-segment Elevation Myocardial Infarction: NSTEMI）と不安定狭心症（Unstable Angina Pectoris: UAP）に分類される。

急性心筋梗塞における door-to-balloon time（病着から再灌流までの時間）は 90 分以内が目標[1]であり，素早い診断，対応が求められる。

■ 主訴

胸痛：典型的には，突然発症の持続する前胸部痛・圧迫感±放散痛

息切れ，嘔気・嘔吐，失神・前失神，脱力・疲労感，冷汗，めまいなどの非特異的な症状で受診することもある（高齢者，女性，糖尿病患者は特に要注意！）。

■ General & Vital signs

全身冷汗著明で sick な場合から非特異的な症状，無症状の場合まで様々。

右室梗塞では「血圧低下＋徐脈」が特徴のショックがみられることがある。

■ 鑑別診断

① 大動脈解離と肺血栓塞栓症は必ず除外する！
　（→各疾患の項目参照）

② 類似した心電図変化をする疾患

大動脈解離，肺血栓塞栓症，クモ膜下出血，たこつぼ型心筋症，左室肥大，心室瘤など。

③ その他

NSTE-ACS，気胸，高血圧緊急症，心外膜炎，肺炎，胸膜炎，縦隔気腫，食道破裂，逆流性食道炎，胆石症，胆嚢炎，神経・骨格筋由来の痛みなど。

Memo

🖉心筋梗塞の可能性が**低い胸痛**：鋭い痛み，体位痛，胸膜痛，圧痛，部位の限局した胸痛

■ 問診・身体所見

痛みの **OPQRST を必ず確認！**

- **心筋梗塞の可能性を特に疑う症状**：胸部中心の胸痛，右腕や両肩への放散痛，冷汗，嘔吐など．
- **既往歴**：虚血性心疾患，動脈硬化性疾患，高血圧，糖尿病，脂質異常症，慢性腎不全など．
  - これまでに冠動脈造影検査や運動負荷検査などを受けたことがあるか．あるとすればその時期や結果も確認．
- **リスク因子**：喫煙歴，家族歴，肥満，抗血小板薬の中止など．

■ 検査

- **心電図**
  - 胸痛を訴える患者は全例，速やかに心電図を行う（来院 10 分以内）．
  - 過去の心電図があれば比較！ 迷った場合は 10 〜 15 分おきに再検する！

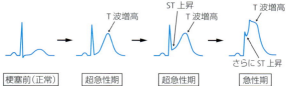

[図 1] 急性心筋梗塞における心電図の経時的変化

Points

➡ST 変化は，必ず等電位線と J 点（= QRS 波と ST 成分の繋ぎ目）の差で評価すること！

- 急性心筋梗塞では，発症直後は T 波の先鋭化（= hyper acute T）が見られ，その後 ST が上昇して tombstone 波（巨大 R 波，"墓石"様波形）が出現するなど，**時間経過によって刻々と変化していくことに注意．**

■STEMI の心電図所見[5]

- 2 つ以上の，解剖学的に隣接する誘導で以下の所見が認められるとき，STEMI を疑う．
  - V_2, V_3 以外の誘導で ST 上昇 ≧ 0.1mV（1mm）
  - V_2, V_3 誘導で以下のどれかをみたすとき
    (1) 女性で ≧ 0.15mV（1.5mm）の ST 上昇
    (2) 40 歳以上の男性で ≧ 0.2mV（2mm）の ST 上昇
    (3) 40 歳未満の男性で ≧ 0.25mV（2.5mm）

Memo

🖉偽陽性が多いため，V_2, V_3 の ST 変化については細かい定義が設定されている．

のST上昇
- 以下のようなST低下を認める場合，STEMIを疑って追加の誘導の確認が必要．
  ✓ $V_1 \sim V_4$のST低下：後壁梗塞を考慮し，背部誘導（$V_7 \sim V_9$）のST上昇を確認．
  ✓ I，aVLのST低下：下壁梗塞および右室梗塞を考慮し，II，III，aVF，右側誘導（V_4R, V_5R）のST上昇を確認．

ST上昇がみられる誘導	障害部位
$V_1 \sim V_4$	前壁中隔
II，III，aVF	下壁（→右誘導も確認し，右室梗塞の有無を確認）
I，aVL，$V_5 \sim V_6$	側壁
aVR（+広範囲のST低下）	左冠動脈起始部，左前下行枝近位
V_1，$V_4R \sim V_5R$（右誘導）	右室
$V_7 \sim V_9$（背部誘導）	後壁（※ $V_1 \sim V_4$でST低下=ミラーイメージ）

[表1] ST上昇から推測される心臓の障害部位

■STEMI Equivalents
（= STEMIと同様に迅速に対応すべき心電図変化）
★「胸部症状＋新規出現の左脚ブロック」は急性心筋梗塞に準じて対応．
★de Winter's T waves [6]
- 前胸部誘導における，「upsloping型（上行傾斜型）のST低下」＋「急激に立ち上がる左右対称型の高いT波」の所見．
- LAD（左前下行枝）の高度狭窄を示唆する所見．

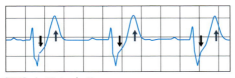

[図2] de Winters's T wave

★Wellens syndrome [7]
- V_2, V_3における，2相性T波（Type A）もしくは，深い対照的な陰性T波（Type B）．
- 突然の胸痛をきたした患者で，症状消失後にこの所見が見られるのが特徴（LADの一時的な完全閉塞が，なんらかの理由で再開通した後の心電図変化を捉えていると考えられて

いる).
・LAD の高度狭窄を示唆し，数日～数週間で広範な前壁梗塞を発症するリスクが高い．

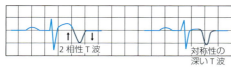

[図3] Wellens syndrome の心電図

■Modified Sgarbossa's Criteria (Smith's rule)[8]
・既存の左脚ブロック (LBBB) やペーシング波形の患者において，急性心筋梗塞の判断に用いる．
・LBBB およびペーシング波形では QRS 成分と ST 成分は極性が不一致 (＝逆向き) になるのが普通だが，これに急性心筋梗塞が生じた場合に見られる心電図所見をまとめたもの．
・いずれの項目も急性心筋梗塞に対する特異度は高い (90%以上) が，感度は高くない．
  ① QRS の極性と一致する ≧ 0.1mV (1mm) の ST 上昇（最も特異度が高い）
  ② V_1 ～ V_3 誘導で，QRS の極性と一致する ≧ 0.1mV (1mm) の ST 低下
  ③ QRS と著しく極性が不一致の ST 変化 (＝先行する S 波と上昇している ST 成分の比＝ ST/S 比で評価)
    (A) ST/S 比 > 0.3 の ST 低下
    (B) ST/S 比 > 0.25 の ST 上昇

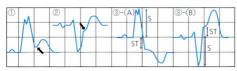

[図4] Modified Sgarbossa's Criteria

・血液検査
  トロポニン（可能であれば高感度トロポニン），血算，生化学，凝固系
・心臓超音波
  ・心電図変化と一致した部位の壁運動低下の有無

の確認
- EF の推定（Visual EF）
- 大動脈解離を疑う所見の有無の確認（大動脈弁逆流，心嚢液，大動脈のフラップなど）
- 肺塞栓を疑う所見の有無の確認（右室負荷所見など）

・ 胸部 X 線
　大動脈解離を疑う上縦隔拡大や，心不全を疑う肺うっ血・胸水などの所見の有無を確認.

・ その他
　大動脈解離や肺塞栓の可能性を疑えば，胸腹部造影 CT を検討.

■ ER での治療 [1]

- 心電図で STEMI と診断したら，もしくは疑わしい段階で，速やかに循環器内科コンサルト（トロポニンなどの検査結果を待つ必要はない）.

① 「誰か～!! IV，O₂，モニター!!」: ABC の安定化
- 常に急変の可能性があり，救急カートを用意し，モニターおよび AED パッドを装着させておく.
- 酸素投与（肺うっ血や SpO₂ < 94％の場合）. 必要に応じて NIPPV や挿管も考慮.
- ショックを呈している場合は，「ショック」の項目の「心原性ショック」の欄を参照.

② 初期治療
- 抗血栓薬: 禁忌がなければアスピリン投与を考慮.
　□アスピリン　162 ～ 325mg　咀嚼内服
- 硝酸薬: 心筋虚血による胸部症状の緩和，血圧コントロール，肺うっ血に対して.
　□ニトログリセリン（ミオコールスプレー®）
　　舌下噴霧　3 ～ 5 分おき計 3 回まで
　□硝酸イソソルビド（ニトロール®）
　　2 ～ 5mg/時　持続静注
- 疼痛が高度な場合
　□塩酸ペンタゾシン（ソセゴン®）
　　15 ～ 30mg　静注
　□モルヒネ塩酸塩　1 ～ 2mg　静注

③ 経皮的冠動脈インターベンション（Percutaneous Coronary Intervention: PCI）
- 緊急 PCI 可能施設であれば，ほとんどの場合で緊急冠動脈造影の適応となる.

Memo

🖉治療目標として，PCI では door-to-device time は 90 分以内，血栓溶解療法では door-to-needle time は 30 分以内.

Memo

🖉硝酸薬使用に関しては，血圧低下に注意する.
🖉右室梗塞には硝酸薬は禁忌 !!

Memo

✐緊急 PCI が施行できない施設もあり，STEMI 患者への対応や投与薬剤に関しては各施設のプロトコルを確認すること！ ここでは浦添総合病院(緊急 PCI 施行可能)での例を示した.

・ER で以下を投与して速やかにカテーテル室へ.
□アスピリン（バイアスピリン®）200mg
□プラスグレル塩酸塩（エフィエント®）20mg 内服
□ヘパリンナトリウム　3,000 単位　静注

④ **血栓溶解療法**
・緊急 PCI が施行できない場合や，PCI 可能施設への搬送に時間がかかる場合，血栓溶解療法も選択肢となる.
・血栓溶解療法を選択する場合，禁忌事項がないか慎重に確認し，可能であれば投与前に循環器内科に相談すること.

■ Disposition

原則入院. STEMI と診断したら，速やかに循環器内科にコンサルト.

〈参考文献〉
1) 日本循環器学会, 他編. ST 上昇型急性心筋梗塞の診療に関するガイドライン（2013 年改訂版）.
2) 上田剛士, 他. 内科病棟・ER　トラブルシューティング. 京都: 金芳堂; 2018. p.120-7.
3) 酒見英太, 他. ジェネラリストのための内科診断リファレンス. 東京: 医学書院; 2014. p.205-16.
4) 林　寛之. 改訂版　ステップビヨンドレジデント 1. 第 2 版. 東京: 羊土社; 2018. p.102-46.
5) ESC/ ACC/ AHA/ WHF Task Force for the Universal Definition of Myocardial Infarction 編. Eur Heart J. 2018; 39: 1-33.
6) de Winter et, al. N Engl J Med. 2008; 359: 2071-3.
7) Rhinehardt J, et al. Am J Emerg Med. 2002; 20: 638-43.
8) Smith SW, et al. Annals of Emergency Medicine. 2012; 60: 766-76.

緊急度 🐢🐢🐢🐢🐢　遭遇度 🐢🐢🐢🐢🐢

4 ▶胸痛編

② 非 ST 上昇型急性心筋梗塞/不安定狭心症

🖹 松野 敬／🖻 大竹弘隆

Points

⚡心電図変化が乏しくても，ACS を否定できない患者（＝NSTEMI/UAP 疑い）では HEART スコアを用いたリスク評価，経時的トロポニン測定を行い，それぞれの患者に適切な disposition を決定する！

Memo

🖊定義上に ACS に含まれない「安定狭心症」は，少なくとも 1 カ月以上症状が安定しており，ある一定以上の労作によって生じる一過性の胸痛・胸部不快感を自覚するものと定義され，緊急性には乏しい．

■ Introduction

　症状などから急性冠症候群（Acute Coronary Syndrome: ACS）が疑われ，心電図で ST 上昇がみられない場合に考えられるのが，非 ST 上昇型心筋梗塞（Non ST Elevation Myocardial Infarction: NSTEMI），もしくは不安定狭心症（Unstable Angina Pectoris: UAP）である．UAP は**新規発症の狭心痛**や，以前からある狭心痛の**頻度，強さ，持続時間の増悪**が特徴的で，**心筋バイオマーカーの上昇を伴わないもの**（＝心筋傷害なし），**NSTEMI は心筋バイオマーカーの上昇を伴うもの**（＝心筋傷害あり）である．これらはまとめて非 ST 上昇型急性冠症候群（Non ST Elevation Acute Coronary Syndrome: NSTE-ACS）とよばれる．

　ACS 診療において，心電図から ST 上昇型心筋梗塞（ST Elevation Myocardial Infarction: STEMI）と診断した場合は即座に循環器コンサルトとなるが，NSTE-ACS ではトロポニンなどの心筋逸脱酵素やリスク因子などを総合的に考慮し，適切な検査・治療方針を決定する．

■ 主訴

　胸痛（新規発症，もしくは以前からのある狭心痛でも頻度，強さ，持続時間が増悪している）

　息切れ，心窩部不快感，嘔気・嘔吐，失神・前失神，脱力・疲労感，冷汗，めまいなどの非特異的な症状で受診することもある（**高齢者，女性，糖尿病患者は特に要注意！**）．

■ General & Vital signs

　全身冷汗著明で重篤な場合から，来院時には無症状の場合まで様々．

■ 鑑別診断

① STEMI，大動脈解離，肺血栓塞栓症は必ず除外！（→各疾患の項目参照）
② その他：高血圧緊急症，安定狭心症，心外膜炎，気胸，肺炎，胸膜炎，縦隔気腫，食道破裂，逆流性食道炎，胆石症，胆嚢炎，神経・骨格筋由来の

痛みなど.

■ 問診・身体所見

心電図をとりながら，STEMI と同様の病歴，発症時刻，リスク因子の確認を素早く行う（→「STEMI」の項目参照）．

■ 検査

- **12 誘導心電図**：STEMI や心外膜炎などの否定．以前の心電図との比較も忘れないこと！
- **血液検査**：血算，生化学，凝固系．**トロポニン（可能であれば高感度トロポニン）** を忘れないこと！
- **心エコー，胸部 X 線**：大動脈解離や肺塞栓が否定できなければ造影 CT も検討する.

■ ER での治療

① 初期治療
- 抗血栓薬：禁忌がなければアスピリン投与を考慮.
  - □アスピリン　162 〜 325mg　咀嚼内服
- 硝酸薬：心筋虚血による胸部症状の緩和，血圧コントロール.
  - □ニトログリセリン（ミオコールスプレー®）
    舌下噴霧　3 〜 5 分おき計 3 回まで
  - □硝酸イソソルビド（ニトロール®）
    2 〜 5mg/時　持続静注
② トロポニン陽性の場合（= NSTEMI の場合）
- 禁忌がなければヘパリン投与を開始.
  - □ヘパリン　初回 60U/kg の静注，続いて 12U/kg/時の持続投与開始
- 循環器内科コンサルト

■ **HEART スコアを用いたリスク評価** [4, 5]
＜HEART スコアとは＞
- 胸痛を主訴に ER を受診した患者のリスク評価に用いるツール．6 週間以内の主要心血管イベント（全死亡，心筋梗塞，冠動脈再建術）について，患者を低リスク群，中等度リスク群，高リスク群に分別し，検査および治療方針の決定に役立つ.
- 低リスクと判断された場合，経時的トロポニン測定（通常は ER 受診後の初回測定から 3 時間後）が陰性であれば安全に帰宅させることができるとされる [5, 6]（= HEART Pathway）.
- このスコアリングが使えるのは，ACS を疑う症状で受診した 21 歳以上の患者であり，除外項目

Points

→一言にトロポニンといっても，その検査方法にも様々な種類がある．HEART スコアを適切に使用するためにも，各施設でどのアッセイを採用しているか，その感度・特異度や正常上限値などをきちんと確認しておく必要がある.

Memo

✐硝酸薬は，右室梗塞や脱水患者では慎重に適応を判断し，血圧低下に注意が必要！

に心電図で ST 上昇（≧ 1mm）や新規の変化を認める場合，低血圧の患者，余命 1 年未満，入院が必要だが心血管系疾患ではない胸痛（内科系，外科系，精神科系疾患）と判断された場合などがある.

History (病歴)	強く疑う	2 点
	まずまず疑わしい	1 点
	あまり疑わしくない	0 点
ECG (心電図)	ST 変化あり（LBBB，LVH またはジゴキシンなどに伴わない）	2 点
	非特異的変化（ST 変化はなく，LBBB，LVH，再分極異常のみ）	1 点
	正常	0 点
Age (年齢)	≧ 65 歳	2 点
	45 〜 64 歳	1 点
	< 45 歳	0 点
Risk factors* (リスク因子)	≧ 3 つ	2 点
	1 〜 2 つ	1 点
	0	0 点
Troponin** (トロポニン)	>正常上限の 3 倍	2 点
	正常上限の 1 〜 3 倍	1 点
	正常範囲内	0 点

*リスク因子: 高血圧，脂質異常症，糖尿病，BMI > 30，喫煙（現在または禁煙して 3 カ月以内），冠動脈疾患の家族歴（両親または兄弟姉妹が 65 歳前に冠動脈疾患を発症），動脈硬化性疾患（心筋梗塞，冠動脈再灌流術後，脳卒中/TIA，末梢動脈疾患などの既往）
** ER 受診後の初回測定トロポニン値. 各施設で採用しているアッセイの正常上限値を用いる.

点数	分類	主要血管イベントのリスク
0 〜 3 点	低リスク群	0.9 〜 1.7%
4 〜 6 点	中リスク群	12 〜 16.6%
7 〜 10 点	高リスク群	50 〜 65%

[表 1] HEART スコアによるリスク評価

Memo

🖉 HEARTスコアはあくまでも、まだ診断のついていない胸痛患者のリスク評価に用いるツールであり、TIMIスコアやGrace ACSスコアなどとは違い、すでにACSと診断された患者に用いるものではない。

🖉 HEARTスコアは、TIMI（UA/NSTEMI用）よりもより安全に低リスク群の患者を抽出できるとされている。

🖉 ERを受診する胸痛患者にどのようにアプローチするか（評価法、選択する検査や治療など）、自施設の循環器内科と事前に協議してコンセンサスを形成しておくことも大切。

③ リスク評価に基づいて disposition を決定！[4-6]

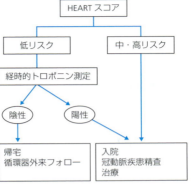

[図 1] HEARTスコアに基づいた治療方針の決定

- 低リスク群におけるトロポニンの再検は、通常は初回測定から3時間後とする。

■ Disposition

- HEARTスコアを活用してリスク評価を行い、dispositionを決定する。
- NSTE-ACS、およびその他の緊急疾患が除外された場合は帰宅とし、循環器外来フォロー。

帰宅時処方例：
  □硝酸イソソルビド（ニトロール®）5mg 頓用
   胸痛時1錠 舌下投与

〈参考文献〉
1) 日本循環器学会、他編. 非ST上昇型急性冠症候群の診療に関するガイドライン（2012年改訂版）.
2) 上田剛士、他. 内科病棟・ERトラブルシューティング. 京都: 金芳堂; 2018. p.120-7.
3) The European Society of Cardiology. European Heart Journal. 2016; 37: 267-315.
4) Six AJ, et al. Neth Heart J. 2008; 16: 191-6.
5) Mahler SA, et al. Circ Cardiovasc Qual Outcomes. 2015; 8: 195-203.
6) Mahler SA, et al. Clin Biochem. 2017; 50: 401-7.

緊急度 😃😃😃😃😃　遭遇度 😃😃

4 ▶ 胸痛編

③ 急性大動脈解離

圏 田村友里／責 北原祐介

Points

▶「高血圧」＋「突然の胸背部痛」は，急性大動脈解離のキーワード！

▶急性大動脈解離は超緊急＆致死的疾患！疑ったら速やかに検査，治療を開始する！

▶診断したら（もしくは疑った段階で），すぐに心臓血管外科へコンサルト！

▶初期治療の基本は鎮痛と血圧管理．

▶心停止のリスクも高く，バイタルには常に気を配ること！

Memo

🖉大動脈解離を疑った場合，必ず左右の血圧差を確認！

■ Introduction

　急性大動脈解離は，大動脈壁が中膜のレベルで2層に剥離し，亀裂が生じて起こる致死的胸痛の一つである．急性大動脈解離は ER で遭遇する疾患の中でも緊急度が高く，心タンポナーデ，大動脈破裂，大動脈弁閉鎖不全，心筋梗塞，脳梗塞など数々の合併症をきたして致命的になりうるため，疑った段階で迅速な対応をとることが求められる．

■ 主訴

- 胸痛，背部痛，腰部痛．「突然の」「激しい」「裂けるような」「移動する」がキーワード．
- 失神，片麻痺，下肢のしびれや対麻痺，呼吸困難などで受診する場合もある．
- 心肺停止患者における鑑別としても重要．

■ General & Vitals signs

- Sick な印象であることが多い．
- 約半数（49％）で血圧上昇を認め，血圧左右差（≧20mmHg）や脈拍の欠損を伴う（31％）[2]．

■ 鑑別疾患

　急性心筋梗塞，腹部大動脈瘤（切迫）破裂，肺塞栓，緊張性気胸，心タンポナーデ，食道破裂．
　急性腹症をきたす疾患，尿路結石発作，筋骨格系疾患など．

■ 問診・診察

問診
- 現病歴：発症様式，痛みの部位，移動の有無，随伴症状などを確認．「突然発症」で，「裂けるような」「移動する」痛みが多い．
- 既往歴：高血圧の既往が特に重要！
- リスク因子：高血圧，60 歳以上，男性．マルファン症候群，Ehlers-Danlos 症候群，先天性心疾患など．

診察
- ショックの徴候の有無の確認（→「ショック」の

Memo

✐「突然発症」という病歴は，急性大動脈解離に対しての感度84%で陰性尤度比は0.3と報告される．痛みが突然発症でない場合，大動脈解離の可能性は低い[2]（それでも完全には否定できないことに注意!）.

Memo

✐最近では，低リスク群（Aortic Dissection Detection Risk Score に基づく）ではDダイマーを測定し，陰性であれば大動脈解離を否定できる（ADvISED study algorithm）とする報告もある[3]．しかし，この方法は外的妥当性の検証がなされておらず，見落としが生じている可能性も指摘されていることを知っておく必要がある[4]．

項目参照）

- **Beck の三徴（頸静脈怒張，血圧低下，心音低下）** を認めれば，心タンポナーデを疑う．
- **拡張期逆流性心雑音**は大動脈弁閉鎖不全の合併を疑う所見．
- **神経学的所見**：必ず神経学的所見（特に麻痺の有無）も確認する．四肢麻痺があれば Adamkiewicz 動脈の虚血を疑う．

■検査

- **血液検査**：血算，生化学，凝固系，乳酸値，血液型（術前検査一式）
- **胸部X線**：ポータブルで撮影．
  - 上縦隔の拡大，大動脈弓の不明瞭化，左胸水（血胸），カルシウムサインなど．
  - 内膜の石灰化が，**大動脈陰影の外側から5mm以上内側に偏位している所見**を「カルシウムサイン」とよび，大動脈解離を示唆する所見．
- **心臓超音波**：大動脈内部の解離した内膜（flap），心嚢液の貯留，大動脈弁不全の有無の確認．
- **胸腹部造影CT**：大動脈解離の確定診断と分類（Stanford 分類）に有用．
  - 脳梗塞様症状があれば，頭頸部造影CTも追加!
- **心電図**：急性心筋梗塞の合併の有無を確認．解離に伴う冠動脈閉塞（右冠動脈に多い）が起こりうる!

上行大動脈が解離しているか否か

［図1］スタンフォード分類

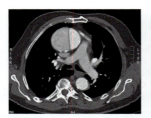

[図 2] Stanford A 型の大動脈解離
(Frank Gaillard 先生のご厚意により許可を得て掲載. Radiopaedia.org, rID: 8886)

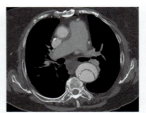

[図 3] Stanford B 型の大動脈解離
(Frank Gaillard 先生のご厚意により許可を得て掲載. Radiopaedia.org, rID: 8935)

■ER での治療

- 急性大動脈解離を診断したら,すぐに心臓血管外科にコンサルト!
  ① ABC の確保.「誰か〜!! IV, O_2, モニター!!」
  ② Stanford 分類に応じた治療

Stanford A

- 手術となることが多い.患者の基礎疾患や全身状態,背景などを考慮して総合的に判断する.
- 手術室の準備が整うまで,適切な鎮痛,血圧と脈拍数のコントロールを行う (Stanford B の項目参照).

Stanford B

- 保存療法となる場合が多い.
- 腎臓や腸管などの臓器血流が阻害されているときや,疼痛がコントロールできない場合などは手術が必要になることもある.

<血圧・心拍数の管理>

- 目標は,収縮期血圧 100 〜 120mmHg,脈拍数 ≦ 60回/分
- β遮断薬の静注と,早い降圧が得られるニカルジピン,ジルチアゼム,ニトログリセリンなどの持続静注の組み合わせが頻用されている.
- 必ず,最初にβ遮断薬で心拍数をコントロールしてから,血管拡張薬による血圧コントロールを行う (→血圧低下に伴う反射性頻脈の予防).
  ① □プロプラノロール (インデラル®)
      2 〜 10mg 静注後, 3mg/hr で持続静注

Memo

📝急性大動脈解離では,
いつ急変して心停止をき
たしてもおかしくない.
特に,CT台の上では目
が行き届かずに患者の
容体変化に気づけないこ
とも多いので要注意!

② □ニカルジピン（ペルジピン®）2mg 静注.
  その後,下の持続静注を開始.
  □ニカルジピン（ニスタジール®）10mg/10mL
  50mL＋生食 50mL
  5mL/hr から持続静注.

<疼痛管理>

・ 適切な疼痛管理は,血圧・脈拍数のコントロール
  にも重要！
  □塩酸モルヒネ 2～4mg 静注
  （必要に応じて持続静注を考慮）
  □フェンタニル 25～50μg 静注
  （必要に応じて持続静注を考慮）

■ Disposition

急性大動脈解離であれば,全例入院.

〈参考文献〉
1) 日本循環器学会,他編. 大動脈瘤・大動脈解離診療
   ガイドライン（2011年改訂版）.
2) Klompas M. JAMA. 2002; 287: 2262-72.
3) Nazerian P, et al. Circulation. 2018; 137: 250-
   8.
4) Asha SE, et al. Ann Emerg Med. 2015; 66: 368-
   78.
5) Hagan PG, et al. JAMA. 2000; 283: 897-903.
6) von Kodolitsch Y, et al. Arch Intern Med. 2000;
   160: 2977-82.
7) Mokashi SA, et al. Gen Thorac Cardiovasc Surg.
   2019; 67: 59-65.

5 ▶ 感染症編
① グラム染色

園 山内素直／圓 李 瑛

Points

⬇グラム染色を行うに値する，良質な検体を採取する！

⬇グラム染色で得られた所見に加え，病歴や患者背景などを総合的に判断して起炎菌を推定する．

⬇できる限り自分でグラム染色を行い，たくさんのスライドを覗いて経験を積もう！

Memo

✐一般的に頻用される「ハッカー変法」では，最初にクリスタルバイオレット液で染色し，その後ルゴール液で媒染，それを純アルコールで充分に分別してから，サフラニンレッドで後染色するという工程をとる．

■ Introduction

　感染症診療において，グラム染色は原因微生物の推測に広く用いられている．ER でも短時間で簡単に行え，起炎菌や炎症像の有無の推定に非常に有用であり，適切な抗菌薬選択の助けになる．

　米国でも古くから ER でのグラム染色の有用性が伝えられてきた[1] ものの，近年では経験的な抗菌薬選択で充分に適切な治療ができるなどの理由で，実際にこれを活用している場面に遭遇することはまずない．しかし，日本では今も多くの研修病院でグラム染色を用いた感染症教育が行われており，これにより患者にとってより適切な抗菌薬を選択しつつ，医療費の削減にも繋がるという報告もある[2]．忙しい ER 診療の中でも，できるかぎり時間をみつけ，積極的に活用してほしい手技の一つである．

■ グラム染色の方法（フェイバー法）

・グラム染色には，「ハッカー変法」，「フェイバー法（西岡変法）」，「バーミー法（山中法）」などがあり，それぞれ手順や用いる溶液が異なる．ここでは，浦添総合病院で採用しているフェイバー法（西岡変法）を説明する．

① 検体をスライドガラスへ塗布し，乾燥させて火炎固定する．

② ビクトリアブルー溶液（青）をスライドガラスの端から塗布する．溶液が一面に渡りきったら 30 秒ほど待つ．

③ スライドガラスを水洗し，次にピクリン酸エタノール液（黄）を滴下して 30 秒ほど待つ．

④ スライドガラスを水洗し，フクシン溶液（赤）を滴下して 30 秒ほど待つ．

⑤ スライドガラスを水洗し，余計な水分を拭き取って乾燥させる．

⑥ 乾燥させて鏡検する．

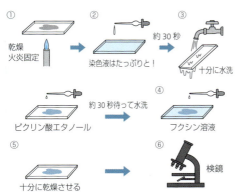

[図1] グラム染色の方法(フェイバー法)

<スライドガラス作成のコツ>
- なによりも,グラム染色を行うに値する**良質な検体を採取・選択する**ように心がける.
- 尿などの液体検体は,針付き注射器などを用いてごく少量をスライドガラスに滴下すると,乾燥も速くて鏡検の際にも見やすい.
- 膿性の強い検体は薄く広げるようにする.
- 検体を洗い流さないよう,各種液体はスライドガラスの端から滴下するようにし,水洗は**スライドガラスの裏側から**行う.
- 水洗後に残った水による影響を出来る限り減らすため,各種液体はたっぷりと滴下する.

■ グラム染色による起炎菌の推定

①「細菌」と「感染を示唆する所見」があるか
- 細菌感染を疑うのに細菌が見えなければ,不良検体や染色手技の問題の可能性を考える.
- グラム染色では染まらない微生物もあることに注意! 白血球が多数あり,炎症所見があるのに菌が見つからなければ,これらが起炎菌である可能性を考える.
- 菌が見えるだけでは,それが起炎菌だとは限らない.白血球や貪食像の有無など,菌の周辺もよく観察し,感染の有無を総合的に判断する.

グラム染色で見えない微生物
Mycoplasma pneumoniae（マイコプラズマ）
Chlamydia（クラミジア）
Lesionella（レジオネラ）
Treponema pallidum（梅毒）
Rickettsia, Orientia tsutsugamushi
Leptospira
Mycobacterium tuberculosis（結核菌）
ウイルスなど

[表 1] グラム染色で見えない微生物

② 見えている菌をグループ分類

・グラム染色で見えている菌が，(1) **グラム陽性か
陰性か** (2) **球菌か桿菌か**，どちらのグループに
分類されるかを判断し，大まかな見当をつける.

	グラム陽性（＝青）	グラム陰性（＝赤）
球菌 **(Cocci)**	陽性球菌（GPC） 連鎖球菌 　*Streptococcus pneumoniae* 　（肺炎球菌） 　*Streptococcus pyogenes* 　*Streptococcus viridans* ブドウ球菌 　*Staphylococcus aureus* 　*Staphylococcus epidermidis* 腸球菌 　*Enterococcus* 嫌気性菌 　*Peptostreptococcus*	陰性球菌（GNC） 　*Neisseria gonorrhoeae*（淋菌） 　*Neisseria meningitidis* 　（髄膜炎菌） 　*Moraxella catarrhalis*
桿菌 **(Rods)**	陽性桿菌（GPR） 　*Listeria* 　*Corynebacterium* 　*Bacillus*（セレウス菌，炭疽菌） 嫌気性菌 　*Clostridium*（破傷風菌, 　ボツリヌス菌，*C. difficile*）	陰性桿菌（GNR） 腸内細菌科 　*Proteus* 　*Escherichia coli*（大腸菌） 　*Klebsiella*（クレブシエラ） 　*Salmonella*（サルモネラ） 　*Shigella*（赤痢菌） 　*Yersinia* その他 　*Haemophilus influenzae* 　（インフルエンザ桿菌） 　*Campylobacter* 　*Vibrio*

[表 2] グラム染色による菌の分類（次頁につづく）

244

	グラム陽性（＝青）	グラム陰性（＝赤）
桿菌 (Rods)		院内感染菌 　*Serratia* 　*Pseudomonas aeruginosa* 　（緑膿菌） 　*Acinetobacter baumannii* 　*Citrobacter* 　*Enterobacter* 嫌気性菌 　*Bacteroides fragilis* 　*Fusobacterium*

[表2] グラム染色による菌の分類（つづき）

＜グラム陽性球菌＞

ブドウ球菌　　　　　　　　　　　肺炎球菌

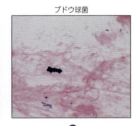
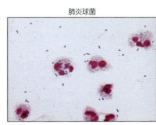

[図2] グラム陽性球菌

＜グラム陰性桿菌＞（見え方と大きさの比較）

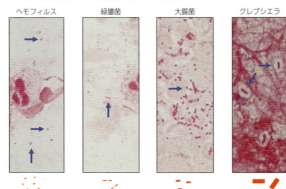

[図3] グラム陰性桿菌

③ **検体の種類，病歴および患者背景から，起炎菌を推定する．**
- 菌の見え方（分類と特徴），患者背景などを考えて総合的に起炎菌を推定する．
- ここでは，ERで採取することの多い検体（痰，尿，髄液）ごとに，頻度の高い起炎菌をまとめた．

■痰（→「肺炎」の項目参照）
- 肺炎など呼吸器感染症を疑うときに採取するが，ウイルス性，マイコプラズマやクラミジアなどの非定型肺炎，結核などが原因の場合はグラム染色では菌が見えないことがあるので注意が必要．
- 胸水や膿胸の検体にも応用できる．

分類	特徴	患者背景	想定される菌
GPC	やや細長い双球菌 周囲に透明の膜（莢膜）	成人，高齢者，COPD ウイルス罹患後	*Streptococcus pneumoniae*
GPC	ブドウの房状の塊	ウイルス罹患後	*Staphylococcus aureus*
GNC	双球菌	COPD	*Moraxella catarrhalis*
GNR	小さく，短い桿菌	COPD	*Haemophilus influenzae*
GNR	薄い赤に染まる ひょろっと細長い	気管支拡張症などの器質 的疾患 院内感染	*Pseudomonas* spp.
GNR	莢膜形成あり 厚く角ばった印象	気管支拡張症などの器質 的疾患 アルコール多飲	*Klebsiella pneumoniae*
複数	多彩な菌が見える	高齢者，脳血管障害・ 意識障害 誤嚥のリスク，アルコー ル多飲	口腔内嫌気性菌を含む 複数菌（Polymicrobial）

[表3] 痰スメア所見と患者背景からの起炎菌の推定

■尿（→「尿路感染症」の項目参照）
- 尿路感染の起炎菌は，圧倒的に *Escherichia coli* が多い.
- 閉塞機転などが存在する複雑性尿路感染症では，*Proteus*，*Enterobacter*，*Klebsiella* などが原因となる.
- 性的に活動的で尿道炎を疑う場合，クラミジアや淋菌の可能性も考慮.

分類	特徴	患者背景	想定される菌
GNR	太い（中型）	（尿路感染症の起炎菌の大多数）	*Escherichia coli*
GNR	中型，両端が濃く 染まる	院内感染，尿道カテーテル	*Proteus*
GNR	太い	院内感染	*Enterobacter*
GNR	莢膜形成がある 厚く角ばった印象	院内感染	*Klebsiella pneumoniae*
GPC	小型，短い連鎖を 形成	尿道カテーテルなどの人工物 抗菌薬の使用歴	*Enterococcus faecalis* *Enterococcus faecium*
GPC	ブドウの房状の塊	性的に活動的な女性	*Staphylococcus saprophyticus*
GNC	小さめの双球菌	性的に活動的，尿道炎の症状 （可能なら尿道分泌物を鏡検）	*Neisseria gonorrhoeae* （淋菌）

[表4] 尿スメア所見と患者背景からの起炎菌の推定

第6章 5▼感染症編

247

Memo

✐経験を積むと，頭の中で自然と（正しい）起炎菌が想定できるようになり，それを確認するためにグラム染色を行うようになる．しかし，慣れないうちは見逃しなどのないように，基本に忠実に一つ一つのステップを踏んで起炎菌の推定をするように訓練するとよい．

■髄液 （→「髄膜炎」の項目参照）

・髄膜炎は，年齢層によって頻度の高い起炎菌が異なる．
・ウイルス性や結核性の髄膜炎や，免疫不全患者における真菌性髄膜炎ではグラム染色が有用でない場合もあるので注意．

分類	特徴	患者背景	想定される菌
GPC	やや細長い双球菌 周囲に透明の膜（莢膜）	成人，急性中耳炎・肺炎の合併	*Streptococcus pneumoniae*
GPC	長い連鎖状	新生児	*Streptococcus agalactiae* （B群溶連菌）
GPR	小型の陽性桿菌	新生児，高齢者（50歳〜）免疫不全，アルコール常用者	*Listeria monocytogenes*
GNR	太い（中型）	新生児	*Escherichia coli*
GNR	小さく，短い桿菌	乳幼児（生後一カ月〜4歳）	*Haemophilus influenzae* (Hib)
GNC	小さめの双球菌	家庭内，寮や軍での集団発生	*Neisseria meningitidis*

[表5] 髄液スメア所見と患者背景からの起炎菌の推定

■ 上達へのヒント

- できる限り自分で検体を染色し，鏡検するクセを つける.
- 判断に迷うときは，経験豊富な検査技師さんに積 極的に質問する.
- 培養の結果報告などと照らし合わせ，自分の推測 が正しかったか検証する.

〈参考文献〉
1) Spengler M, et al. JACEP. 1978; 7: 434-8.
2) Taniguchi T, et al. BMC Infectious Diseases. 2015; 15: 458.
3) 青木　眞. レジデントのための感染症診療マニュア ル第3版. 東京: 医学書院; 2015.
4) 大野博司. 感染症入門レクチャーノーツ. 東京: 医 学書院; 2006.
5) 大曲貴夫. 感染症診療のロジック. 東京: 南山堂; 2010.
6) 藤田次郎. グラム染色からの感染症診断. 東京: 羊 土社; 2013.
7) 藤本卓司. 感染症レジデントマニュアル. 東京: 医 学書院; 2013.

原稿作成協力・写真提供:
浦添総合病院検査部　玉城　格

緊急度 😊　遭遇度 😊😊😊😊

5 ▶ 感染症編
② 急性上気道炎/インフルエンザ

囵 佐久間隆弘 / 頁 杉山賢明

Points

◆全身状態が良好であり，かつリスク因子がなければ，インフルエンザ感染は基本的には1週間程度で自然寛解するため，原則的には対症療法のみで十分であることを説明する．一方，リスク因子が存在すれば，重症化予防のため，抗インフルエンザ薬の使用を考慮する．

◆発熱患者にルーチンでインフルエンザ迅速検査を行うことは控える．

■ Introduction

急性上気道炎の多くは，起因ウイルスが上気道に感染することで起こり，咳・鼻汁・咽頭痛といった多彩な症状を呈しながらも自然寛解する．これらのうち，インフルエンザウイルスはその感染力の強さによって，パンデミックに発展しうるため，社会的な話題として大きく取り上げられる傾向にある．しかしながら，病態としてはウイルス性上気道炎の一つであるため，治療においては冷静に対処する必要があり，むしろインフルエンザ感染と診断したら飛沫感染に対する標準予防策を怠らないようにする．また，一般的には，流行期における発熱・咳嗽の急性発症がインフルエンザ感染を疑わせるが，沖縄など地域によっては，一年中インフルエンザ感染の報告がある [1, 2] ことが特異的であるので注意する．

■ 主訴

倦怠感，咳嗽，鼻汁，咽頭痛など．

急性上気道炎の場合は咳嗽のみで発熱が軽度のこともある．

インフルエンザ感染では，突然の高熱，全身症状（頭痛，筋肉痛，悪寒，倦怠感，易疲労感，発汗），気道症状（咳嗽，鼻水，咽頭痛），消化器症状（悪心，嘔吐，下痢）を伴うことがある．インフルエンザB型では消化器症状を伴うことが多い．

■ General & Vital signs

General appearance は良好のことが多い．急性上気道炎では発熱がないこともある．血圧，呼吸数，呼吸状態に異常があれば急性上気道炎やインフルエンザ以外の感染症や合併症を疑う．

■ 鑑別疾患

Killer sore throat とよばれる急性喉頭蓋炎，扁桃周囲膿瘍，Ludwig angina（口底蜂窩織炎），Lemierre 症候群（感染性血栓性頸静脈炎）．そのほか，肺炎，後鼻漏，逆流性食道炎，喘息，百日咳，心不全，肺塞栓症，HIV 初期症状，敗血症など．

■ 医療面接・診察

- **現病歴**: 急性上気道炎では発熱は必発ではなく, 典型的には, 鼻症状・咽頭症状・下気道症状の3症状が同時期に同程度存在する. さらに, 症状が2峰性に生じる場合には, 細菌感染を疑い, 抗菌薬の適応を検討する[3].

  インフルエンザ感染では発熱, 全身症状を経て, 気道症状が出現するのが典型的な経過. 通常の急性上気道炎と比べて発熱が続き, 寒気がみられることが多い. 鼻汁, 鼻閉などは軽度. 悪寒戦慄がある場合は細菌性感染による敗血症の合併を疑う.

- **既往歴**: 気管支喘息, COPDなど慢性呼吸器疾患の有無, てんかん*など.

- **内服薬**: アスピリン製剤, NSAIDs, テオフィリン, バルプロ酸*, 抗ヒスタミン薬の有無.
  *インフルエンザ脳症や痙攣を誘発する薬剤の有無を確認!

- **頭頸部**: 副鼻腔の叩打痛・圧痛, リンパ節腫大の有無, 皮疹など.

- **咽頭**: インフルエンザ感染に特徴的なイクラ状濾胞の有無を観察[4].

- **聴診**: 肺炎の合併を疑わせる湿性ラ音や, 喘息発作などの合併を疑わせる喘鳴の有無を確認する.

■ 検査

- **胸部X線**: 肺炎を疑う場合に実施.

- **インフルエンザ抗原迅速診断キット**: 感度60%前後, 特異度95%[5].
  ※検査感度は高くなく, **発熱12時間以内は偽陰性になりやすいため, 除外診断には利用しにくい**ことに注意. 医療機関によっては高感度インフルエンザ迅速診断システムも利用できる.
  ※**流行期で, 症状からインフルエンザを強く疑うのであれば検査は不要**. また, 検査の実施・不実施について丁寧に患者説明を行う.

■ ER での治療

① **全身状態が良く, 対症療法を選択する場合**
  <インフルエンザを考える場合の処方例>
  □麻黄湯 1包 1日3回 毎食前 5日間[6]
  □アセトアミノフェン (カロナール®) 500mg 頓用

Memo

✐職場や学校に診断書を提出するために, 安易にインフルエンザ検査を実施することは, 臨床推論のプロセスを無視した行為であり, 厳に控える.

※インフルエンザ患者に NSAIDs を投与する
とライ症候群を発症するリスクが高まるので
NSAIDs は処方しない.

<急性上気道炎を考える場合>
　対症療法にとどめる.
　発熱: □アセトアミノフェン（カロナール®）
　　　　500mg 頓用
　咳嗽: □デキストロメトルファン臭化水素酸塩水
　　　　和物（メジコン®）30mg 頓用
　　　　※湿性咳嗽には鎮咳薬は推奨されない!

② インフルエンザに対する抗ウイルス薬
・リスク因子などを考慮して適切に処方する!
・内服であるタミフル®の他に, 吸入薬のリレンザ®
　やイナビル®も適応がある.
　イナビル®は 1 回吸入して治療終了であり, ア
　ドヒアランス不良患者に良い. ただし喘息患者,
　肺炎患者, 高齢者ではうまく吸入できないことが
　あるので注意する.
・服用後の異常行動の懸念から, 以前は 10 代の患
　者へのタミフル®投与は原則中止とされていた.
　しかし, 現在ではその因果関係は明確でないとさ
　れ, 10 代の患者への投与も再び認められている
　（2018 年 8 月時点）.
　タミフル®内服の有無に関わらず, インフルエ
　ンザ罹患による異常行動は報告されており, 家の
　外に飛び出さないよう玄関や窓を施錠したり, 常
　に目を配ったりするなど, 保護者に指導する.
　内服: □オセルタミビルリン酸塩（タミフル®）
　　　　75mg 1 日 2 回 5 日間
　点滴: □ペラミビル水和物（ラピアクタ®）
　　　　300mg 30 分で点滴静注（腎機能正常
　　　　時）
　→発症 48 時間以内でリスク患者にのみ適応あり.
　また, 効果は絶対的ではないことを患者に説明す
　る.

リスク患者

・重症例: 昇圧剤投与や人工呼吸管理が必要な例.
・肺炎, 心不全, 意識障害, 脱水などを生じている
　例.
・重症化の危険群: 喘息などの慢性呼吸器疾患, 慢
　性心疾患や腎疾患, 糖尿病や免疫不全, 妊婦, 乳
　幼児, 65 歳以上の高齢者, 担癌患者など[7].

Memo

🖉2018 年には, 1 回内
服するだけのインフル
エンザ治療薬「ゾフルー
ザ®」（一般名バロキサビ
ル マルボキシル）が承
認された.

- 高危険群に接する医療従事者, 乳幼児のいる家族.
  → 医療従事者がインフルエンザの患者と濃厚接触した場合には, タミフル® 1 日 1 カプセル 7 〜 10 日間の予防内服を検討する.

■ Disposition

基本的には外来治療.

高齢者や免疫不全患者, 肺炎合併例の重症時は入院適応あり.

最短でも発症 5 日かつ解熱後 2 日は飛沫感染に対する予防策を行う.

〈参考文献〉
1) 厚生労働省. インフルエンザ Q&A.
   (https://www.mhlw.go.jp/bunya/kenkou/kekkaku-kansenshou01/qa.html)
2) 沖縄県. インフルエンザ関連情報.
   (http://www.pref.okinawa.jp/site/hoken/eiken/kikaku/kansenjouhou/influ.html)
3) Rosenfeld RM, et al. Otolaryngol Head Neck Surg. 2015; 152 (2 Suppl): S1-39.
4) 宮本昭彦. 日大医誌. 2007; 66: 328-32.
5) Centers for Disease Control and Prevention. Rapid Influenza Diagnostic Tests.
   (https://www.cdc.gov/flu/professionals/diagnosis/clinician_guidance_ridt.htm)
6) Saita M, et al. Health 2011; 3: 300-3.
7) Centers for Disease Control and Prevention. People at high risk of developing flu-related complications.
   (www.cdc.gov/flu/about/disease/high_risk.htm)

緊急度 😷😷😷　遭遇度 😷😷😷😷😷

5 ▶ 感染症編
③ 尿路感染症

医 廣畑俊和／画 見附明彦

■ Introduction

　尿路感染症とは腎臓，尿管，膀胱，尿道，および男性の場合は前立腺までを含む尿路への感染症の総称で，大きく単純性と複雑性に分類される．**発熱を伴わず，膀胱刺激症状のみであれば膀胱炎を疑い，発熱・悪寒戦慄などの全身症状を認めるものは腎盂腎炎か，もしくは男性であれば前立腺炎を疑う**．

　尿路感染症は，症状や臨床経過，尿所見などを総合的に評価し，さらに他の熱源を除外して初めて診断できる．また，尿路結石や骨盤内腫瘍による圧迫などで尿路閉塞がある場合，重症化する恐れがあるため，閉塞機転の速やかな解除が必要となる．

<単純性尿路感染と複雑性尿路感染>
- 単純性：基礎疾患や複雑性尿路感染症のリスク因子を持たない閉経前の女性の尿路感染症
- 複雑性：男性の尿路感染症すべて，および複雑性尿路感染症のリスク因子を持つ女性の尿路感染症

★複雑性尿路感染症のリスク因子
- 尿路の閉塞機転（尿路結石，前立腺肥大，神経因性膀胱，骨盤内腫瘍など）
- 尿路への異物の留置（尿管ステント，尿道カテーテルなど）
- 解剖学的/機能的異常（重複尿管，膀胱尿管逆流など）
- 宿主の易感染性（糖尿病，免疫抑制剤使用など）
- 尿路系疾患の既往（尿路上皮癌，前立腺癌など）
- 妊娠

■ 主訴

　排尿時痛，残尿感，頻尿，夜間尿（→膀胱炎）
　発熱，悪寒戦慄，側腹部痛，背部痛，嘔気・嘔吐（→腎盂腎炎）
　排尿障害を認める場合，前立腺肥大や尿道狭窄などの閉塞機転を認める可能性があるので注意．

■ General & Vital signs

　若い女性の膀胱炎は，General もよくバイタル

は安定していることが多い．一方，尿路結石による尿路閉塞が原因で尿路性敗血症（urosepsis）に陥る重症例も存在する．

■ 鑑別診断

- 尿路結石症，亀頭包皮炎，精巣上体炎，子宮頸管炎，腟炎，骨盤内炎症性疾患，性行為感染症など．
- 「腰痛＋発熱」の鑑別として，腎膿瘍，腸腰筋膿瘍，硬膜外膿瘍，化膿性脊椎炎など．
- 重症例として尿路性敗血症，気腫性腎盂腎炎などに注意．

■ 問診・診察

- 問診：排尿時痛，残尿感，頻尿，肉眼的血尿，複雑性尿路感染症のリスク因子の有無を確認．
- 診察：CVA叩打痛（→腎盂腎炎を示唆），直腸診（前立腺の腫大，圧痛，熱感の有無），必要に応じて性器の診察も考慮．

■ 検査

- 尿一般・尿沈渣：尿路感染症を疑う場合は必須．
  - 妊娠の可能性があれば，妊娠反応も追加（治療方針が変わるため）．
  - 「尿中白血球のみ」もしくは「尿中細菌のみ」では尿路感染症の診断はできない．臨床症状や経過，尿所見などが尿路感染に矛盾せず，さらに他の熱源を除外して初めて診断できる．
- 尿培養：再発性や難治性の場合は必須だが，急性単純性膀胱炎では必須ではない．

尿一般定性・沈渣項目	判定基準	臨床的意義
細菌（尿沈渣）	（＋）	尿中の細菌の存在を示唆
亜硝酸塩	（＋）	グラム陰性桿菌の存在を示唆（高特異度）
		緑膿菌や腸球菌は検出不可
尿中白血球	≧ 10個/mm³（計算盤法） ≧ 5個/HPF（尿沈渣）	尿路感染症の存在を示唆
白血球エステラーゼ反応	（＋）	膿尿の簡易検査

［表1］尿検査所見の解釈

複雑性膀胱炎や腎盂腎炎を疑う場合，以下を考慮

- 血液検査：血算，生化学，凝固系，血液ガス
  ※敗血症合併の有無を確認．
- 各種培養：血液培養2セット，尿培養

Memo

🖉膿尿は尿路感染症以外の原因でも生じることがあり，高齢者には尿路感染症とは無関係の非特異的膿尿が非常に多い．

🖉菌のない膿尿の原因としては，急性尿道炎，異物，腫瘍などがある．また，虫垂炎や骨盤内膿瘍など尿路に接し，外部から炎症を起こす病態でも生じる．

- 腹部エコー：閉塞機転の有無（腎盂拡張，尿路結石など），膀胱壁肥厚，前立腺肥大などを確認．
- 腹部 CT：単純で尿路結石の有無，水腎症の程度などを評価．急性腎盂腎炎では腎周囲脂肪織濃度上昇がみられる．重症例は造影 CT も考慮し，皮質の造影不良域や膿瘍形成の有無などを評価する．
- 尿グラム染色：起炎菌の推定に利用．

■尿路感染症の起炎菌

- 単純性：PEK（*Proteus mirabilis*，*Escherichia coli*，*Klebsiella pneumonia*）
  特に **E. coli が原因の 8 ～ 9 割を占める**．
- 複雑性：PEK に加えて *Enterobacter*，*Serratia*，*Pseudomonas*，*Enterococcus* など．
  ESBL 産生菌や Amp-C 型 β ラクタマーゼ産生菌などの多剤耐性菌も考慮する必要がある．

■ER での治療

<抗菌薬>

- 過去の培養結果や治療歴を参考に抗菌薬を選択するのが原則．
- 重症例，経口摂取不能な症例では静注から開始し，状態をみて経口投与に切り替える．
- 治療開始後数日しても改善が認められない場合，腎周囲膿瘍などの合併症を考慮する．

■外来処方例

単純性膀胱炎：
□セファレキシン 500mg 1 日 4 回 3 日間
複雑性膀胱炎：
□セファレキシン 500mg 1 日 4 回 7 日間
前立腺炎：
□レボフロキサシン 500mg 1 日 1 回
　　最低 3 週間（フォロー外来分まで処方）

■入院点滴処方例

腎盂腎炎：
□セフォチアム 2g 静注 1 日 3 回
□セフメタゾール 1g 静注 1 日 3 回±ゲンタマイシン 5mg/kg 静注 1 日 1 回
□メロペネム 1g 静注 1 日 3 回

Memo

🖊 尿中細菌（＋）だが尿中白血球（−）の場合，基本的には治療対象外. ただし，妊婦，泌尿器科的手技前，および小児の場合はこの検査結果でも治療の対象となる.

🖊 ここでは，浦添総合病院での抗菌薬処方例を示した. 選択する抗菌薬は，各施設の抗菌薬感受性などを考慮して選択すること.

前立腺炎：
□セフトリアキソン 1g 1日1回
※レボフロキサシン耐性大腸菌も考慮し，入院時はセフトリアキソンで治療開始.

■**Enterococcus** が起炎菌の場合
・セファロスポリン系は無効. グラム染色でグラム陽性球菌の有無を確認するのが有用！
E. faecalis：
□アンピシリン 2g 1日4回
E. faecium：
□バンコマイシン 1g 1日2回

■STD 性尿道炎（淋菌，クラミジアなど）が疑わしい場合
・グラム染色（グラム陰性双球菌が見えれば淋菌を疑う）もしくは淋菌/クラミジア PCR を提出.
　□セフトリアキソン 1g 静注＋アジスロマイシン 1g 経口 どちらも単回投与

<閉塞機転や膿瘍などの合併症を認める場合>
　尿路結石による尿路閉塞や腎盂膿瘍を認める場合，尿管ステントもしくは経皮的腎瘻造設などによる閉塞解除もしくはドレナージを検討する（→「泌尿器系の救急疾患」の項を参照）.

■ Disposition

・軽症例では抗菌薬処方，水分摂取励行を指導して帰宅可能.
・敗血症が疑われる場合や，高熱，経口摂取不能などの場合は入院.
・急性腎盂腎炎の場合は入院が望ましい. ただし，全身状態が良好で，基礎疾患もない若年であれば外来通院を検討してもよい.

〈参考文献〉
1) JAID/JSC 感染症治療ガイド・ガイドライン作成委員会，編. JAID/JSC 感染症治療ガイドライン 2015 ―尿路感染症・男性性器感染症―
2) 青木　眞. レジデントのための感染症診療マニュアル第3版. 東京：医学書院；2015.
3) Kumar A, et al. Chest. 2009; 136: 1237-48.
4) Gosbel IB, et al. Aust N Z J Med. 1999; 29: 684-92.

第6章
5 ▼ 感染症編

緊急度 😊😊😊😊😊　遭遇度 😊😊😊

5 ▶ 感染症編

④ 皮膚軟部組織感染症
(蜂窩織炎/壊死性軟部組織感染症)
图 栗原　健／图 宮前伸啓

Points

⮞患者背景や身体所見などから、緊急度が高いNSTIを的確に見分けることが重要!

⮞安易に蜂窩織炎の診断に飛びつくのではなく、常にその他の疾患・病態を鑑別に考えて診療にあたること.

⮞NSTIは重症度も緊急度も高い. 疑ったら速やかに外科コンサルト!

■ Introduction

蜂窩織炎は、主に細菌感染による真皮〜皮下脂肪織の炎症を指す. 蜂窩織炎はERで比較的頻繁に遭遇する疾患であり緊急度も高くないが、感染が筋膜まで波及して組織壊死をきたした場合は壊死性筋膜炎となり、速やかに適切な治療が行われなければ致命的となりうる緊急疾患である.

もともと、筋膜が感染の主座のものを壊疽性筋膜炎とよぶが、近年では**筋膜に限定せず、皮下脂肪織や筋肉も含めて組織壊死が起こる病態として壊死性軟部組織感染症** (Necrotizing Soft tissue Infection: NSTI) と表現している. NSTIの中でも、陰部や肛門周囲に生じる壊死性筋膜炎は、フルニエ壊疽 (Fournier's gangrene) として有名.

ERでの診療に限らず、皮膚軟部組織の感染症を疑ったときに最も重要なことは、それが予後良好な蜂窩織炎や丹毒なのか、それともNSTIなどの外科的処置が必要となる重傷感染症かどうかを的確に判断することである.

■ 主訴

発熱, 皮膚の熱感・腫脹・発赤・疼痛など.
(主訴だけでは, 初期のNSTIと蜂窩織炎を判別することはできないことに注意!)

■ General & Vital signs

・Sickな印象, 発熱や敗血症を疑うバイタル異常があるときは積極的にNSTIを疑う.

■ 鑑別診断 [3]

感染性	非感染性
丹毒	深部静脈血栓症, 末梢動脈疾患
骨髄炎	痛風発作, 関節炎・滑膜包炎
褥瘡感染	結節性紅斑, うっ滞性皮膚炎
動物咬傷など	Lipodermatosclerosis (脂肪皮膚硬化症) など

[表1] 皮膚軟部組織感染症の鑑別疾患

- 典型的な蜂窩織炎の所見と一致しない場合，その他の疾患・病態を考える．例えば，両側下腿の蜂窩織炎は稀であり，このような場合は積極的に他の疾患の可能性について検討する必要がある．

■ 問診・診察

問診
- 詳しい現病歴，既往歴，内服歴の聴取．以前に同様の症状があったかも確認．
- **基礎疾患**：糖尿病，腎不全，肝疾患，免疫不全のリスクなどの確認．
- **皮膚関連**：直近の外傷や熱傷，足白癬，リンパ浮腫や静脈うっ滞などのリスク因子．
- 最近の抗菌薬投与の有無や淡水や海水への曝露の有無（抗菌薬選択に重要）．

診察
- 患部の**発赤，腫脹，熱感**は蜂窩織炎を疑う所見
  →血圧低下や皮膚の壊疽があれば NSTI と判断することは容易だが，初期の NSTI では皮膚色調の変化は蜂窩織炎などと区別できないことが多い．
- NSTI では，**皮膚壊疽，握雪感，黒色変化，水疱形成**などが特徴的．
  →初期にはこれらの所見が乏しいことが多く，皮膚所見が乏しいだけで NSTI を除外しないこと！

＜炎症部位と疾患の関係＞

	病巣	特徴
丹毒	表皮 〜真皮浅層レベル	浮腫性紅斑で境界明瞭 Milian's ear sign
蜂窩織炎	真皮深層 〜皮下組織	境界不明瞭な紅斑
壊死性 筋膜炎	皮下組織〜筋膜	水疱，紫斑，血疱，壊死

[表2] 皮膚軟部組織感染症の各疾患の特徴

- Milian's ear sign（＝耳介の発赤）は丹毒に特徴的な所見で，蜂窩織炎との鑑別に有用[4]．
  （→耳介には真皮深層〜皮下組織がなく，蜂窩織炎は起こりえないため．）

Memo

✐初診時に発赤・腫脹部をマーキングし，経時的に発赤や疼痛の範囲，皮膚症状を観察するように心がける．病変部位が急速に拡大する場合は要注意！

✐発熱が主訴の患者は全身の皮膚所見をくまなく探すことが重要！特に，フルニエ壊疽などは注意をして見なければ，容易に見逃してしまう可能性がある．

＜蜂窩織炎・壊死性筋膜炎の鑑別ポイント＞

身体所見	蜂窩織炎	壊死性筋膜炎
皮膚の痛み	強くない	強い
皮膚の色調	発赤，腫脹	灰色への変調あり
皮下気腫	なし	あり
水疱や血疱	なし	あり
正常色の皮膚の安静時痛や圧痛	なし	あり

[表3] 蜂窩織炎と壊死性筋膜炎の鑑別

■検査

・NSTIを疑う場合は敗血症に準じた検査項目をオーダーするのが望ましいが，全身状態の安定している蜂窩織炎では，状態に応じて必要な検査項目を適宜選択する．

・**血液検査**: 血算，生化学，CRP，凝固，乳酸値，血液ガス分析など．

・**血液培養**: 全例で採取する必要はない．よく適応を考えること！

　・NSTIや敗血症が疑われる場合は全例で血液培養を採取．

　・IDSAは蜂窩織炎に対してのルーチンでの血液培養採取は推奨していない．培養検査が推奨されるのは化学療法中，好中球減少，外傷，動物咬傷などの高リスク群に限られている[5]．

　・ただし，単純性蜂窩織炎でも重症化のリスク（糖尿病や免疫不全など）がある患者や，入院患者には血液培養採取を考慮する．

・**画像検査**: 蜂窩織炎では超音波，NSTIではX線もしくはCTが有用！

　・蜂窩織炎では，超音波で皮下組織の肥厚や敷石像（cobble-stone appearance）が見られる．また，液体貯留があれば膿瘍の形成を疑う．

　・NSTIを疑う場合，X線もしくはCTでガス像や筋膜までの炎症の波及の有無を確認．

・**試験切開**: NSTIを強く疑うが判断に迷うときは，局所麻酔下で創部を試験切開し，内部の観察および触診を行う[6]．

　・血流の途絶や変色した脂肪織，混濁した液体（dish water）の貯留はNSTIを強く示唆．

　・筋膜層を指でなぞったとき，組織が抵抗なく剥

Memo

🖉単純性蜂窩織炎では，血液培養陽性率は1.7％と低い．血液培養の適応については，費用対効果の観点からも考慮する必要がある．

🖉画像検索やその他検査のためにNSTIの診断および治療が遅れることのないように迅速に対応する！

離できる(finger test)のも NSTI の所見.

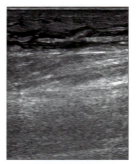

[図 1] 蜂窩織炎の超音波像：皮下組織の浮腫, 肥厚と敷石像(cobble-stone appearance)がみられる.
(Kewal Arunkumar Mistry 先生のご厚意により許可を得て掲載. Radiopaedia.org, rID: 35574)

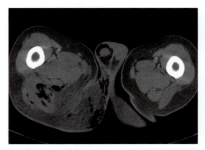

[図 2] フルニエ壊疽
(Chris O'Donnell 先生のご厚意により許可を得て掲載. Radiopaedia.org, rID: 16849)

<修正 LRINEC スコア [7]>
- NSTI と，蜂窩織炎もしくは皮下膿瘍との判別に悩むときに参考となるスコアリング.
- 病歴や身体所見などから，最初から NSTI の可能性が高いと判断する場合，このスコアリングは使用せず，速やかに外科にコンサルトする！

項目	点数	項目	点数
CRP (mg/dL)		痛み	
10 ～ 15	2 点	高度	2 点
≧ 15	4 点	中等度	1 点
WBC(/μL)		体温 (℃)	
15,000 ～ 25,000	1 点	≧ 38	2 点
> 25,000	2 点	37.6 ～ 37.9	1 点
RBC(/μL)		脈拍(/分)	
< 400 万	1 点	≧ 100	1 点
Hb (g/dL)		急性腎不全徴候	
11.0 ～ 13.5	1 点	あり	1 点
< 11	2 点		
Cre (mg/dL)			
> 1.6	2 点		
Fib (mg/dL)			
> 750	2 点		

≧ 8 点	NSTI の可能性が非常に高い. (感度 83%, 特異度 90%. 陽性的中率 80%.)
6 ～ 7 点	NSTI の疑い
≦ 5 点	NSTI の可能性は低い

[表 4] 修正 LRINEC スコア

■ER での治療

① 抗菌薬

＜蜂窩織炎＞

外来 □セファレキシン 500mg 1 日 4 回内服
(外来フォローが必要)

入院 □セファゾリン 2g 8 時間ごと点滴投与
(*S. aureus*, *Streptococcus* 属をカバー)

＜壊死性筋膜炎＞

□メロペネム 1g 8 時間ごと
＋□バンコマイシン 1g 12 時間ごと
＋□クリンダマイシン 900mg 8 時間ごと

＜特殊な配慮が必要な状況＞

基礎疾患あり (糖尿病, 肝・腎疾患, 悪性腫瘍など)

・ MRSA, GNR, 嫌気性菌などを考慮

□アンピシリン/スルバクタム 3g
6 時間ごと

または□バンコマイシン 1g 12 時間ごと

真水・海水への曝露あり

・ 真水は *Aeromonas* 属, 海水は *Vibrio vulnificus* を考慮

□セフトリアキソン 1g 24 時間ごと

または□セフォタキシム　2g　8時間ごと

ヒト・動物咬傷

- ヒトだと嫌気性菌，動物だと *P. multocida* を考慮

  □アモキシシリン　250mg　1日3回内服
  ＋□アモキシシリン/クラブラン酸（オーグメンチン®）　250mg　1日3回内服

眼窩蜂窩織炎・眼窩周囲蜂窩織炎

- 眼窩蜂窩織炎は眼科緊急疾患！　直ちに眼科コンサルト！　(→「眼科救急疾患」の項目参照)

  □セフトリアキソン　2g　24時間ごと
  または□セフォタキシム　2g　8時間ごと

② 外科的処置，高圧酸素療法

- NSTI では，緊急で外科的デブリドマンが最も重要！　迅速に外科にコンサルト.
- 蜂窩織炎に皮下膿瘍を形成している場合は，切開排膿を検討.
- 高圧酸素療法は，ガス壊疽やフルニエ壊疽での有用性が報告されている[8].

■ Disposition

- 軽症の蜂窩織炎で，内服可能であれば，抗菌薬と解熱鎮痛剤を処方して帰宅.
- NSTI は全例入院であり，集学的加療が必要となることが多い.
- 患者の基礎疾患や生活環境を考慮して，総合的に入院適応を判断する.

〈参考文献〉
1) Daum RS. N Engl J Med. 2007; 357: 380-90.
2) Stevens DL, et al. Clin Infect Dis. 2014; 59: e10-52.
3) Bruce AJ, et al. J Am Acad Dermatol. 2002; 46: 187-92.
4) Sugimoto H, et al. IDCases. 2018; 14: e00449.
5) Stevens DL, et al. Clin Infect Dis. 2014; 59: e10-52.
6) Clark R. BMJ. 2005; 330: 830.
7) Borschitz T, et al. PLoS One. 2015; 10: e0132775.
8) Shaw JJ, et al. Surg Infect (Larchmt). 2014; 15: 328-35.
9) Moran GJ, et al. JAMA. 2017; 317: 2088-96.

Memo

- 自施設のアンチバイオグラムを参考にしながら抗菌薬を選択することが望ましい.
- 腎機能に関わらず，抗菌薬初期投与量に変更はない.
- 単純性蜂窩織炎におけるルーチンの MRSA カバーは，CEX 単剤療法と比較しても効果が変わらないとの報告[9]があり，ルーチンの MRSA カバーは必要ない.

緊急度 😊😊😊😊😊　遭遇度 😊😊😊😊

5 ▶ 感染症編
⑤ 髄膜炎

圏 廣畑俊和 / 圍 宮前伸啓

Points

➡まずは病歴と身体所見から、総合的に髄膜炎の可能性を判断する。

➡髄膜炎を疑ったら、速やかに腰椎穿刺を行い、抗菌薬治療を開始！

➡時間がかかるようなら（≧1時間）、検査はスキップしてすぐに抗菌薬治療を始める！

■ Introduction

髄膜炎は大きく、細菌性、ウイルス性、結核性、真菌性、癌性などに分類される。中でも、細菌性髄膜炎は重篤で急速に進行し、診断の遅れが死につながる重症感染症の一つである。髄液検査が確定診断となるため、**髄膜炎を疑ったら速やかに腰椎穿刺を施行する必要があるが、検査のために治療開始が遅れることがあってはならない。**

細菌性髄膜炎の致死率は 20％前後とされ、特に高齢者、入院時の意識障害、髄液細胞数低値（≦ 1,000mm³）、肺炎球菌などが予後不良因子とされる。また、生存者の 30％になんらかの後遺症を認めるため、患者や家族への説明が大切となる。

■ 主訴

頭痛、発熱、嘔吐、意識障害など。進行すると痙攣を伴うこともあり、その場合は死亡率が有意に高い。

■ General & Vital signs

発熱や意識障害などがみられ、細菌性髄膜炎ではパッと見て重篤な印象の場合が多い。

■ 鑑別診断

- 一次性頭痛、てんかん、頸椎疾患、自己免疫疾患（SLE、サルコイドーシス）など。
- 脳炎（ウイルス性脳炎, 傍腫瘍性辺縁系脳炎など）、脳症（インフルエンザ脳症など）、脳膿瘍、硬膜下膿瘍、感染性血栓性静脈炎などの他、発熱をきたす疾患全般との鑑別が必要。
- 意識障害があれば、「Dの異常へのアプローチ」を参照。

■ 問診・診察

問診
- 「**頭痛**」＋「**発熱**」は髄膜炎を疑う重要な訴え。
- 現病歴および既往歴、随伴症状などを丁寧に確認。
  →細菌性では「発熱」＋「項部硬直」＋「意識障害」の古典的な三徴を伴うのは 44％程度しか

ないが，ほとんどの症例で頭痛を伴う．また，肺炎球菌性髄膜炎では 25％に先行感染（中耳炎，副鼻腔炎など）がある．

→病歴や身体所見から細菌性とウイルス性を鑑別することは困難だが，24 時間以内（多くは 12 時間以内）に急性に増悪する場合は細菌性髄膜炎を考える．

→ウイルス性では細菌性と同様に急性発症であるが，症状は軽微で，**筋肉痛や倦怠感，食欲低下などの全身症状が先行する**ことが多い．

→症状が 1 週間以上続くケースでは，亜急性〜慢性の結核性，真菌性，癌性を疑う．

・必ず，最近の内服歴や抗菌薬使用歴を確認

→解熱鎮痛薬や，既に投与された抗菌薬などで症状が不顕在化していることもあるので注意が必要．

診察

・髄膜刺激症状（項部硬直，Kernig 徴候，Brudzinski 徴候）の確認．

→特異度はまずまずだが，感度は低い[1]．**髄膜刺激症状がなくても髄膜炎は否定できない！**

	項部硬直	Kernig 徴候	Brudzinski 徴候
陽性所見	頭部を前屈させると痛みが誘発され，顎を胸につけることができない	股関節と膝関節を 90° 屈曲させ，徐々に膝関節を伸展させたとき，135° 以上に伸展できない	頭部を受動的に屈曲させると，両股関節・ひざ関節が屈曲する
感度	13.0〜42.9%	2.0〜25%	2.0〜11.1%
特異度	68.0〜100%	75.2〜100%	93.4〜98%

[図 1] **髄膜刺激症状の診察**

・神経局所徴候および脳神経麻痺の確認（→失語，片麻痺，四肢麻痺などが生じうる）．

・四肢の点状出血，出血斑は髄膜炎菌で有名だが，インフルエンザ桿菌や肺炎球菌でもみられる．

■検査

・髄膜炎（特に細菌性髄膜炎）を疑った場合，すみ

やかに髄液検査を行い，抗菌薬治療を開始する必要がある．ただし，**検査を行うことで治療開始が1時間以上遅れるようであれば，検査を待たず抗菌薬治療を開始する！**

<u>検査手順</u>
① 血液検査と血液培養：血算，生化学，凝固系
② 頭部CT：適応があれば（図2参照），腰椎穿刺の前に施行（全例で行う必要はない！）．
③ 髄液検査：細胞数，糖，蛋白，グラム染色，HSV PCRなど．
④ その他：尿中肺炎球菌抗原検査も有用．熱源がはっきりしない場合，尿検査や胸部X線などを追加．

Memo

🖉 グラム染色は簡易で速やかに結果が得られる検査であり，髄膜炎を疑うすべての患者に推奨される（「グラム染色」の項目参照）．

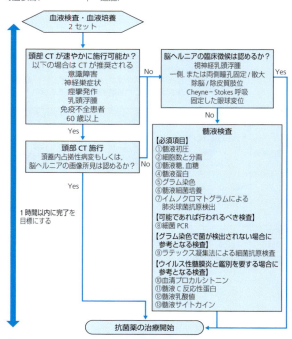

[図2] **臨床症状より細菌性髄膜炎が疑われた場合の検査手順**
〔日本神経学会, 他編. 細菌性髄膜炎診療ガイドライン（2014年改訂版）．南江堂より〕

<髄液検査による髄膜炎の鑑別診断>

	正常		細菌性	ウイルス性	結核性
	成人 小児	乳児			
髄液初圧 (mmH$_2$O)	50〜180	100	>180	<180	>180
細胞数 (/mm^3)	≦5	≦8	1,000〜 5,000	100〜 1,000	25〜 500
多形核球比率 (%)	0	60	≧80	0 (単核球優位)	<50
髄液糖 (mg/dL)	45〜80	34〜119	≦40	正常域	≦40
髄液蛋白 (mg/dL)	≦45	20〜170	100〜 500	50〜100	>50

［表1］ 髄液検査所見

<細菌性髄膜炎の起炎菌>
(→ 「グラム染色」の項目も参照)

年齢	起炎菌
1カ月未満	B群溶血性連鎖球菌（GBS），大腸菌
1〜3カ月	GBS
4カ月〜5歳	インフルエンザ桿菌，肺炎球菌， リステリア菌 髄膜炎菌，レンサ球菌など
6〜49歳	肺炎球菌（約60〜70%） インフルエンザ菌（約10%）
50歳以上	肺炎球菌，インフルエンザ菌，GBS リステリア，緑膿菌など

［表2］ 年齢層別にみる好発起炎菌

■ER での治療

① 抗菌薬

・初期治療では経験的抗菌薬治療を開始する.
・腎機能正常であれば，以下の抗菌薬が標準選択となる.
　　□セフトリアキソン　2g　1日2回
　＋□バンコマイシン　1g　1日2回
　±□アンピシリン　2g　1日4回
・乳幼児，50歳以上，および免疫不全患者には，リステリアをカバーするためにアンピシリンが必

② 抗ウイルス薬
- 初期から意識障害や精神症状を認め，ヘルペス脳炎も考慮する場合に検討．
  □アシクロビル（ゾビラックス®）
  　10mg/kg　1日3回
③ ステロイド
- 現時点で，ステロイド併用治療の効果のエビデンスが示されているのは**肺炎球菌が原因菌の場合のみ**だが，日本のガイドラインでは，新生児を除く乳幼児・学童および成人に対して，**抗菌薬投与直前（抗菌薬初回投与10～20分前）の副腎皮質ステロイドの投与**が推奨されている．
  □デキサメタゾン（デキサート®）
  　0.15mg/kg　1日4回

<その他の髄膜炎，脳炎，脳症>
- **ウイルス性髄膜炎**：全身状態は比較的良好なことが多く，対症療法のみで軽快するが，ヘルペス脳炎などが否定できるまで，アシクロビル投与を行うことが多い．
- **ヘルペス脳炎**：辺縁系脳炎の代表疾患．日本の急性ウイルス性脳炎の中でも最も頻度が高い．MRIで側頭葉，島回，帯状回などに浮腫や造影効果を伴う病巣を認める．HSV PCR による診断が可能であるが，時間がかかるため，**疑った場合にはアシクロビル投与を行う．**
- **結核性髄膜炎**：抗結核薬（イソニアジド，リファンピシンなど）による治療．
- **真菌性髄膜炎**：アムホテリシンB などによる治療．

■ Disposition

髄膜炎が疑われれば，原則として全例入院．

〈参考文献〉
　1）日本神経学会，他編．細菌性髄膜炎診療ガイドライン（2014年改訂版）．東京：南江堂；2014．

緊急度 😊😊😊😊😊　遭遇度 😊😊

5 ▶ 感染症編
⑥ 感染性心内膜炎

〔著〕廣畑俊和 / 〔責〕宮前伸啓

Points

⮕ 不明熱や非特異的な症状で受診することも多く，まずは感染性心内膜炎を疑うことが大切！

⮕ 全身の丁寧な診察を心がけ，特徴的な所見を見逃さないように心がける．

⮕ 急速に症状が悪化する急性心内膜炎では，迅速に抗菌薬治療を開始！

⮕ 心不全を呈する感染性心内膜炎では，手術適応となる可能性もある．

■ Introduction

感染性心内膜炎（Infectious Endocarditis: IE）は，弁を含む心内膜の感染症．発熱，菌血症，感染性動脈瘤，血管塞栓（脳，冠動脈，腎，末梢動脈など）など，様々な臨床症状を呈し，不明熱の鑑別としても重要．

IE は，数日間で急速に進行する急性細菌性心内膜炎（Acute Bacterial Endocarditis: ABE）と，数週間から数カ月かけて緩徐に進行する亜急性細菌性心内膜炎（Subacute Bacterial Endocarditis: SBE）で臨床経過が異なる．一般的に全体の約 8 割の症例で弁膜症や先天性心疾患，ペースメーカー留置，心筋症，冠動脈疾患などの心基礎疾患を認める．

診断には「Duke 臨床的診断基準」が用いられるが，ER での経食道心エコーや血液培養の判定は難しく，**まずは病歴や身体診察から IE を疑うことが大切**．

■ 主訴

発熱（90％近くの患者で認める），倦怠感，食思不振，体重減少，寝汗，頭痛，呼吸困難，腹痛，関節痛，筋肉痛など．

ABE は重症感があり，発熱を伴う急性の心不全徴候を呈することもある．一方，SBE は発熱，倦怠感，体重減少など非特異的な症状が多い．

■ General & Vital signs

ほとんどの患者で発熱を認める．

心不全や脳塞栓症などの合併がある場合，発熱を伴う SpO_2 の低下，頻呼吸，頻脈，神経学的異常所見などがみられることもある．

■ 鑑別診断

発熱を伴うその他の疾患全般との鑑別が必要．

■ 問診・診察

問診：詳しい現病歴および既往歴が診断への鍵！
・ 既往歴：心疾患の既往，弁置換術の有無，免疫不全をきたす疾患，菌血症の原因となりうる最近の

処置（歯科治療，透析，血管カテーテル挿入など）やエピソードの有無.
- **薬剤歴**: 直近の抗菌薬使用歴があれば，血液培養が陰性となることもあるので注意.
- **社会歴**: 静脈注射を用いた薬物の使用歴など.
- **発熱の経過**: ABE であれば，突然発症で経過の短い高熱での受診が多い．SBE であれば，長引く微熱での受診が多い.
- **随伴症状**: 側背部痛（→腎塞栓，脾塞栓），腹痛（→腸間膜動脈塞栓），脳梗塞様症状（→中大脳動脈や多発性の脳塞栓）など

診察
- **心雑音**: 新たに出現した，**逆流性心雑音**が特徴的（僧帽弁逸脱症が最多！）.
- **末梢塞栓所見**: IE に特徴的な，小さな末梢動脈の塞栓症状を見逃さない！

Memo

🖊教科書的には，抜歯などの歯科治療が IE の誘因として有名だが，実際には歯科治療以外にも，大腸内視鏡や透析，ペースメーカーや血管カテーテルの挿入など，菌血症をきたしうる様々な処置や手技が誘因となりうる.

末梢塞栓所見	
Osler 結節	指尖部の赤〜紫色の**有痛性**皮下結節.
爪下線状出血	指先の爪下の線状出血 (Splinter hemorrhage).
Janeway 発疹	手掌・足底の**無痛性**紅斑．塞栓による点状出血.
Roth 斑	網膜の出血斑．眼底の出血性梗塞で，中心部が白色に見える.

[表 1] IE を示唆する身体所見の例

■ 検査

- **血液検査**: 血算，生化学，凝固系
- **血液培養**: 抗菌薬投与前に血液培養 3 セットを採取（24 時間以内）.
  - 状態が安定していれば，血液培養採取や抗菌薬治療を急ぐ必要はない.
  - 黄色ブドウ球菌やレンサ球菌などによる急性心内膜炎では，全身状態が急速に悪化することが多く，3 セットの採取を 1 〜 2 時間のうちに 15 〜 30 分間隔で行い，想定される起炎菌に基づいて抗菌薬投与を開始する.
- **心エコー**: 経胸壁心エコー（TTE）と経食道心エコー（TEE）
  - 弁尖や壁心内膜に付着した疣贅，弁周囲膿瘍，弁の破壊所見（弁瘤や弁穿孔，新規の弁逆流）

の有無を確認.
  - ER では，非侵襲的で繰り返し行える TTE を行い，疣贅の有無や弁膜症の有無，心機能の評価を行う.
- **心電図**: 新規の房室ブロックや脚ブロックは，弁周囲膿瘍形成を疑う所見.
- **その他**: 症状や身体所見，検査結果などから塞栓症を疑う所見があれば，頭部 MRI や胸腹部 CT（単純・造影）なども検討する.

<感染性心内膜炎の起炎菌>

関連する領域や事項	頻度の高い分離菌
小児	*Staphylococcus aureus*，VGS，CNS，腸球菌，*Streptococcus pneumoniae*
自己弁	VGS，*Staphylococcus aureus*，CNS，腸球菌，他のレンサ球菌
人工弁	CNS，*Staphylococcus aureus*，VGS，腸球菌，*Streptococcus bovis*
先天性心疾患	VGS，*Staphylococcus aureus*，CNS，*Streptococcus bovis*，腸球菌
医療関連	*Staphylococcus aureus*，腸球菌，VGS，CNS，*Streptococcus bovis*
透析	*Staphylococcus aureus*，CNS，腸球菌，VGS，*Pseudomonas aeruginosa*
薬物注射	*Staphylococcus aureus*，VGS，CNS，腸球菌，*Candida albicans*

IE: 感染性心内膜炎　VGS: 緑色レンサ球菌
CNS: コアグラーゼ陰性ブドウ球菌

[表 2] IE 発症に関連する事項と頻度の高い分離菌

[日本循環器学会，他．感染性心内膜炎の予防と治療に関するガイドライン（2017 年改訂版）http://j-circ.or.jp/guideline/pdf/JCS2017_nakatani_h.pdf（2019年 9 月閲覧）より引用]

- IE の 83％は**グラム陽性球菌**で，血液培養が陰性となりやすい HACEK（*Haemophilus*，*Aggregatibacter*，*Cardiobacterium*，*Eikenella corrodens*，*Kingella*）は 1 ～ 2％ほどといわれる[3].

Memo

✎直近の抗菌薬使用歴があれば，血液培養陽性率が 35 ～ 40％まで低下する．**血液培養が陰性だからと言って，IE は否定できないことに注意！**

✎経胸壁心エコーの IE の検出感度は 60％程度だが，経食道心エコーは感度 95％，特異度 97％と非常に診断精度が高い[2]．ただし，病初期には疣贅が小さく，陰性と判断しかねる場合もあるため，臨床経過から IE を疑うなら 7 ～ 10日後の再検が必要.

【確診】
病理学的基準
(1) 培養，または疣腫，塞栓を起こした疣腫，心内膿瘍の組織検査により病原微生物が検出されること，または
(2) 疣腫や心内膿瘍において組織学的に活動性心内膜炎が証明されること
臨床的基準 a)
(1) 大基準 2 つ，または
(2) 大基準 1 つおよび小基準 3 つ，または
(3) 小基準 5 つ

【可能性】
(1) 大基準 1 つおよび小基準 1 つ，または
(2) 小基準 3 つ

【否定的】
(1) IE 症状を説明する別の確実な診断，または
(2) IE 症状が 4 日以内の抗菌薬投与により消退，または
(3) 4 日以内の抗菌薬投与後の手術時または剖検時に IE の病理学的所見を認めない，または
(4) 上記「可能性」基準にあてはまらない

a) 基準の定義

[大基準]
- IE を裏づける血液培養陽性
  ▶ 2 回の血液培養で IE に典型的な以下の病原微生物のいずれかが認められた場合
    ・*Streptococcus viridans*，*Streptococcus bovis* (*Streptococcus gallo-lytics*)，HACEK グループ，*Staphylococcus aureus*，または他に感染巣がない状況での市中感染型 *Enterococcus*
  ▶ 血液培養が IE に矛盾しない病原微生物で持続的に陽性
    ・12 時間以上間隔をあけて採取した血液検体の培養が 2 回以上陽性，または
    ・3 回の血液培養のすべて，または 4 回以上施行した血液培養の大半が陽性（最初と最後の採血間隔が 1 時間以上あいていること）
  ▶ 1 回の血液培養でも *Coxiella burnetti* が検出された場合，または抗 I 相菌 IgG 抗体価 800 倍以上
- 心内膜障害所見
  ▶ IE の心エコー図所見（人工弁置換術後，IE 可能性例，弁輪部膿瘍合併例では TEE が推奨される．その他の例ではまず TTE を行う）．
    ・弁あるいはその支持組織の上，または逆流ジェット通路，または人工物の上にみられる解剖学的に説明のできない振動性の心臓内腫瘤，または
    ・膿瘍，または
    ・人工弁の新たな部分的裂開
  ▶ 新規の弁逆流（既存の雑音の悪化または変化のみでは十分でない）

[小基準]
- 素因：素因となる心疾患または静注薬物常用
- 発熱：38.0℃以上
- 血管現象：主要血管塞栓，敗血症性梗塞，感染性動脈瘤，頭蓋内出血，眼球結膜出血，Janeway 発疹
- 免疫学的現象：糸球体腎炎，Osler 結節，Roth 斑，リウマチ因子
- 微生物学的現象：血液培養陽性であるが上記の大基準を満たさない場合 b)，または IE として矛盾のない活動性炎症の血清学的証拠
  b) コアグラーゼ陰性ブドウ球菌や IE の原因菌とならない病原微生物が 1 回のみ検出された場合は除く

TEE: 経食道心エコー図　TTE: 経胸壁エコー図

[表3] IE の診断基準（修正 Duke 診断基準）
〔日本循環器学会，他．感染性心内膜炎の予防と治療のガイドライン（2017 年改訂版）より〕

■ ER での治療

① 抗菌薬
- 全身状態が安定している場合，血液培養結果を待って抗菌薬治療を開始してもよい.
- 全身状態不良例，急速に病状が悪化する急性心内膜炎（黄色ブドウ球菌，肺炎球菌，A 群β溶連菌，淋菌などが起炎菌のこと多い）では，培養結果を待たず，速やかに抗菌薬治療を開始する.
- エンピリカルな抗菌薬治療の選択は，発症経過，市中発症か院内発症か，人工弁か自己弁か，重症度や患者背景などによって変わる（統一された推奨は存在しない）.

＜経験的抗菌薬選択例＞
自己弁：□バンコマイシン　15 ～ 30mg/kg
　　　　　　　　1 日 2 回
　　　　＋□ゲンタマイシン　2 ～ 3mg/kg
　　　　　　　　1 日 1 回
人工弁：上記の自己弁の抗菌薬に加えて，
　　　　＋□リファンピシン　450 ～ 600mg/日
　　　　　　　　1 日 1 ～ 2 回に分けて投与
　　　　±□セフトリアキソン　2g　1 日 2 回
　　　　　　　　（HACEK をカバー）

② 手術
- 心不全，難治性感染症，塞栓症予防，脳血管障害合併時などの場合は手術適応となりうる.
- 特に，急性の高度弁機能不全，または瘻孔形成による難治性肺水腫・心原性ショックをきたしている症例では，緊急手術（24 時間以内）が推奨される [4].
- IE と診断した時点で，心臓血管外科にもコンサルトを行うのが望ましい.

③ 合併症の治療
脳塞栓症や全身塞栓症を合併していれば，それらの治療も並行して行う.

■ Disposition

原則として入院.

Memo
✐IE は長期的な抗菌薬治療が必要となるため，できるだけ起炎菌にのみ有効でスペクトラムの狭い抗菌薬を選択することが望ましい.

〈参考文献〉
1) Nakatani S, et al. Circ J. 2003; 67: 901-5.
2) Evangelista A, et al. Heart. 2004; 90: 614-7.
3) Cahill TJ, et al. Lancet. 2016; 387: 882-93.
4) 日本循環器学会，他. 感染性心内膜炎の予防と治療のガイドライン（2017 年改訂版）.
5) 青木　眞. レジデントのための感染症診療マニュアル第 3 版（2015）. 東京: 医学書院; 2015.

6 ▶ 腎・泌尿器系疾患/電解質異常編
① 急性腎障害

圏 前住忠秀／園 山内素直

■ Introduction

急性腎不全（Acute Renal Failure: ARF）の定義や診断基準には統一されたものはないが，国際的に統一した ARF の定義を確立するため，急性腎障害（Acute Kidney Injury: AKI）という概念が誕生した（injury を「傷害」と訳すこともある）．疾患スペクトラムをみてもわかるように，AKI は様々な疾患や症候群により引き起こされる．ER では，腎前性，腎性，腎後性に分けてその原因検索を進めていく．

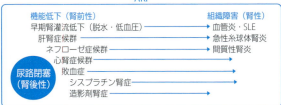

[図 1] AKI の疾患スペクトラム

定義	1. ΔsCr ≧ 0.3mg/dL（48 時間以内） 2. sCr の基礎値から 1.5 倍上昇（7 日以内） 3. 尿量 0.5mL/kg/hr 以下が 6 時間以上持続

注）
・ΔsCr: ベースラインの Cr 値からの変化量
・定義 1〜3 の 1 つを満たせば AKI と診断する．
・sCr と尿量による重症度分類では重症度の高いほうを採択する．

[表 1] KDIGO 診療ガイドラインによる AKI 診断基準

■ 主訴

食思不振，嘔気，神経症状などの尿毒症状や浮腫など，非特異的な症状が中心．採血検査で偶発的に発見されることもある．

■ General & Vital signs

バイタルサインは非特異的．尿量低下を認めるこ

ともある.

■ 鑑別診断

敗血症, 慢性腎臓病 (Chronic Kidney Disease: CKD), 心不全, 横紋筋融解症, 薬物中毒, その他代謝性疾患など.

■ 問診・診察

- 現病歴: 脱水や低血圧が起こるような状況の聴取
- 既往歴: 糖尿病や高血圧の罹病期間が長ければ, ベースに CKD がある可能性を考慮.
- 薬歴: 非ステロイド性抗炎症薬, 市販薬, サプリメント, ビタミン D 製剤の服用歴など.
- 尿量: 最近の尿量の変化も急性か慢性かの鑑別に重要 (夜間尿が元々多い→慢性, 尿量が減少してきた→急性).

  尿毒症で羽ばたき振戦が認められることもあるが, これは肝性脳症など他の疾患でもみられる非特異的な所見であることに注意.

■ 検査

- 血液検査: 血算, 生化学, 血液ガス
- 尿検査: 尿一般・沈渣
- 腎エコー: 水腎症の有無の確認 (→腎後性 AKI の確認), および急性と慢性の鑑別に非常に有用.

  一般に慢性腎臓病では腎萎縮 (腎の長径 ≤ 9cm) がみられるが, 急性腎障害では腎のサイズは正常か腫大 (≥ 10cm) する.

■ AKI の鑑別の進め方

① 腎後性 AKI の除外

- AKI を疑った場合, まず画像検査 (特に腎エコー) によって水腎症を認めるかどうかで腎後性 AKI を除外することが重要.
- ただし, 上部尿路閉塞があっても, 両側の閉塞, もしくは片側の閉塞で対側腎に腎機能障害がある場合でなければ, 高度の腎障害は起こさないことに注意.

② 腎前性 AKI の除外

- 腎前性 AKI と腎性 AKI の鑑別には尿浸透圧, ナトリウム排泄分画 (FE$_{Na}$ = 尿中 Na/血清 Na ÷ 尿中 Cr/血清 Cr), 尿素窒素排泄分画 (FE$_{UN}$), 尿沈渣所見が用いられる (表 2).

Memo

⊘高度の慢性腎臓病でも腎サイズが保たれる疾患は糖尿病, アミロイドーシス, 多発性嚢胞腎など.

- ただし絶対的な検査ではないため，病歴や治療経過での反応や尿量が大切．

	腎前性	腎性
尿浸透圧（mOsm/kg・H$_2$O）	> 500	< 350
比重	> 1.020	1.010 ～ 1.012
尿 Na（mEq/L）	< 20	> 40
FE$_{Na}$（fractional excretion of sodium，%）	< 1	> 2
FE$_{UN}$（%）	< 35	> 35
BUN/Cr	> 20	10 ～ 20
尿所見	軽微	Muddy brown casts

[表 2] 腎前性および腎性の鑑別に有用な検査所見

Memo

✎総合感冒薬による急性腎障害は多い．一般的に処方されているペレックス®1包はサリチルアミド270mg，クロルフェニラミンマレイン酸塩3mgが成分に含まれており，サリチルアミドというNSAIDsを含有している．普段は腎機能障害を気にしてNSAIDsを慎重に処方している医師も，総合感冒薬を気楽に処方している傾向があり，処方する薬剤の成分にまで気を配ることが大切．また，抗ヒスタミン薬であるクロルフェニラミンマレイン酸塩には抗コリン作用があり緑内障や前立腺肥大など下部尿路閉塞疾患がある患者には禁忌である．

---

③ 腎性 AKI の原因を検討

- 障害部位を推測し，急性糸球体腎炎（Acute Glomerulonephritis: AGN），急性間質性腎炎（Acute Interstitial Nephritis: AIN），急性尿細管壊死（Acute Tubular Necrosis: ATN）を鑑別する．
- 尿沈渣検査において糸球体性血尿（変形赤血球）や円柱（赤血球円柱や顆粒円柱など）を認めると**急性糸球体腎炎**が示唆される．→腎生検が必要になることがある．尿検査を何度か行いつつ，早急に腎臓内科コンサルト（腎生検の手技は侵襲的な検査であるため，行うべきか腎臓内科専門医による慎重な判断が要求される）．
- 原因と思われる薬剤投与後 2 ～ 3 週間後に発熱，皮疹などの症状や血中好酸球増加，尿中好酸球陽性を認める場合，**急性間質性腎炎**が示唆される．→自然経過で改善することが多い．遷延する場合は，腎臓内科コンサルト．ステロイド加療が必要となることもある．
- **急性尿細管壊死**が狭義の AKI．顆粒円柱（Muddy brown cast）の存在は ATN を示唆する．尿量・血圧をみながら経過を追う．→一時的に血液透析が必要であるが腎機能，尿量などが検討する．現時点で早期の血液透析導入は推奨されていない（ただし，どの時点を早期・晩期とするかは不明確である）．

CKD へ移行していくようであれば腎臓内科コンサルトとし，専門外来でのフォローが必要である．

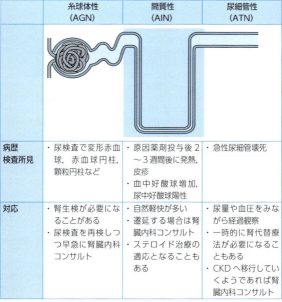

[図2] 腎性 AKI における障害部位による分類

■ER での治療

① 緊急透析の適応があるか判断
- 循環動態が不安定であれば持続的腎代替療法（CRRT）を考慮.

【緊急透析の絶対適応】 AIUEO で覚える！

A: Acidosis（代謝性アシドーシス）
　pH < 7.2 の高度なアシデミアで循環動態が不安定な症例では, アシデミアの改善により循環動態など全身状態の安定が得られる可能性がある（メイロンの投与は Na の過剰負荷となるため基本的には推奨しない）.

I: Intoxication（薬物中毒: リチウム, エチレングリコール, サリチル酸など）
　明らかな薬物中毒の病歴があれば疑いやすいが, 多くの場合は意識障害を伴っており診断に難

渋することが多い.

U: Uremia（尿毒症）

意識障害の原因が尿毒症によるものかどうかの判断は困難なことが多く, 多くは除外診断. 尿毒症による心外膜炎, 中枢神経症状が出現しているときには透析を考慮.

E: Electrolyte abnormality（電解質異常）

心電図変化を伴う高カリウム血症を認める場合. 乏尿や無尿患者では血液透析の施行を考慮する必要があるが, 透析の準備に時間がかかるので, 並行してグルコン酸カルシウムや GI 療法などの治療も行う（「高カリウム血症」の項目参照）.

O: Overload（体液過剰）

肺水腫, 大量の胸水, 著明な浮腫がある場合はフロセミド 40 ～ 80mg 静注（腎不全が高度の場合は 100 ～ 200mg 静注することも）. 利尿薬に反応が乏しい場合は透析にて除水が必要. 全身状態が不安定であれば, いつまでも利尿薬の反応を待たず, 早急に透析の準備をする.

② **AKI の原因に基づいて治療方針を決定（透析の適応がない場合）**

・AKI の原因に応じて, 適切な治療を選択する. 例えば, 腎前性であれば輸液や輸血, 腎後性であれば閉塞機転の解除（尿道カテーテル挿入, 尿管ステント挿入, 腎瘻造設）など.

・必要に応じて, 腎臓内科に相談する.

＜輸液について＞

・腎前性 AKI と診断した場合は輸液を行いながら, 尿量が数時間でどのように推移していくか入院後も予測しながら検討していく.

・脱水が細胞外液量減少（volume depletion, hypovolemia）であるのか細胞内脱水（dehydration）であるのかも輸液の選択において重要. 細胞外液量減少と判断した場合は細胞外液の選択を, 細胞内脱水と判断した場合は 1 号液もしくは 5％ブドウ糖液を選択.

・心機能や肺機能が輸液量に耐えられるかどうかの判断も重要.

Memo

🖉Cl が多い生理食塩水は AKI と関連があるとされている. 生理食塩水は, 代謝性アシドーシスを助長するだけでなく AKI, さらには腎代替療法との関連も指摘されている. しかし一方では, そういった関連はないとする報告もあり, 未だ議論の余地が残るトピックである. 現時点では, 各施設の方針に基づいて輸液の種類を選択するのが現実的.

■ Disposition

病歴がはっきりしている，脱水が原因の腎前性AKIでは帰宅を考慮してもよい．しかし，基本的には入院で経過をみるのが無難．AKIはCKDのリスクでもあるため，退院後は腎臓内科外来でのフォローが望ましい．

〈参考文献〉
1) AKI診療ガイドライン作成委員会，編．AKI診療ガイドライン2016.
2) KDIGO Clinical Practice Guideline for Acute Kidney Injury.
3) Yunos NM, et al. JAMA. 2012; 308(15): 1566-72.
4) Young P, et al. JAMA. 2015; 314(16): 1701-10.
5) Gaudry S, et al. N Engl J Med. 2016; 122-33.
6) Yang XM, et al. BMC Nephrology. 2017; 18: 264.

緊急度 😊😊　遭遇度 😊😊😊😊

6 ▶ 腎・泌尿器系疾患／電解質異常編
② 高ナトリウム血症

圏 野波啓樹／眞 上原正弘

Points

⚫高 Na 血症は適切な飲水行動の行えない高齢者や小児で起こりやすい.

⚫身体所見，尿量，濃縮尿の有無などから細胞外液量を評価して原因検索を行う.

⚫治療方針に直結するため，細胞外液量の把握が重要.

⚫補正速度などに注意しながら低張液を用いて緩徐に自由水を補充する.

⚫頻脈や低血圧など細胞外液量の低下に伴う高 Na 血症では細胞外液を補充する.

■ Introduction

　一般的に，血清 Na > 145mEq/L の状態を指す. 頭痛や倦怠感などの症状を呈するが，非特異的な症状で来院したり，無症状であることも多い. 高 Na 血症は多くの場合，水の喪失（摂取量の低下あるいは喪失量の増加）により起こり，塩分摂取の増加により生じるものは稀である. 身体が高 Na 血症に傾くと，健常人であれば口渇中枢刺激を介して飲水が行われ自然に補正される. しかし，そのような適切な飲水行動を行えない高齢者や小児は高 Na 血症のハイリスク群となる.

■ 主訴

　頭痛，倦怠感・脱力感，意識障害，昏睡，痙攣など. 高齢者の非特異的な訴えや症状では高 Na 血症を含む電解質異常を考える. 無症状の場合もあり，偶発的に発見されることも多い.

■ General & Vital signs

　重症度や，急性か慢性かによって様々. 細胞外液量が減少している場合は頻脈や起立性低血圧を認める.

■ 鑑別診断

　その他の電解質異常，尿崩症，アルコール，低/高血糖，尿毒症，感染症，てんかん，薬剤性など.

■ 問診・診察

問診
・現病歴：急性（≦ 48 時間）か慢性（> 48 時間）か，発症様式は突然か緩徐か，患者背景（適切な飲水行動が可能か，塩分過剰摂取の有無など），下痢や嘔吐症状，炎天下での作業，排尿回数や排尿量，濃縮尿，普段の血圧との差など.
・内服薬：マンニトール，リチウムなど.
・既往歴：頭蓋内病変，外傷，脳外科手術.

診察
　口腔内や腋窩の乾燥，眼球陥没，皮膚ツルゴール

Memo

🖉 FE$_{UN}$ (Fractional Excretion of Urea)
脱水の評価として，FE$_{Na}$ (Fractional Excretion of Sodium) を一般に使用するが，利尿薬内服患者ではFE$_{Na}$が高値となりやすいため，FE$_{UN}$で評価する．FE$_{UN}$の基準値は55～65%であり，35%以下で細胞外液量減少の可能性ありと判断する．

低下，頸静脈圧，表在静脈の張り具合，下大静脈径，下肢浮腫，腱反射亢進の有無，tilt test など．

■ ER での検査

- 血液検査：血算，生化学，血清浸透圧，血糖，総蛋白，中性脂肪，甲状腺ホルモン（TSH, free T4），コルチゾール，ACTH.
- 尿検査：尿 Na，尿 K，尿 Cl，尿 Cre，尿 BUN，尿浸透圧．
- 胸部 X 線：心不全徴候の有無．
- 心エコー：心機能，循環血漿量評価（例：下大静脈径）など．
- 腹部エコー：肝疾患，腎疾患の精査．
- 頭部 CT/MRI：意識障害をきたしている場合，頭蓋内病変の精査．
- その他：副腎機能，血中 ADH など（基本的に入院後に精査）．

■ 高 Na 血症の原因鑑別フローチャート

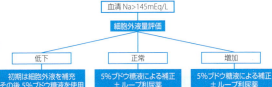

[図1] 高 Na 血症の原因鑑別フローチャート
(Braun MM, et al. Am Fam Physician. 2015; 91: 299-307 より改変)

■ ER での治療

■ 細胞外液量低下時（バイタル異常を伴う時）
- 低血圧や頻脈などバイタルの異常を認める場合は細胞外液補充の適応．
- まずは循環動態の安定化を目指して補液を開始する．

■ 細胞外液量正常もしくは増加時（または低下時の外液による補正後）

Points

総水分量
除脂肪体重×係数（男性 0.5, 女性 0.4）

不足水分量
{([血清 Na 濃度]－140)/140} × (体内の総水分量)

Na 濃度変化量
（→輸液 1L 投与後の血清 Na 濃度の変化）
([輸液 Na] + [輸液 K] － [血清 Na]) ÷ (体内の総水分量 + 1)

Memo

尿崩症の治療
中枢性: DDAVP（デスモプレシン®）1日1〜2回点鼻
腎性: サイアザイド系利尿薬

---

① 不足水分量を予測
② 補正手段を選択
- 補正は可能な限り経口補水もしくは経腸補水が推奨されている.
- 点滴静注を行う場合, 5%ブドウ糖液をはじめとする低張液を使用するが, 補正速度をみながら投与内容の修正が必要.
③ 補正速度の調整
- 過剰補正は脳浮腫のリスクとされている. 血清 Na 濃度 145mEq/L を目標に下記の補正速度を目安に治療を開始

急性の経過（≦ 48 時間）が明らかである場合:
1mEq/L/hr 程度のスピードで補正

慢性経過あるいは発症時期が不明の場合:
0.5mEq/L/hr を超えず, 24 時間で 8 〜 10mEq/L 以上の補正にならないようように管理

輸液	Na 濃度（mEq/L）
5%ブドウ糖液	0
5%ブドウ糖液 + 0.2% NaCl	34
0.45% NaCl	77
ラクテートリンゲル液	130
生理食塩水（0.9% NaCl）	154

[表 1] 高 Na 血症の治療に用いる輸液

■ Disposition

本症のみで入院となることは稀. 背景となる状況や疾患次第で入院か外来フォローかを検討する.

〈参考文献〉
1) 清田雅智, 監修. ホスピタリストのための内科診療フローチャート. 第 2 版. 東京: シーニュ; 2019.
2) Braun MM, et al. Am Fam Physician. 2015; 91: 299-307.
3) Mushin SA, et al. Best Pract Res Clin Endocrinol Metab. 2016; 30: 189-203.

緊急度 😊😊😊　遭遇度 😊😊😊😊

6▶腎・泌尿器系疾患／電解質異常編

③ 低ナトリウム血症

署 野波啓樹／圓 上原正弘

Points

⬦低Na血症の原因精査の第一歩は，偽性低Na血症（non-hypotonic hyponatremia）の除外．

⬦問診・診察・検査により，細胞外液量を評価する．

⬦尿検査（尿中Naや尿浸透圧など）や甲状腺ホルモンなどにより原因鑑別を進める．

⬦症状を伴う急性あるいは重症低Na血症に対しては，補正速度などに注意しながら必要に応じて3%高張食塩水による補正を行う．

■ Introduction

血清Na < 135mEq/Lとなる状態を指し，ERで遭遇する最も多い電解質異常の一つ．症状は頭痛，倦怠感から意識障害や痙攣まで様々．ERで行うべきことは，①症状を伴う急性あるいは重症低Na血症の治療の適応を判断し，治療を開始すること，②細胞外液量の把握を行い，適切な治療のマネジメントを行うことである．

■ 主訴

頭痛，倦怠感，脱力感，意識障害，昏睡，痙攣など．慢性経過（> 48時間）の場合，血清Na濃度が低くても無症候であることも多い．

■ General & Vital signs

重症度によって様々．細胞外液量減少時は頻脈，起立性低血圧などを認める．

■ 鑑別診断

その他の電解質異常，アルコール，低/高血糖，尿毒症，感染症，てんかん，薬剤性など．

■ 問診・診察

問診

- 現病歴：症状はいつからか，突然発症か，患者背景（飲水行動が可能かどうか，塩分過剰摂取の有無，体重の増減など），下痢や嘔吐症状，炎天下での作業，排尿回数や排尿量の確認，濃縮尿の有無，普段の血圧との変化など．
- 既往歴：心疾患，腎疾患，肝疾患，甲状腺疾患，副腎皮質ステロイドの使用歴など．
- 内服薬：利尿薬，SSRI（選択的セロトニン再取り込み阻害薬）など．

診察

口腔内や腋窩の乾燥，眼球陥没の有無，皮膚ツルゴールの低下，頸静脈圧，表在静脈の張り具合，下大静脈径，下肢浮腫，腱反射亢進の有無，tilt testなど．

Memo

⬦SIADHの原因となりうる薬剤：

・抗腫瘍薬（シスプラチン，ビンクリスチン，シクロホスファミドなど）

・抗精神病薬（SSRI，三環系抗うつ薬，ハロペリドール）

・抗痙攣薬（カルバマゼピン）

・脂質異常症治療薬（フィブラート系）

■ER での検査

- **血液検査**: 血算，生化学，血清浸透圧，血糖，総蛋白，トリグリセリド，甲状腺ホルモン（TSH，free T4），コルチゾール，ACTH.
- **尿検査**: 尿 Na，尿 K，尿 Cl，尿 Cre，尿 BUN，尿浸透圧.
- **胸部 X 線**: 心不全徴候の有無，肺炎や悪性腫瘍など SIADH（Syndrome of Inappropriate Secretion of Antidiuretic Hormone；抗利尿ホルモン不適合分泌症候群）の原因となる疾患の検索.
- **心エコー**: 心機能，循環血漿量評価（例: 下大静脈径）など.
- **腹部エコー**: 肝疾患，腎疾患の精査.
- **頭部 CT/MRI**: 意識障害をきたしている場合，頭蓋内病変の精査.
- **その他**: 副腎機能，血中 ADH など（基本的に入院後に精査）.

■低 Na 血症の原因鑑別フローチャート

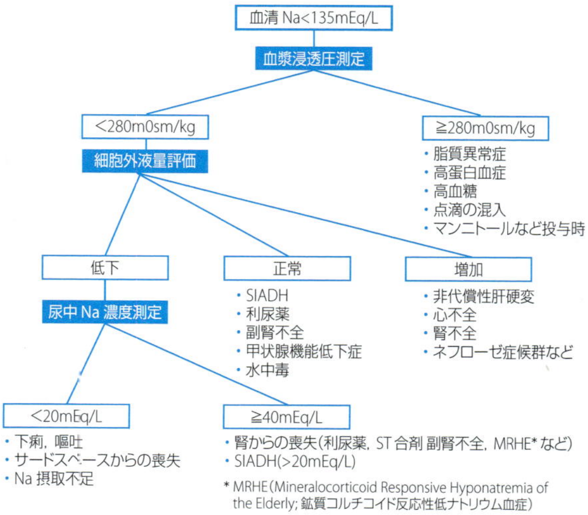

[図 1] 低 Na 血症の原因鑑別フローチャート
(Braun MM, et al. Am Fam Physician. 2015; 91: 299-307 より改変)

Memo

✏ 3%食塩水の作り方
0.9%生理食塩水 400mL + 10% NaCl (20mL/A) × 6 アンプル(= 10% NaCl 120mL) で約3%食塩水のできあがり!

■ ER での治療

■急性

① 重症例 (Na ≦ 125mEq または痙攣, 意識障害, 悪心, 嘔吐, 脳浮腫を示唆する所見などを伴う場合)

3% NaCl 100mL を 10 分で点滴静注. 症状の改善, もしくは血清 Na 値が 4 ～ 6mEq/L 上昇するまで行う (最大 3 回まで).

★初期治療後に血清 Na が 5mEq/L 程度上昇し, 症状改善がみられた場合

3% NaCl の投与は中止し, 0.9% NaCl の持続投与を行いつつ, 治療上限 (次頁 Points 参照) を超えないように頻回に血清 Na をフォロー.

★初期治療後に血清 Na が 5mEq/L 程度上昇するも, 症状改善がみられない場合

3% NaCl を持続投与し, 血清 Na が 1mEq/L/hr 程度の速度で上昇するように調整. 症状消失, 血清 Na 濃度の上昇が 10mEq/L に到達, もしくは血清 Na 濃度が 130mEq/L に到達した場合, 3% NaCl の投与は中止.

② 軽～中程度の症状で, 脳ヘルニアのリスクが低い場合

3% NaCl を 0.5 ～ 2mL/kg/hr で投与開始し, 頻回に血清 Na 濃度をフォロー.

③ 循環血漿量が減少している場合

生理食塩水ないし細胞外液製剤を用いて, 血行動態の安定化を行う.

→血行動態が不安定な患者では, 急速補液の必要性の方が, 急激な血清 Na 濃度の上昇のリスクよりも優先される.

Memo

✏ 浸透圧性脱髄症候群
血清 Na の急速補正によって生じる合併症. 症状として, 無言症, 構音障害, 昏睡, 痙直性四肢麻痺, 仮性球麻痺を呈する.

■慢性 (> 48 時間の経過)

・診察により細胞外液量の判断を行い治療を進める.

細胞外液量	疾患	治療
増加	心不全, 腎不全, ネフローゼ症候群など	塩分制限, 原疾患の治療
正常	SIADH, 心因性多飲など	水制限, 原疾患の治療
低下	嘔吐, 下痢, 利尿薬など	細胞外液の補充

・自然に改善される低 Na 血症も多く, 病態にもよるが治療の第一歩は水制限であることが多い.
・慢性低 Na 血症の患者における血清 Na 補正は浸

Points

⊃補正速度について
急激な血清 Na 濃度の
補正は ODS の原因と
なる. 症状を伴う急性
低 Na 血症では, 補正
上限速度を厳守するよ
りも症状改善が優先さ
れる. 一般に 10 ～
12mEq/日を補正の上
限と推奨されている.
また, ODS の高リス
ク群 (血清 Na ≦ 105
mEq/L, 低 K 血症,
アルコール中毒, 低栄
養, 高度肝障害など)
では 6mEq/日に留め
る.

Memo

⊘過剰補正への対応
推奨される補正速度以
上のスピードで血清 Na
濃度が上昇した場合,
米国のガイドラインでは
血清 Na > 120mEq/L
であれば経過観察, 120
mEq/L 以下であれば
electrolyte-free water
もしくはデスモプレシン
の投与を検討となってい
るが, 専門医にコンサル
トを行うのがよい.

透圧性脱髄症候群 (Osmotic Demyelination Syndrome: ODS) のリスクがあり, 一般的には 24 時間で 8mEq を上限とし, 4 ～ 6mEq/日の速度を目安に慎重に入院で行うのが望ましい. そのため, ER での初療で不適切な輸液を行わないよう注意を払う必要がある.

■ Disposition

- 症状を伴う低ナトリウム血症は入院加療.
- 症状を伴わない低ナトリウム血症は, 背景となる状況や疾患次第で入院か外来フォローかを検討する.

〈参考文献〉

1) Hoorn EJ, et al. J Am Soc Nephrol. 2017; 28: 1340-49.
2) Verbalis JG, et al. Am J Med. 2013; 126 (10 suppl 1): S1-42.
3) Spasovski G, et al. Nephrol Dial Transplant. 2014; 29 Suppl 2: i1-39.
4) Braun MM, et al. Am Fam Physician. 2015; 91: 299-307.

緊急度 😖😖😖😖 **遭遇度** 😖😖😖😖

6 ▶ 腎・泌尿器系疾患／電解質異常編

④ 高カリウム血症

溝渕 海／上原正弘

Points

🔸症状が倦怠感のみという場合もあり，病歴や心電図などから早期認識が大切.

🔸心電図変化を伴う高カリウム血症の治療は迅速性が要求される．ERで行うべき初期治療に習熟し，緊急透析の適応を判断できるようになる必要がある.

🔸治療介入後，高K血症をきたした原因を検索する.

■ Introduction

　一般的に血清カリウム値＞5.5mEq/L以上の状態を指す．生体内のカリウムはほとんどが細胞内に分布しており，高カリウム血症はKイオンの細胞内から細胞外への移動，または腎臓からの排泄低下，分布異常により生じる.

　原因は腎不全，アシドーシス，熱傷，アルドステロン作用低下，インスリン欠乏，大量輸血，横紋筋融解など多岐にわたり，最も重大な症状として致死的不整脈があげられる.

■ 主訴

- 神経・筋症状: 倦怠感，痺れ，筋力低下，弛緩性麻痺など.
- 消化器症状: 悪心・嘔吐.
- 不整脈: 心室性不整脈，心室細動，徐脈など.

■ General & Vital signs

　全身状態は無症候性から心停止まで様々.
　不整脈に注意が必要．必ずモニター心電図を装着し，異常波形（徐脈，P波消失，幅の広いQRSなど）の出現に注意する.

■ 原因

　偽性高カリウム血症，急性腎不全，横紋筋融解症，その他の電解質異常，薬剤の副作用，敗血症など.

■ 問診・診察

問診
- 現病歴: 症状の確認，最近の内服薬変更，熱中症や横紋筋融解をきたしうる病態（屋外での長時間作業，激しい運動など）の確認.
- 内服薬: カリウム保持性利尿薬，非ステロイド系抗炎症薬，アンジオテンシン変換酵素阻害薬，アンジオテンシンII受容体拮抗約薬，カリウム製剤，β遮断薬（β_1非選択性），ジギタリスなど.
- 既往歴: 糖尿病や慢性腎疾患，透析などの有無．悪性腫瘍（化学療法中など），溶血性疾患，内服治療中の高血圧など.

第6章

6 ▼ 腎・泌尿器系疾患／電解質異常編

※慢性腎疾患患者，透析患者は高カリウム血症を起こしやすい！

診察
筋力低下や麻痺の有無の確認，腎不全に伴う肺水腫や下腿浮腫がないか，など．

■ 検査
- **心電図**: テント状 T 波，P 波消失，幅の広い QRS などの心電図変化の有無を確認．
- **血液ガス**: 代謝性アシドーシスの有無を確認（敗血症や急性腎不全の合併を念頭におく）．
- **血液検査**: 血算，電解質，腎機能，肝機能 CK など．
- **尿検査**: 一般，尿浸透圧，尿中カリウム．
- **腎エコー**: 腎不全があれば，エコーで原因の鑑別（「急性腎障害」の項目参照）．

■ ER での治療
① カルシウム投与
　□グルコン酸カルシウム（カルチコール®）
　　8.5%　5 〜 10mL　静注
- **目的**: 迅速な心筋保護，および不整脈予防目的（血清 K を下げる効果はなし）．
- **禁忌**: ジギタリス内服患者．
- 効果発現まで 1 〜 3 分，効果持続 30 〜 60 分．効果不十分なら合計 3 回まで投与．

② GI（Glucose-Insulin）療法
　□50%ブドウ糖液 40mL ＋速攻型インスリン（ヒューマリンR®）8 単位
- **目的**: カリウムの細胞内シフト．
- 効果発現まで 15 分程度，30 〜 60 分でピークを迎え 4 〜 6 時間効果持続
- ブドウ糖：インスリン＝ 5 : 2 の比．
- 入院後は持続静注（10%ブドウ糖液 500mL ＋速攻型インスリン 10 単位 40 〜 100mL/hr など）を考慮．

③ 利尿薬（フロセミド）投与
　□フロセミド（ラシックス®）40 〜 80mg を静注．
- **目的**: 体内からのカリウムの除去．
　※効果発現は利尿開始時

④ 陽イオン交換樹脂
　□ポリスチレンスルホン酸ナトリウム（ケイキサレート®）

Memo
✐高 K 血症の心電図変化
5.5〜6.5 ▶ T 波の増高（テント状 T 波）
6.0〜7.0 ▶ PR 延長，QRS 幅拡大
6.5〜7.5 ▶ P 波平低化
7.5〜8.5 ▶ QRS 幅著明に増大
9.0〜 ▶ 心室細動，心停止

Memo
✐高 Ca 血症はジギタリスによる心毒性を助長するとされるため，ジギタリス内服患者ではカルシウム投与（カルチコール®）は禁忌．

1～4包 1日3回
※効果発現は1～2時間後
⑤ 緊急透析（→緊急透析の適応に関しては「急性腎障害」の項目参照）
目的: 体内からのカリウムの除去
※効果発現は透析開始時

■ 高K血症の原因検索
治療を開始した後で以下のステップで原因を検索する.

① 偽性高カリウム血症
→疑われる場合はヘパリン採血後すぐに検体を遠心分離して再測定.
・採血時の溶血，点滴ルートの下流からの採血による混入など.
・著明な白血球（> 12万/mm^3），血小板増多症（> 40万mm^3）も原因となりうる.

② カリウムの細胞外シフト
・代謝性アシドーシス，インスリン欠乏状態，β遮断薬など.

③ 腎外性のカリウム負荷
・カリウム製剤の内服.
・横紋筋融解や腫瘍崩壊など.

④ 腎性
・急性腎不全，慢性腎不全.
・アルドステロン作用不足
アルドステロン拮抗薬，副腎不全，アンジオテンシン変換酵素阻害薬，低レニン低アルドステロン症，尿細管性アシドーシス（RTA Ⅳ型）など.

■ Disposition

原則的に入院加療.

〈参考文献〉
1) 日本循環器学会, 他（編）. 循環器医のための心肺蘇生・心血管救急に関するガイドライン. 2009.
2) 要 伸也. 日内雑誌. 2006; 95: 826-34.
3) Rossignol P, et al. Pharmacol Res. 2016; 113 (PtA): 585-91.
4) Viera AJ, et al. Am Fam Physician. 2015. 92: 487-95.

緊急度 😊😊😊　遭遇度 😊😊😊😊

6 ▶ 腎・泌尿器系疾患／電解質異常編

⑤ 低カリウム血症

溝渕 海／上原正弘

Points

血清カリウム＜2.5 mEq/L や低カリウム血症に伴う不整脈や重篤な筋症状を認める場合はカリウムの経静脈的投与の適応となる.

カリウムの経静脈的投与は危険性も伴うため，投与薬の組成と投与法を習熟しておく.

治療抵抗性の低カリウム血症は，低マグネシウム血症やアルカローシスが合併している場合が多く，それらの補正を並行して行う必要がある.

低K血症の薬剤性の原因として，漢方（甘草含むもの）や利尿薬の内服歴を確認する.

■ Introduction

一般的に血清カリウム値＜3.5mEq/L 以下の状態を指す. 症状は血清カリウムの値により全身倦怠感から筋力低下，腸管麻痺や呼吸障害まで様々. 低カリウム血症では血中カリウム濃度低下を代償するために，細胞内カリウム濃度も低下しており，血清カリウム 1mEq/L の低下あたり 200 ～ 400mEq のカリウム欠乏が背景に存在する.

■ 主訴

- 神経・筋症状：全身倦怠感，痺れ，脱力，筋肉痛，筋力低下，深部腱反射消失.
- 不整脈：心室性不整脈・期外収縮・伝導障害.
- 腎機能障害：尿濃縮力低下.
- 特に重症なもの：致死的不整脈，呼吸筋麻痺，四肢麻痺，イレウス.
  ※低カリウム血症はジギタリス中毒や肝性昏睡を増強するので注意.

■ General & Vital signs

全身状態は無症候性から心停止まで様々.
不整脈出現に注意が必要. 必ずモニター心電図を装着し，異常波形（QT 延長，U 波の出現，陰性 T 波や ST 低下）の出現に気をつける.

■ 鑑別診断

その他の電解質異常（マグネシウム，ナトリウムやカルシウムなど），イレウス，筋疾患など.

■ 問診・診察

問診
- 現病歴：カリウム摂取不足の有無，薬剤，腎外性の喪失（下痢，嘔吐など）.
- 内服薬：利尿薬（サイアザイド，ループ利尿薬，浸透圧利尿薬），抗菌薬（ペニシリン系，アムホテリシン B，アミノグリコシド），シスプラチンなどの使用.
- 既往歴：高血圧，腎不全，肝不全，Cushing 症候群など.

診察:
　筋力低下, 不整脈の有無の確認, 高血圧の有無, 細胞外液量の評価.

■ 検査

- **心電図**: QT延長, U波出現, 陰性T波, ST低下などの心電図変化の有無を確認.
- **血液ガス**: 代謝性アルカローシスの有無を確認.
- **血液検査**: 血算, 電解質, 腎機能, 肝機能, 甲状腺機能など.
  ※血中マグネシウムの測定を忘れない！
- **尿検査**: 尿中カリウム濃度, 尿中クレアチニン濃度.

■ 低カリウム血症の原因

　原因として, 下記のように大別される.
- **カリウムの細胞内シフト**: アルカローシス, インスリン過剰, β2刺激薬, 周期性四肢麻痺, バリウム中毒.
- **カリウム摂取量の低下**
- **カリウムの喪失**
  腎外性: 下痢, 嘔吐, 大量発汗.
  腎性: 尿細管性アシドーシス, 利尿薬, 遺伝性疾患, マグネシウム欠乏, ミネラルコルチコイド過剰状態など.

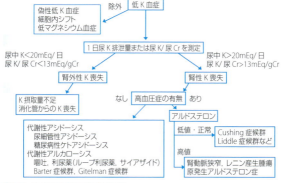

[図1] **低K血症の原因の鑑別診断**
(Viera AJ, et al. Am Fam Physician. 2015. 92: 487-95 より改変)

■ER での治療

① 内服治療
□塩化カリウム（スローケー®）600mg
　　1 ～ 2 錠

② 点滴治療
- 低カリウム補正には大量のカリウム投与が必要な場合が多いため，重度の低カリウム血症の場合，中心静脈ラインの挿入を検討する．
- **点滴中のカリウム濃度は 40mEq/L（中心静脈からは 60mEq/L）以下，投与スピードは 20 ～ 40 mEq/時間以内を目安**にし，投与中は可能な限り心電図モニターを行う．
- 投与後，血清 K 値のフォローが必要（頻回のフォローが必要な場合，動脈ライン留置を考慮）．
末梢静脈：
□生理食塩水 500mL + KCL 20mEq を 1 時間以上かけて投与
中心静脈：
□生理食塩水 20mL + KCL 20mEq を 1 時間かけて投与

★低マグネシウム血症があれば，マグネシウムを補充する！
- 症状を伴う場合は経静脈的な補正．
　□硫酸マグネシウムとして 8 ～ 16mEq を 50 ～ 100mL の 5%ブドウ糖に希釈し 60 分で投与
- 症状を伴わない場合は経口投与での補正．
　□酸化マグネシウム（マグラックス®）250mg 1 回 1 錠など

■ Disposition
- 症状を伴う低カリウム血症は原則的に入院加療．
- 症状を伴わない軽症の低カリウム血症は内服で外来フォローも可能．

〈参考文献〉
1) 日本循環器学会，他（編）．循環器医のための心肺蘇生・心血管救急に関するガイドライン（2009）．
2) 要　伸也．日内雑誌 2006; 95: 826-34.
3) Viera AJ, et al. Am Fam Physician. 2015. 92: 487-95.

Memo
✐マグネシウムの欠乏により，尿中へのカリウム排泄が促進される．低カリウム血症をみたら必ずマグネシウムを確認すること！
✐マグネシウムを補正しないままカリウム補充を行っても，低カリウム血症は改善しないため，必ず同時並行でカリウムとマグネシウムを補充する．

緊急度 😊😊😊　遭遇度 😊😊😊

6 ▶ 腎・泌尿器系疾患/電解質異常編

⑥ 泌尿器系の救急疾患
（尿路結石/精巣上体炎/精巣捻転）
[著] 田村友里　[図] 見附明彦

Points

→ 尿路結石以外の, 緊急性の高い疾患（大動脈解離, 精巣捻転, 子宮外妊娠など）を必ず除外する!

→ 結石の大きさ, 位置, 尿路閉塞や合併症の有無に応じて適切な治療方針を選択する!

→「閉塞性尿路結石＋尿路感染」は, 尿路性敗血症をきたして時に致死的になりうるため, 必ず泌尿器科にコンサルト!

■ Introduction

　ERで遭遇する泌尿器系の救急疾患の中で, 頻度が高いものとして尿路結石症や精巣上体炎, 精巣捻転などがあげられる. これらは, 腹痛や背部痛を主訴に受診することも多く, 大動脈解離などの緊急性の高い疾患や, その他の急性腹症をきたした疾患との鑑別が求められる.

　この項では, その中でも尿路結石症を中心にまとめる. 日本では男性に多く, カルシウム結石がその大半を占める. 尿路結石症は肥満, 糖尿病や高血圧などの生活習慣病と関連しており, 人口の高齢化, 食事や生活様式の欧米化などに伴い, その患者数は増加傾向にある.

■ 主訴

　突然の腰背部痛, 側腹部痛, 血尿, 頻尿, 排尿時痛, 嘔気・嘔吐, 陰部や鼠径部, 太腿に響く痛み.

■ General & Vitals signs

・ 尿管結石に伴う痛みは激烈であり, **背中を押さえながら激しく痛がって ER に来院する**のが典型的（疝痛発作）. また, 脱水により発症しやすく, 時間帯としては**早朝に起こりやすい**.

・ 悪寒や発熱など, **感染症を疑う所見がある場合, 結石性腎盂腎炎や尿路性敗血症の可能性を考える**.

・ 大動脈解離や大動脈瘤破裂の否定のため, 血圧左右差の確認や末梢動脈の触知を忘れないこと!

■ 鑑別疾患

・ **循環器・血管系**: 大動脈解離, 大動脈瘤破裂, 心筋梗塞など.

・ **消化器系**: 腸炎, 虫垂炎, 憩室炎, 膵炎, 胆嚢炎, 腸閉塞, 腸捻転など.

・ **腎・泌尿器系**: 腎盂腎炎, 精巣捻転, 精巣炎・精巣上体炎, 前立腺炎, 腎梗塞, 腎腫瘍.

・ **産婦人科系**: 女性であれば, 子宮外妊娠や卵巣捻転など疾患との鑑別も重要.

・ **筋骨格系**: 急性腰椎症, 腰椎骨折, 肋骨骨折, 帯

状疱疹, 筋肉痛.
・ その他: 後腹膜出血, 外傷など.

■その他の泌尿器系緊急疾患

① 精巣上体炎

クラミジア, 淋菌や大腸菌などが尿道から精管を経て逆行性感染したもの. **発熱, 精巣上体の自発痛および圧痛, 腫脹**などがみられる. 若年の場合はほとんどが性行為感染症によるもので, 尿道炎を伴うことも多い. 尿検査で白血球や細菌がみられたり, 尿のグラム染色および尿培養で起炎菌を同定できたりすることもあるが, 異常所見がない場合もあるため臨床判断が大切. 精巣エコーでは, 精巣上体の腫脹, 血流増加がみられる. 診断したら抗菌薬, 消炎鎮痛薬を投与し, 安静とする.

② 精巣捻転

精索を軸として精巣, 精巣上体が回転した状態. 好発年齢は生後1年未満と思春期 (12〜18歳). 陰嚢部から下腹部にかけての激しい痛みが典型的であるが, 小児では訴えが曖昧であったり, 思春期では羞恥心から正確な痛みの場所を言わずに診断が遅れることもしばしば. **成人前後までの男子の腹痛では必ず精巣捻転の可能性を考え, プライバシーに配慮した環境で問診および診察を行う.** 診察では精巣の**挙上・横位, 精巣挙筋反射の消失**などがみられる. 超音波ドップラーで血流障害の有無を判定. 発症後4〜8時間以内に整復されなければ造精機能が失われてしまうので, **精巣捻転の可能性があれば, 迷わずに泌尿器科にコンサルトする.** 専門医の介入までに時間がかかる場合, 用手的整復を行う.

■問診・診察

問診

・ 痛みのOPQRST, 尿の性状 (血尿, 膿尿の有無), 泌尿器系疾患 (特に尿路結石) の既往の確認.
・ **発熱など, 感染を示唆する症状や身体所見がないか丁寧に確認.**
・ 血管性疾患のリスクファクター (高血圧, 喫煙歴, マルファン症候群など) の有無, その他の疾患との鑑別のための病歴聴取.

診察

・ CVA叩打痛の有無 (腎盂腎炎)

Memo

🖉 精巣捻転は, 内向きに捻転していることがほとんどなので, 用手的整復ではその逆向き (=外向き) に精巣を回して捻転を解除する (患者の足元からみて, 右精巣なら反時計回り, 左なら時計回り). 脊柱を軸に考えると, **本を左右に開くのと同じ向き (= open book fashion) と覚える!** まずは180°回転させるが, 痛みが消失するまでにさらに数回転必要となる場合もある.

Memo

🖉 少しでも尿路結石による疝痛発作と一致しない身体所見や症状があれば, 致命的になりうる他疾患の可能性を考えること!

Points

⇒腹部エコーは，排尿前（尿検査前）に実施するのが理想的．

⇒通常，片側の尿路結石だけで尿路閉塞に伴う腎後性腎不全をきたすのは稀．ただし，単腎，移植腎，もともと腎機能障害がある場合などは注意が必要．

- 必ず腹部の診察を行い，圧痛や腹膜刺激症状の有無を確認（消化器系疾患との鑑別）．
- 腹部の拍動性腫瘤の有無および血圧左右差の有無の確認，末梢動脈の触知（大動脈疾患の否定）．

■検査

- **血液検査**：血算，生化学
  ※腎機能は必ずチェック！
- **尿検査**：尿一般，尿沈渣
  ※女性の場合は妊娠反応も確認
  - 尿路感染の有無の確認．
  - 血尿は，尿路結石に対しての感度は 71 〜 95％程度，特異度 18 〜 49％という報告[2]もあり，血尿の有無で尿路結石の除外や診断はできない．
- **腹部エコー**：結石（主に腎，上部尿管，膀胱近傍），水腎症や尿管拡張の有無を確認する．
  - 結石そのものの検出力は高くないが，簡便かつ非侵襲的であり，**まず行う画像検査として推奨**される．
  - 必ず大動脈も描出し，大動脈解離や大動脈瘤の所見の有無を確認！
- **腹部単純 CT**：感度（94 〜 100％），特異度（92 〜 100％）ともに高く，位置や大きさの評価もできるため，**確定診断**にも有用．
  - 尿酸結石，キサンチン結石，シスチン結石などの X 線透過性の結石も検出可能．
  - 他疾患の鑑別にも有益．大動脈疾患が疑われる場合は造影 CT も追加．
- **腹部 X 線（KUB）**：感度・特異度ともに低く，X線透過性の結石もあるため，診断には不向き．ただし，初診の KUB で結石が確認できれば，その後の経過観察に有用[1, 3]．

■ER での治療

- 結石による尿路閉塞をきたし，感染や腎後性腎不全を伴っている場合，泌尿器科に緊急コンサルトを行い，尿管ステントもしくは経皮的腎瘻造設による閉塞解除を検討する．
- 自然排石が期待できる大きさで，感染などの合併症がない場合，対症療法で経過観察を行う．
  →結石の直径が小さければ小さいほど自然排石の可能性は高い．直径が 6mm 以下であれば自然排石率は 60％以上とされる一方，9mm 以上では約 25％と低下する．また，遠位尿管お

295

および尿管膀胱移行部の結石の方が自然排石率は高い[2, 4].

<抗菌薬治療>
- 尿路感染症を併発していれば抗菌薬治療を開始.
- 細菌尿のみで，全身状態良好，かつ閉塞機転や敗血症の所見がなければ内服治療も可能.

<疼痛コントロール>
- 非ステロイド性抗炎症薬（NSAIDs）が第一選択:
  □ジクロフェナク Na　25〜50mg
  坐薬挿肛または内服
- NSAIDs が奏効しない場合:
  □ペンタゾシン　15mg　静注

<その他の対症療法>
- 水分摂取励行，補液により排石を促進.
- 嘔気・嘔吐に制吐剤（メトクロピラミドなど）.

■ Disposition

- 直径 10mm 以下の結石で，症状が適切にコントロールされ，合併症やリスクファクター（尿路性敗血症，コントロール不能な痛みや嘔気・嘔吐，急性腎機能障害，単腎・移植腎，両側尿管の閉塞など）がない場合は外来フォロー可能[2, 3].
- 帰宅にする場合，水分摂取を励行し，鎮痛薬を処方．必ず泌尿器科へ紹介する.
- 疼痛コントロールが困難な場合や，敗血症や尿路閉塞，腎後性腎不全などの合併がある場合は入院が必要.

〈参考文献〉
1) 日本泌尿器科学会，他（編）．尿路結石症診療ガイドライン　第 2 版．東京：金原出版；2013.
2) Wang RC. Ann Emerg Med. 2016; 67: 449-54.
3) Morgan MS, et al. BMJ. 2016; 352: i52.
4) Coll DM, et al. AJR Am J Roentgenol. 2002; 178: 101-3.
5) Meltzer A, et al. JAMA Intern Med. 2018; 178: 1051-7.
6) 中野雄造，日外感染症会誌．2007; 4: 66-71.
7) Kartal M, et al. Emerg Med J. 2006; 23: 341.
8) Rosenstein D, et al. Med Clin North Am. 2004; 88: 495-518.
9) Holdgate A, et al. BMJ. 2004; 328: 1401.
10) Miller NL, et al. BMJ. 2007; 334: 468-72.
11) Zeinati S, et al. J Med Liban. 2004; 52: 189-93.

Memo

✐α1 遮断薬（タムスロシンなど）が，尿管拡張作用により排石促進に有効とする報告がある一方，最近ではこれに反する RCT[5] もあり，その有効性はまだ確立されていない.

緊急度 😖😖😖😖　遭遇度 😖😖😖😖

7 ▶ その他
① 小児の発熱

著 田村友里 / 画 角谷和歌子

第6章
7 ▼ その他

Points

➡小児の発熱の原因の多くは軽いウイルス感染症だが、その中に隠れている重症例、および「危険な発熱」を見逃さない.

➡PATを用いて重症度を迅速に判断できるよう、経験を積もう!

➡3か月未満の発熱は特に要注意! 髄液検査を含む網羅的な感染源の検索が必要となることが多い.

Memo

✐一見元気そうに見える子どもであっても、その子を普段から知っている保護者の「何かおかしい」は要注意!

■ Introduction

　発熱は、ERを受診する小児の主訴の中でも頻繁に遭遇するものの一つである. 乳幼児は直接コミュニケーションをとることが困難な場合も多く、そのため、保護者からの詳細な病歴聴取と、丁寧な全身の診察が重要となる. また、重篤な原因疾患（川崎病、細菌性髄膜炎など）が隠れている場合、進行が速く急激に重症化することも多いため、些細な危険信号を見逃さないように心がける. 特に、**生後3か月未満の乳児は免疫能が低く、菌血症や細菌性髄膜炎、尿路感染症などの重症細菌感染症を伴っている可能性も高いため注意が必要** [1].

■ 主訴

　発熱、食欲低下、不機嫌、活力低下、「元気がない」「普段と様子がおかしい」など.

■ General & Vital signs

・ General は、良好なものから sick なものまで様々.
・ 小児のバイタルサインは、年齢ごとに正常値が変わるため、バイタルサインが正常かどうかその都度確認する.

	血圧（mmHg）	脈拍（bpm）	呼吸数（回/分）
新生児（～1か月）	60～90/30～50	120～140	30～50
乳児（1～12か月）	80～90/60	100～120	30～40
幼児（1～6歳）	90～100/60～65	90～110	20～30
学童（6～12歳）	100～110/60～70	80～100	18～20
1～10歳の低血圧の境界値：収縮期血圧（mmHg）＜70＋（年齢）×2			

[表1] 小児のバイタルサイン（正常範囲）

■ PAT（Pediatric Assessment Triangle）

　小児救急診療では、迅速に患児の状態を評価する方法として、PATが広く用いられており、「パッと見」で「外観」「呼吸状態」「循環」を素早く判断し、次の対応へとつなげていくための初期評価ツールとして非常に有用である.

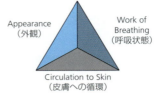

[図 1] PAT

Appearance（外観）	観察項目
Tone（筋緊張）	動いているか？ 診察に対して抵抗しているか？ 筋緊張はよいか？ 元気はあるか？ グッタリしていないか？
Interactiveness （周囲への反応）	周囲に気を配るか？ 物音に注意を払うか？ おもちゃに手をのばすか？ 保護者からの干渉に関心はあるか？
Consolability（精神的安定）	保護者があやして落ち着くか？ 優しくして興奮や啼泣が止むか？
Look/Gaze（視線/注視）	視線が合うか？ 目がボンヤリしていないか？
Speech/Cry（会話/啼泣）	自発的に会話可能か？ 泣き声は力強いか？

[表 2] Appearance の評価（TICLS）

Work of Breathing（呼吸状態）
喘鳴，呻吟，陥没呼吸 努力性呼吸，鼻翼呼吸

[表 3] Work of Breathing の評価

Circulation to Skin（皮膚への循環）
蒼白，末梢冷感，まだら皮膚

[表 4] Circulation の評価

■鑑別疾患

- 菌血症や細菌性髄膜炎などの重症細菌感染症や川崎病など，「緊急度の高いもの」と「見逃してはいけないもの」を意識する．
- 発熱の原因は，必ずしも感染症とは限らないことを肝に銘じること！

	ER で遭遇することの多い感染性疾患		その他
	感染力・伝染性の強いもの		
高 ↑ 緊急度 ↓ 低	インフルエンザ RS ウイルス感染症 マイコプラズマ感染 水痘，麻疹，風疹 流行性耳下腺炎 咽頭結膜熱（プール熱） ヘルパンギーナ 手足口病 伝染性紅斑 突発性発疹 感染性腸炎 （ノロウイルス，ロタウイルス）	菌血症 急性喉頭蓋炎 髄膜炎・脳炎 心筋炎（ウイルス性） 肺炎 尿路感染症 感染性腸炎 気管支炎，細気管支炎 咽頭炎，扁桃炎 溶連菌感染症 急性中耳炎 急性上気道炎（風邪）	川崎病（MCLS） 白血病 リンパ腫 腫瘍性発熱 虫垂炎 膠原病 自己免疫性疾患 ワクチン接種後 うつ熱

[表 5] 小児の発熱の鑑別疾患

＜川崎病＞

川崎病は，小児の発熱で見逃してはならない鑑別疾患の一つである．特に，発熱が数日以上続いている場合，川崎病に特徴的な所見がないか，丁寧に診察する．判断に迷う場合は悩まずに小児科医に相談することが大切．

川崎病の主要症状
✓5 日以上の発熱
✓両側眼球結膜充血
✓口唇・口腔所見 　□唇紅潮，イチゴ舌，口腔咽頭粘膜のびらん性発赤
✓不定型発疹
✓四肢末端の変化 　手足の硬性浮腫，掌蹠ないしは指趾先端の紅斑，指 　先からの膜様落屑
✓非化膿性頸部リンパ節腫脹

[表 6] 川崎病の主要症状

- 治療は大量免疫グロブリン療法，経口アスピリン，ほか．
- 心血管合併症が有名で，急性期には冠動脈の拡大が約 7.3％，冠動脈瘤は約 1.0％に見られるが，発症 1 か月以降ではこの頻度は減少する[4]．

Memo

🖉健診受診歴やワクチン接種歴などは、母子手帳の記載も参考になる.

Memo

🖉耳鏡を用いた診察や、口腔内・咽頭の診察は子どもに嫌がられ、泣き出すことも多いので、最後に行う.

■問診・診察

問診

・ **保護者からの詳細な情報収集が必要不可欠!** 同時に、**保護者の不安を受け止め、希望を把握する.**
・ 成人患者と同様に、現病歴、既往歴、内服歴などは必須. これに加え、生活歴、妊娠中経過や出産週数（早産、正期産など）、予防接種歴など.
・ 感染源となりうる状況への暴露の可能性、周囲に同様の症状のものがいるかなど.
・ 症状の出現順序や随伴症状の有無が鑑別の助けとなることもある.
・ 直近の水分摂取量と排尿の有無（脱水の評価）.

診察

・ できるだけ泣かさないよう、保護者と一緒に診察するとともに、環境や診察の順番を工夫する!
・ 皮疹の確認なども含め、衣服を全て脱がせて全身をくまなく診察する.

■ 検査

Memo

🖉新生児は血液脳関門の発達が未熟なため、病原菌が脳に侵入しやすく、髄膜炎のリスクが高い.

・ 日齢やリスク因子なども参考に、疑われる疾患に対して適切な検査を選択する.
・ 病歴や身体所見から、臨床的に重篤化の可能性の低い疾患（例：急性上気道炎、中耳炎など）と診断でき、疾患全身状態良好で sick な印象がない場合は、検査を行わないという選択肢もある.
・ **血液検査**：血算、生化学（電解質、腎機能）、肝機能
・ **尿検査**：一般・沈渣. カテーテル採尿がベスト
・ **髄液検査**：生後 28 日未満の発熱の場合は、全身状態が良好でも考慮.
・ **胸部 X 線**：肺炎などの呼吸器感染症を疑った場合
・ **各種培養**：血液、尿培養、痰など. 血便や腹痛の症状や海外渡航歴などがあれば、便培養を検討.

＜生後 3 か月未満の新生児・乳児への対応＞

　3 か月未満の熱源不明の発熱は特に要注意! たとえ全身状態が良好に見えても、腰椎穿刺を含めた、網羅的な熱源精査が必要となることもある.

　米国では、重症化するリスクの低い群を抽出するツールとして、Boston, Rochester, Philadelphia などいくつかのクライテリアが提唱されているが、それぞれの施設で独自のプロトコルを採用している

ところも多い．日本小児感染症学会では，日本の状況を考慮して図 2 のようなアプローチ方法も提唱されている[3]．乳幼児の発熱に対してどのようなアプローチをとるか，事前に自施設の小児科医と相談しておくことも大切．

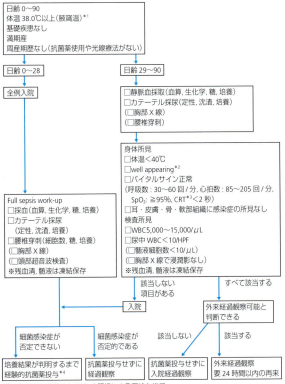

[*1] 38℃前後の発熱のときは，直腸温による再検を推奨
[*2] 参考：急性疾患観察尺度 (AIOS) における観察項目
　①力強い啼泣，②親が刺激して泣いてもすぐに泣きやむ，③刺激によりすぐに覚醒する，
　④ピンク色，⑤皮膚，眼，口ともに湿潤，⑥笑顔をみせる
[*3] Capillary refilling time
[*4] 髄膜炎所見があった場合は，髄膜炎ガイドラインを参照

[図 2] 乳幼児早期発熱への対処法 (安曇野クライテリア)

■ 治療

- 臨床的にウイルス感染症と診断される場合，多くの場合は解熱薬や補液などを用いた対症療法で自然軽快する．
- 菌血症や細菌性髄膜炎が疑われる場合は，速やかに抗菌薬投与を開始する．
- 川崎病など，感染症以外の原因による発熱が疑われる場合，小児科医にコンサルトし，必要に応じて特異的治療を開始する．

処方例：
□アセトアミノフェン 10〜15mg/kg
　内服　発熱や疼痛時

■ Disposition

- 生後3か月未満の発熱は入院となることがほとんど（新生児は全例入院）．
- 全身状態が不良な例，経口摂取が不良な例，基礎疾患などがあり慎重な経過観察が必要と考えられるような場合は入院を検討する．
- 全身状態が良く，重篤化するリスクも低いと考えられる場合は帰宅可能．**丁寧な説明を行い，翌日以降に必ず小児科を受診してもらうように指導する．**
- ERで判断に迷うときは，小児科医に相談する．

〈参考文献〉
1) Pantell RH, et al. JAMA. 2004; 291: 1203-12.
2) 糸永和代, 他. 小児感染免疫. 2013; 24: 499-505.
3) Nakamura Y, et al. J Epidemiol. 2012; 22: 216-21.
4) 笠井正志. HAPPY! こどものみかた. 東京: 日本医事新報社; 2016.
5) Gill D, 他. たのしい小児科診察 第3版. 東京: メディカル・サイエンス・インターナショナル: 2008.
6) 加藤英治. 症状でみる子どものプライマリ・ケア. 東京: 医学書院; 2010.
7) Barness LA, et al. Handbook of Pediatric Physical and Clinical Diagnosis, 8th ed. Oxford University Press; 2009.

緊急度 😷　**遭遇度** 😷😷😷😷

7▶その他
② 捻挫（足関節）

〔著〕石塚光太郎 / 〔監〕丸山和典

■ Introduction

　一般的に，足首を捻ってその周囲の疼痛を生じた状態を足関節捻挫とよび，足首を支える強い靱帯が限界を超えて引き裂かれた時に起こる．スポーツ傷害の中で最も発生頻度の高いものであり[1]，どの年齢でも発生しうる．重症度によっては，適切な治療とリハビリテーションを行わなければ再受傷のリスクが上がり，反復する足関節捻挫は慢性的な問題を引き起こす可能性がある．よって，ER での適切な処置とその後の専門家への紹介が重要となる．また，足関節捻挫と診断される中に，しばしば骨折や脱臼が認められることもあるため，注意が必要である[1]．

■ 主訴

　足首を捻ってからの足関節周囲の疼痛，歩行困難など[2]．**基本的には明らかな外傷機転がある．**

■ General & Vital signs

・若年者や成人では，運動に伴って受傷することも多く，体温や脈拍の上昇を伴うこともある．
・高齢者の場合，発熱や脈拍上昇などのバイタルの異常がある場合，足首を捻る前の状況（例えば発熱によるふらつき，麻痺の出現や失神の有無など）を聴取する必要がある．

■ 鑑別診断

・足関節周囲靱帯損傷：前距腓靱帯（ATFL），踵腓靱帯（CFL），前下脛腓靱帯（AITFL），二分靱帯，後距腓靱帯（PTFL），後下脛腓靱帯（PITFL），三角靱帯，リスフラン靱帯など．
・骨折：外果，内果，後果，距骨，踵骨前方突起，第 5 中足骨，舟状骨，裂離骨折，骨端線損傷など．
・その他：腓骨筋腱脱臼/損傷，骨挫傷

■ 問診・診察

問診
・受傷機転と受傷肢位（＝具体的にどのように捻ったか）の確認が非常に重要．
　→内反であれば足関節外側部の組織，外反であれ

ば足関節内側部の組織の損傷を疑う．

診察
- 丁寧に圧痛点を確認することが基本．
- 炎症の4徴（**圧痛，熱感，腫脹，発赤**）を参考に，X線撮影を行う箇所を決定する．

<診察で確認するべき圧痛点>

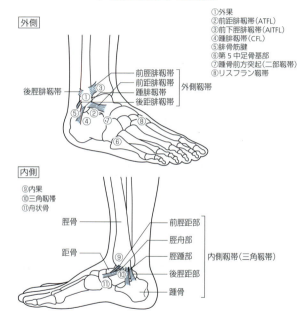

[図1] 足関節の診察で確認する圧痛点

<足関節外側靱帯損傷のGrade分類>

Grade	血腫，腫脹，圧痛	前方引き出しテスト	内反ストレステスト	靱帯断裂 ATFL	靱帯断裂 CFL
I	あり	−	−	不全	なし
II	あり	+	−	完全	不全
III	あり	+	+	完全	完全

[表1] 足関節外側靱帯損傷のGrade分類

- **前方引き出しテスト**および**内反ストレステスト**は，疼痛による緊張などで感度・特異度は低いとされており，かつ患者を繰り返し痛がらせることになる．また，診察手技に慣れていない場合，その評価に迷うことも多い．そのため，ER では簡略的に，歩行で跛行があればその時点で Grade Ⅱ 以上，**歩行で跛行はないが自動での内反運動で疼痛があれば Grade Ⅱ**，**跛行がなく，自動での内反運動でも疼痛がなければ Grade Ⅰ** として対応してもよい．

- **前方引き出しテスト**：脛骨・腓骨を固定し，踵骨を包み込むように持って前方に引き出して end feel（関節を他動的に動かした際に，最終域で感じられる抵抗感）がない場合，関節の動揺性があり，陽性と判断する．

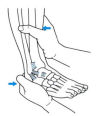

[図 2] 前方引き出しテスト

- **内反ストレステスト**：脛骨・腓骨を固定し，踵骨を回外（親指が内側に向く動き）させた時に end feel がない場合，関節の動揺性があり，陽性と判断する．

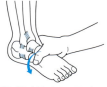

[図 3] 内反ストレステスト

＜Ottawa Ankle Rule（オタワ足関節ルール）＞[3, 7, 8]

1	以下のいずれかがあれば，足関節の正面・側面を撮影
ⓐ	外果（腓骨）遠位端より6cmまでの後方に圧痛がある
ⓑ	内果（脛骨）遠位端より6cmまでの後方に圧痛がある
ⓒ	受傷直後および受診時に患肢で荷重できない
2	以下のいずれかがあれば，足部の正面・斜位を撮影
ⓐ	第5中足骨基部に圧痛がある
ⓑ	舟状骨に圧痛がある
ⓒ	受傷直後および受診時に患肢で荷重できない

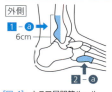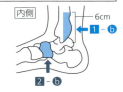

[図4] オタワ足関節ルール

Memo
🖉捻挫のうち77～79%が内反捻挫，4～13%が外反捻挫であり，多くは外側・内側靱帯損傷であるが，3～15%は脛腓靱帯損傷である．
🖉Ottawa Ankle Ruleにおける「臨床的に問題となる骨折」は，「3mm以上の骨折もしくは剥離骨折」と定義されている．

- 病歴や圧痛点の有無から，臨床的に問題となる足首の骨折を除外するのに有用なクリニカルデシジョンルール．
- このルールは，2歳以上の患者[8]で，外傷による果部領域（外果，内果）もしくは中足部の痛みもしくは圧痛がある場合に用いることができる．
- 足関節の骨折に対する感度は98～100％とされており，骨折の除外に非常に有用．ただし，特異度は高くない（果部の骨折で41％，中足部の骨折で79％）ため，骨折の確定診断には使えない[7]．

■検査

- **単純X線**：触診での圧痛点の有無に応じて撮影を行う．
  - オタワ足関節ルールの項目が全て陰性であれば**骨折は否定的**であるが，どんなクリニカルデシジョンルールも完璧ではない．臨床的に骨折が疑わしい場合は，ためらわずに患部のX線撮影を行う．
  - 小児の単純X線撮影では，比較のために健側肢も撮影することを勧める[3]．
- **超音波，CT，MRI**：ERでの診断に必須ではない．
  - 手技に精通していれば，超音波検査は診断の信

頻度が非常に高いことが報告されている[5]．
- CTやMRIは，基本的にはERでは不要．脱臼骨折で整復が必要な場合や，神経血管損傷を疑わせるような所見がなければ，基本的には外来フォロー時まで待つことができる．

■ERでの治療

① RICE 処置
- まずは患部の安静（Rest），冷却（Ice），圧迫（Compression），挙上（Elevation）を行う．また，帰宅後の家での対応としてもこの処置を説明しておく．

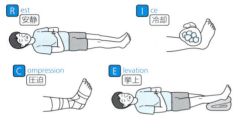

[図5] 捻挫に対する RICE 処置

- 最近では早期の組織回復を目標とした「PRICE」，「POLICE」という治療法が提唱されている．いずれにしても，継続的治療には専門家によるフォローが必要であり，これらの治療が必要な場合は積極的に専門医（整形外科やスポーツ医学科）へ紹介する．

PRICE: Protect（保護），Rest（安静），Ice（冷却），Compression（圧迫），Elevation（挙上）
POLICE: Protection（保護），Optimal Loading（適切な負荷），Ice（冷却），Compression（圧迫），Elevation（挙上）

② 足関節外側靭帯損傷の Grade 別の治療方針

Grade	固定方法	固定期間	荷重	コンサルトの タイミング
Ⅰ	固定用サポーターもしくはシーネ固定	数日	可能 (疼痛があれば免荷が望ましい)	4〜5日後 (骨端線損傷や骨折などが疑われる場合は 1〜2 日後)
Ⅱ	シーネ固定	2〜3 週間	不可	
Ⅲ	シーネ固定	2〜4 週間	不可	

[表 2] 足関節外側靭帯損傷の治療

Points
➡急性期に患部のさらなる腫脹が起きることが予想され, ギプス障害を引き起こす懸念から, ER ではシーネ固定が望ましい.

・骨折を認める場合, 画像所見では明らかではないが骨折が疑われる場合, 歩行ができない場合, 跛行がある場合は, 全例でシーネ固定を行うことが望ましい.

■ Disposition

・足関節捻挫のみであれば, 帰宅可能.
・骨折があったとしても, 神経血管損傷や脱臼などがなければ, 外来フォローで対応可能.

〈参考文献〉
1) Hootman JM, et al. Journal of Athletic Training. 2007; 42: 311-9.
2) Woods C, et al. Br J Sports Med. 2003; 37: 233-8.
3) Stiell IG, et al. Ann Emerg Med. 1992; 21: 384-90.
4) 山田康浩, 他. 整形外科と災害外科. 2013; 62: 54-7.
5) Cao S, et al. J Orthop Surg Res. 2018; 13: 122.
6) Fairclough J, et al. J Bone joint Surg. 1987; 69: 251-3.
7) Stiell IG, et al. JAMA. 1993; 269: 1127-32.
8) Plint AC, et al. Acad Emerg Med. 1999; 6: 1005-9.
9) Kerkhoffs GM, et al. Br J Sports Med. 2012; 46: 854-60.

緊急度 😵😵　遭遇度 😵😵😵😵

7 ▶ その他
③ 骨折

圖 丸山和典 / 圃 山内素直

■ Introduction

　骨折は，小児から高齢者までどの年齢層にも発生するが，高齢化により骨脆弱性骨折の発生率が増加する傾向にある．骨折の診療の基本は問診であるが，明らかな外傷歴を伴わない場合もあるため，理学所見を重視し必要であれば迷わずに画像検査を行う．X線で明らかな骨折を認めなくても，骨折を完全に否定することはできないことを患者に丁寧に説明し，訴えや理学所見に応じて後日の整形外科の受診を勧める．

■ 主訴

　（外傷後の）局所の痛み，腫れ，変形，関節が動かしづらいなど．

■ General & Vital signs

　疼痛により血圧上昇，頻脈を認めることが多い．骨盤骨折や大腿骨骨幹部骨折などでは，大量出血を伴ってショックをきたすこともある．

■ 鑑別診断

・打撲，捻挫，関節脱臼，コンパートメント症候群など．
・特に小児や高齢者の場合，申告された病歴や受傷機転と，実際の外傷や身体所見に一致しない点や不審な点がある場合，**虐待の可能性**も考慮する．

■ 問診・診察

問診
・**受傷機転**：受傷状況を詳しく確認する（**→受傷機転から損傷部位を推定し，画像撮影へ**）
　・受傷の原因として，不整脈による失神や脳梗塞による麻痺の出現など，内科的疾患が背景に隠れている場合もあり，「**そもそも，なぜ怪我をしたのか？**」をいつも確認する必要がある．
　・開放骨折や脱臼では，創部感染や骨壊死のリスク因子となるため，受傷からの経過時間も確認する．

JCOPY 498-16618

309

Points

▶ 「腕が伸びた状態で手をついて転倒」する受傷機転は，俗に "FOOSH (Fall On an OutStretched Hand)" とよばれる。この受傷機転では，X線では判別しづらい舟状骨骨折や上腕骨顆上骨折 (小児の場合) の存在に特に注意を払う必要がある。

受傷機転	疑われる骨折
手をついて転倒 (= FOOSH)	舟状骨骨折，橈骨遠位端骨折，橈骨頭骨折，上腕骨顆上骨折など
転倒後の股関節痛，起立・歩行困難	大腿骨近位部骨折など
転倒後の座位，起立困難	腰椎圧迫骨折など
壁を殴った後の手の痛み	中手骨骨折など

[表 1] 受傷機転から推測する骨折

- 既往歴: 内科的疾患の既往，骨粗鬆症のリスク，骨折歴など.
- 内服歴: 特に抗血小板薬，抗凝固薬の使用の有無など.
- 生活歴: 普段の ADL，生活場所，近くに日常生活をサポートできる家族や友人がいるかの確認.

診察

丁寧な視診と触診が基本！
- 変形，腫脹，皮下血腫，限局した圧痛点の有無を確認.
- 受傷部位より遠位部の脈拍，運動，感覚を確認！
- コンパートメント症候群の徴候の出現に注意.
  →疑わしければ，すぐに整形外科コンサルト！

<コンパートメント症候群の徴候>

- コンパートメント症候群の徴候は，「T + 5P」と覚える.
- 必ずしもこの全てが揃うわけではないことや，進行するまで出現しない徴候もあることに注意. 疑わしい所見があれば，悩まずにコンサルトすること！

コンパートメント症候群の徴候「T + 5P」	
Tense & Blister	緊満と水疱
Pain	疼痛
Passive stretching pain	他動伸展時の痛み
Paresthesia	知覚異常
Paralysis	運動麻痺
Pulselessness	脈拍喪失

[表 2] コンパートメント症候群を疑う所見

■検査

- X線：疼痛部位を，**必ず 2 方向以上で撮影**．また，小児は比較のために健側も撮影．

受傷部位	撮影オーダー	備考
肩関節	正面＋斜位＋**スカプラ Y**	脱臼の有無も確認
四肢	正面＋側面像（2 方向）	
手，足	正面＋斜位（2 方向）	舟状骨折を疑う場合は尺屈回内斜位を追加
腰椎	正面＋側面像（2 方向）	**胸腰椎移行部**（圧迫骨折の好発部位）まで撮影
股関節/大腿骨	骨盤正面＋**患側大腿骨ラウエンシュタイン**	
膝関節	正面＋側面（2 方向）	膝蓋骨に圧痛があれば，スカイラインも追加

[表3] 受傷部位とオーダーする X 線の種類

Memo

🖉骨折は画像だけでなく，理学所見（圧痛点など）も含めて総合的に判断する．

🖉最近では整形外科領域での超音波診断も普及してきているが，現時点では機械の性能や施行者の技量に依存することが多く，ER ではあくまでも補助的に用いることが望ましい．

🖉骨折でなくても，靱帯損傷や脱臼などの可能性もあるため，訴えや理学所見から必要であれば整形外科受診を勧める．

- CT：骨折が強く疑われるが X 線で確定できない時，その他の合併症を疑うときなどに行う．
  - 痛みが非常に強く，大腿骨近位部骨折が疑わしいが X 線で明らかでない場合など．
  - 多発肋骨骨折や転位のある鎖骨骨折の場合は，気胸合併の可能性も考慮して CT を検討．
- その他：転倒の原因精査が必要な場合や，手術適応がある場合は，血液検査（凝固系，感染症も含む），心電図，胸部 X 線なども追加する．

■ER での治療

① RICE 処置

- まずは患部の安静（Rest），冷却（Ice），圧迫（Compression），挙上（Elevation）を行う（→「捻挫」の項目参照）．

② 疼痛コントロール

- 小児や高齢者，消化管潰瘍や喘息の既往，腎障害を認める患者ではアセトアミノフェンの方が安心．
  - □アセトアミノフェン坐薬　200mg
    　　2 個挿肛（1 日最大 4,000mg まで）
  - □ジクロフェナク塩酸塩坐薬　50mg
    　　1 個挿肛（1 日 3 回まで）

③ 外固定（シーネ固定）

- 整形外科コンサルト基準（表 6 参照）に該当しない場合は，ER で外固定し，翌日の整形外科の診察へ．

- 外固定は**患部に隣接する2関節の固定を良肢位で行う**. 基本的に, シーネ固定で問題ない.
- ただし, 以下の場合は例外.

骨折の種類	固定法
鎖骨骨折	外固定の必要なし. 骨幹部骨折にはクラビクルバンドを使用することもある.
上腕骨骨折	三角巾, バストバンド
肘周囲の骨折 (上腕骨も含む)	肘〜手関節のロングシーネ
橈骨遠位端骨折	肘〜手関節のシーネ, シュガートングシーネ
舟状骨骨折	サムスパイカシーネ
中手骨骨折	母指: サムスパイカシーネ その他の指: Gutter splint 　第2, 3指→ Radial gutter (橈側) 　第4, 5指→ Ulnar gutter (尺側)
膝関節周囲の骨折 (大腿骨骨折も含む)	膝〜足関節のロングシーネ
膝蓋骨骨折	膝関節のシーネ

[表4] 骨折の種類と固定法

Memo

🖉 不顕性骨折 (occult fracture) に注意! 画像所見で明らかな骨折を認めなくても, 病歴や身体所見から疑わしい場合はシーネ固定を行う.

🖉 シーネ固定の表裏を間違えないこと! (硬い部分が外側, 柔らかい面が患者側)

＜シュガートング＞

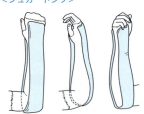

[図1] シュガートング固定法

＜サムスパイカ＞

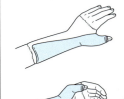

[図2] サムスパイカ

<Gutter splint>
- 各関節の関節角度を意識して固定すること.

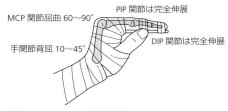

MCP 関節屈曲 60〜90°
PIP 関節は完全伸展
手関節背屈 10〜45°
DIP 関節は完全伸展

[図 3] Gutter splint での各関節の角度

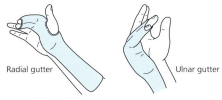

Radial gutter　　　　　　　　　Ulnar gutter

[図 4] Gutter splint

<良肢位>
- 仮に拘縮を起こしても生活上最低限の活動が行える関節角度のこと.

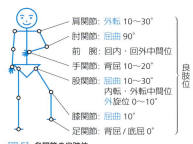

肩関節: 外転 10〜30°
肘関節: 屈曲 90°
前　腕: 回内・回外中間位
手関節: 背屈 10〜20°
股関節: 屈曲 10〜30°
　　　　内転・外転中間位
　　　　外旋位 0〜10°
膝関節: 屈曲 10°
足関節: 背屈 / 底屈 0°

} 良肢位

[図 5] 各関節の良肢位

④ 緊急処置
開放骨折
- 開放骨折は,迅速な『洗浄＋抗菌薬＋破傷風トキ

ソイド』が重要であり，入院が必要．

＜Gustilo 分類＞
- **開放骨折に対する手術および抗菌薬の適応判断の基準**で，開放創のサイズ，汚染度，神経・血管損傷の有無で分類される．
- 生理食塩水による洗浄量は，「Grade × 3L」が望ましい．

Type	創の大きさ	汚染度	軟部組織損傷など
Ⅰ	< 1cm	小	小
Ⅱ	> 1cm	中	中，筋組織の挫滅
ⅢA	> 10cm	大	大，皮膚被覆可能
ⅢB			大，皮膚欠損，被覆不能
ⅢC			大，神経・血管損傷

[表 5] 開放骨折の Gustilo 分類

橈骨遠位端骨折の整復
- 遠位骨片が背側に転位する Colles 骨折と，掌側に転移する Smith 骨折に分類される．
- 整復を行うことで，骨折部の転位を矯正し，痛みや腫れを緩和する．整復位が良好であれば保存治療の適応となる．
- 整復する場合は，**十分な鎮痛（血腫ブロックなど）**ののち，手を牽引し遠位骨片を直接圧迫して整復する．
- 整復されたら，シーネと三角巾で固定する（Colles 骨折と Smith 骨折は整復法が逆になる）．

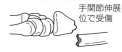
〈Colles 骨折〉
手関節伸展位で受傷

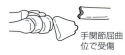
〈Smith 骨折〉
手関節屈曲位で受傷

[図 6] Colles 骨折と Smith 骨折

■ER での整形外科コンサルト基準

- 以下を認める場合は，特に緊急手術の適応となる場合もあり，整形外科に緊急コンサルトが必要！

① 開放骨折
② 脱臼を伴う骨折
③ 神経血管損傷を伴う骨折
④ コンパートメント症候群を疑う症例
⑤ 不安定型骨盤骨折
⑥ 大腿骨近位部骨折
　（特に大腿骨頸部骨折 Garden 1 〜 2）
⑦ 小児の骨折

[表 6] ER からコンサルトが必要な例
　　　（緊急手術の適応となる場合あり）

＜大腿骨近位部骨折の Garden 分類＞

- 大腿骨近位部骨折：頸部骨折は骨折のパターンにより Garden 分類Ⅰ〜Ⅳに分類される．
- ⅠとⅡは血流が維持されている可能性が高く，転位する前に緊急手術（骨接合術）を行うことが多いため，ER からのコンサルトが望ましい．
- 骨癒合が得られにくく，人工骨頭置換術の適応となるⅢとⅣや，大転子から小転子間での転子部骨折は受傷後 2 日以内に手術を行うことが望ましい．

stage Ⅰ　　　stage Ⅱ　　　stage Ⅲ　　　stage Ⅳ

外反陥入型　完全骨折，骨折　骨折面に部分的な　骨折面に完全な
　　　　　　面の転位なし　　転位あり　　　　転位あり

[図 7] 大腿骨頸部骨折の Garden 分類

■Disposition

- シーネ固定および痛み止め処方で対応可能な骨折であれば，後日の整形外科外来受診を説明して帰宅．
- **舟状骨骨折が疑わしい場合，明らかな骨折線が見えなくても外固定（サムスパイカ）を行い，7 〜 10 日後に X 線による再評価が必要．**
- 患者の状態，自宅環境なども考慮して入院適応を判断すること．

- 下腿以遠は皮下組織が薄いため，骨折に伴う水疱などの皮膚合併症が起こりやすいため，安静目的の入院が望ましいことがある．
- 入院する場合は，翌日に手術になる可能性もあるため絶食とする．
- 脊椎圧迫骨折は，神経症状がなく自宅からの通院が可能なら必ずしも入院は必要ない．整形外科で後日コルセットを採型するため，ER では外固定はしなくてもよい．

〈参考文献〉
1) 内田淳正，他．ビジュアル基本手技シリーズ カラー写真でみる！ 骨折・脱臼・捻挫．改訂版．東京: 羊土社; 2010.
2) 井上 博．小児四肢骨折治療の実際．2 版．東京: 金原出版; 2001.
3) 小野啓郎，他．図解 骨折治療の進め方．3 版．東京: 医学書院; 2008.
4) Sakuma M, et al. J Bone Miner Metab. 2008; 26: 373-8.
5) Bohm E, et al. Can J Surg. 2015; 58: 257-63.
6) Gustilo RB, et al. J. Bone Joint Surg. 1990; 72-A: 299-304.

緊急度 遭遇度

7 ▶ その他
④ 熱傷

著 松野 敬／医 小綱博之

Points
- 熱傷の部位，深度や範囲を正確に把握し，重症度に応じた対応を行う．
- 重症例ではABCの安定化を中心とした全身管理が必要となる！

■ Introduction

ERで診る熱傷は，局所療法のみでよい場合から集中治療を必要とするものまで，重症度は様々．緊急性の高い病態が隠れていることもあり，受傷原因，部位，熱傷面積，深達度などの総合的評価が重要（→気道熱傷の合併が疑われる場合は，「気道熱傷」の項目参照）．

■ 主訴

熱傷とそれに伴う創部痛，呼吸困難，嗄声など．

■ General & Vital signs

熱傷の程度や部位によりgeneralは様々．気道熱傷による気道および呼吸の異常や，一酸化炭素（CO）中毒やシアン中毒による意識障害に注意．

■ 問診・診察

問診
- 受傷機転，原因，合併症の有無の確認
  - 受傷機転：火災，爆発，熱湯，化学物質，電撃傷など
  - 原因：事故，認知症など認知機能低下による火の不始末など
  - 合併症：自動車事故，転落，爆発，雷撃などによる鈍的損傷，他
- 低温熱傷を疑う病歴：カイロや湯たんぽの使用，電気治療の長期使用など
- 気道熱傷を疑う所見：閉鎖空間での火災や爆発，顔面熱傷，喘鳴，嗄声，呼吸促迫，低酸素血症，鼻毛の焦げ，口腔内のスス付着など
- **CO中毒やシアン中毒を疑う所見：悪心・嘔吐，頭痛，倦怠感，息切れ，めまい，意識障害，頻呼吸（徐呼吸），頻脈（徐脈），痙攣，錯乱，心室性不整脈，肺水腫など**
- 体重（輸液量の算出に用いる）

診察
- 熱傷部位，深度，範囲の把握（気道，顔面・手・会陰部など特殊部位の評価も重要）

Points
- CO中毒では低酸素血症があってもSpO_2は正常値を示すことがあるため注意！
- シアン中毒は，火災現場での傷病者の約35％に認められ，CO中毒に合併することが知られている．しかし，迅速な血中濃度測定はできず，またCO中毒と重複することから，常にその可能性を念頭においた診療が必要．
- 乳幼児・小児の熱傷は虐待・ネグレクトなどの可能性も常に考慮する！

- 深度: Ⅰ〜Ⅲ度
  → 最初の2〜3日は進行することに注意

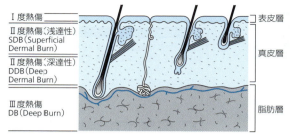

Ⅰ度熱傷
Ⅱ度熱傷〈浅達性〉SDB（Superficial Dermal Burn）
Ⅱ度熱傷〈深達性〉DDB（Deep Dermal Burn）
Ⅲ度熱傷 DB（Deep Burn）

表皮層／真皮層／脂肪層

[図1] 熱傷深度の分類

Memo

✐ Ⅲ度熱傷を疑う所見
Ⅲ度熱傷面積は予後因子でもあり，その有無および面積を評価する必要がある．Ⅲ度熱傷は皮膚全層が障害された状態で，視診上の特徴（白色・褐色レザー様，羊皮紙様，脱毛，乾燥），症状（無痛性）が特徴．

- 面積：9の法則（成人），5の法則（幼児〜成人），Lund and Browderの式（0歳〜成人），手掌法（局所の場合）

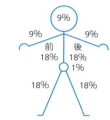

[図2] 9の法則〔日本熱傷学会．熱傷診療ガイドライン（改訂第2版）．2015より〕

Memo

✐予後推定因子: Prognostic Burn Index(PBI)
✐年齢＋ BI
✐PBI>120; 致死的（救命限界）, PBI>100; 予後不良, PBI<70; 生存の可能性が高い

■重症度判定 [1]

① Artz の基準: 表 1 参照
② Burn Index（BI）:
Ⅲ度熱傷面積(%) ＋〔1/2 × Ⅱ度熱傷面積(%)〕
※ 10 ～ 15 以上で重症

重症熱傷
・ Ⅱ度 30% TBSA 以上
・ Ⅲ度 10% TBSA 以上
・ 顔面，手，足のⅢ度熱傷
・ 気道熱傷の合併
・ 軟部組織の損傷や骨折の合併
・ 電撃傷
中等度熱傷（一般病院で入院加療を要するもの）
・ Ⅱ度 15 ～ 30% TBSA のもの
・ Ⅲ度 10% TBSA 以下のもの（顔，手，足を除く）
軽症熱傷（外来で治療可能なもの）
・ Ⅱ度 15% TBSA 以下のもの
・ Ⅲ度　2% TBSA 以下のもの

TBSA: Total Body Surface Area（＝総体表面積）

[表 1] Artz の基準

Memo

✐血中 CO-Hb 濃度は，動脈血と静脈血で同じであることが報告されており，必ずしも動脈採血をする必要はない.
✐火災現場（特に閉鎖空間）からの傷病者で，血中乳酸値 10mmol/L 以上や持続性のアシドーシスを呈する場合には，シアン中毒の可能性が高い.

■検査

・ **血液検査**: 血算，生化学，CK，凝固系，乳酸値.
・ **動脈血液ガス**: 低酸素血症や末梢循環不全，代謝性アシドーシス，CO-Hb（CO 中毒）の確認.
・ **尿検査**: ヘモグロビン尿（大量溶血），ミオグロビン尿（横紋筋融解症）の有無.
・ **心電図**: CO 中毒に伴う不整脈，心筋虚血の有無の確認.
・ **胸部 X 線**: 合併損傷や肺水腫のチェック.
・ **気管支鏡**: 気道熱傷が疑われる場合に施行. 気道内のススや浮腫の程度など評価.

■ER での治療

① ABC の確保と「誰か〜 !!　Ⅳ，O₂，モニター !!」
　A: **気管挿管**（気道熱傷が疑われる場合）
　B: **酸素投与**〔肺水腫，拘束性換気障害（胸郭熱傷），ARDS の可能性を考慮〕
　　　CO 中毒には高濃度酸素投与が必要！
　　　→疑った段階で 100% 酸素を高流量で投与
　C: **輸液全開**（成人は 15% TBSA 以上，小児は 10% TBSA 以上で初期輸液が推奨される）

Parkland 法（Baxter 法）

受傷後最初の 24 時間で投与する**総輸液量**
(mL/日) = 4 ×熱傷面積 (%) ×体重 (kg)

- 最初の 8 時間で半分を，次の 16 時間で残り半分を投与．
- 等張電解質輸液（乳酸リンゲル液など）を用いる．
  ※尿量は 0.5mL/kg/hr 以上が目標！
  ※近年，ABLS のガイドラインで，Baxter 法の半分量で輸液を開始し，尿量で増減する方法が推奨されている．

② 創部の処置

流水による 20 分以上の冷却・洗浄．
- 氷水・氷での冷却は避ける！ 低体温に注意！ 消毒しない！ 水疱を破らない！
- 3cm 以上の水疱と可動性のある水疱は自壊するリスクが高いため，清潔環境で穿刺吸引．
- 自壊した水疱は水と石鹸で洗浄し，壊死した皮膚組織は丁寧に除去．
- 形成外科や皮膚科コンサルトを考慮．

★ I ～ II 度熱傷

□リンデロン VG 軟膏＋アズノール軟膏
　（リンデロン VG 軟膏は 3 日間のみ使用）
- 創傷被覆材を用いてもよい．
□非固着性シリコンガーゼ（トレックス®ガーゼ，メロリン®ガーゼ）

★ III 度熱傷

- 壊死組織（白色）は基本的に切除する．初期は浸出液が多いため，患肢を挙上．
- 滲出液が多い急性期の被覆材としては**抗菌性創傷被覆・保護材（アクアセル Ag®）**が優れている．ただし感染の可能性があれば被覆材は避ける．
- 壊死組織除去：ブロメライン軟膏．
- 感染予防：ゲーベンクリーム．滲出液が多い時はイソジンシュガーパスタ®，ユーパスタ®など．

③ その他

- **ステロイド投与，予防的抗菌薬投与は推奨されない．**
- 一酸化炭素中毒では，100%酸素投与の他，高圧酸素療法が適応となることもある（→「気道熱傷」の項目参照）．

- シアン中毒に対しては, ヒドロキソコバラミン(ビタミン B$_{12}$製剤) を投与.
  - □ヒドロキソコバラミン（シアノキット®）5g
    生食 200mL に溶解し, 15 分以上で点滴静注

■減張切開
- 躯幹や四肢の全周性にわたる DDB ～ DB では, 熱傷後の蘇生に伴い末梢循環障害や呼吸障害, 尿量減少などを引き起こすことがあるため, 減張切開を考慮する.
- 形成外科（皮膚科・外科）に緊急コールを行い, 皮下組織までの焼灼切開（時には筋膜切開）を行う.
- 減張切開のタイミングは, 熱傷の程度や施設によっても異なるが, 予防的に来院直後に ER で行うこともまれではない.

■ Disposition
- 入院の判断は Artz の基準で判断.
- 軽症例は帰宅可能. 熱傷の創部処置フォローのために形成外科や皮膚科の外来を予約する.
- 中等症ならびに重症熱傷, 特に重症熱傷は熱傷センターまたはそれに準じた施設への搬送を考慮する.

〈参考文献〉
1) 日本熱傷学会. 熱傷診療ガイドライン(改訂第 2 版). 2015.
2) 日本外傷学会, 他編. 外傷初期診療ガイドライン. 改訂第 5 版. 東京: へるす出版; 2016. p.187-93.
3) Saffle J, et al, editors. Practice Guidelines for Burn Care. American Burn Association, 2001.
4) Chung KK, et al. J Trauma. 2009; 67: 231-7.
5) Touger M, et al. Ann Emerg Med. 1995; 25: 481-3.
6) 熱傷診療ガイドライン. 日皮会誌. 2011; 121: 3279-306.
7) 岩崎泰昌, 他. 日救急医会誌. 2014; 25: 797-803.
8) Anseeuw K, et al. Eur J Emerg Med. 2013; 20: 2-9.
9) Sauer SW, et al. Ann Emerg Med. 2001; 37: 635-41.

緊急度 😷😷😷😷　遭遇度 😷😷

7 ▶ その他
⑤ 眼科救急疾患

［著］佛坂扶美 / ［責］山内素直

Points

- 迅速なコンサルトが必要な，眼科緊急疾患を適切に判断する！
- 鑑別疾患に応じて，適切で丁寧な眼科診察を心がける！
- 視力の機能的予後に直結するため，判断に迷ったときには迷わず眼科コンサルト！

■ Introduction

ERでの眼科診療で最も重要なことは，その**緊急性を適切に判断すること**である．それはつまり，「失明につながる疾患かどうか」を的確に見分けることであり，常に丁寧な病歴聴取と適切な診察所見を心がけ，多岐にわたる眼科緊急疾患の中から正しい診断を導き出す姿勢が求められる．

■ 主訴

「急に目が見えなくなった」，「目が赤い」，「目が痛い」，「ぼやけて見える」，「何かが飛んできて目に入った」など．

視力低下　※**突然発症，急激な進行は危険信号！**
視野欠損，眼痛，瘙痒感，充血，めやに，眼球異物，眼球打撲後など．

■ General & Vital signs

眼症状のみの場合，全身状態は良好でバイタルも落ち着いていることが多い．

■ 鑑別診断

- 眼科緊急疾患は，大きく**外傷性か非外傷**に分類することができる．さらに，眼科専門医による治療介入までの猶予時間をもとに，代表的なものをまとめると以下のようになる．

	緊急コンサルト	待機的コンサルト
外傷性	眼化学外傷（特にアルカリ外傷） 眼球開放創 眼窩コンパートメント症候群	角膜異物，眼窩吹き抜け骨折 外傷性視神経症 眼瞼裂傷（涙小管断裂が疑われる場合は準緊急）
非外傷性	急性緑内障発作 網膜中心動脈閉塞症（CRAO） 細菌性眼内炎	網膜剥離，硝子体出血 眼窩蜂窩織炎，感染性角結膜炎 視神経炎（MSなど），ぶどう膜炎

緊急コンサルト：夜間，休日でも直ちにコンサルト
待機的コンサルト：翌日以降まで待てるもの

［表1］眼科救急疾患

Memo

🖉 痛みで診察や洗浄が困難な場合、眼科表面麻酔薬（ベノキシール®）を用いる。

🖉 必須診察項目は「3つのP」（= 視力、眼圧、瞳孔）と覚える！
「視力」の一般的な英訳は "Visual Acuity" だが、覚えやすいように "Power" もしくは "Perception（＝見え方）" とした）。

■ 問診・診察

問診

詳細な現病歴の聴取．自覚症状（霧視，虹視症，眼痛，頭痛，充血），全身性の随伴症状（発熱など），外傷歴（化学外傷を含む），全身疾患の既往歴（膠原病，アレルギー），感染症歴（性感染症），家族歴，内服歴など．

診察

① 視力（Power/Perception）：両眼の視力測定は必須！ 対面法で視野の確認も．
② 眼圧（Pressure）：正常眼圧は 10 ～ 21mmHg
③ 瞳孔（Pupil）：瞳孔径や形状，直接＋間接対光反射，RAPD（Relative Afferent Pupillary Defect）の確認．

＜RAPD（相対性瞳孔求心路障害）＞

・RAPD とは，視神経（視交叉より手前）や網膜の障害による瞳孔反応の求心路の異常で，これを検出する診察方法として swinging flashlight test（交互対光反応検査）がある．

・RAPD が存在する場合，ペンライトの光を 1 秒ほどの間隔で左右交互に当てると，健眼は正常な縮瞳と散瞳を繰り返すが，患眼は，光が当たっても散瞳する（健眼に光を当てたときに起こる間接反応に比して，患側に光を当てたときの直接反応の方が弱いため）．

患眼　　　健眼

平常時

 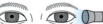

①健眼への光刺激に対する間接対光反射で患眼は縮瞳．

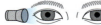

②RAPDのため，直接対光反応が弱く，患眼は散瞳．

[図 1] RAPD の所見

Points

⯈眼球開放創を疑う所見（眼球異物の突出，硝子体脱出，眼窩内構造物の脱出など）があれば，患部周囲を眼帯で保護し，眼球を圧迫しないように心がけ，急いで眼科医にコンサルトする．

Memo

⯈リトマス紙がない場合，ウロペーパー（尿検査用試験紙）のpHの枠に涙液を滴下することで代用できる．通常，涙液は弱アルカリ性なので，化学外傷の場合は涙液が弱アルカリ性になるまで洗浄が必要となる．

⯈アルカリ性物質（石灰，セメントなど）は蛋白質を溶解し，組織に浸透するため重症化しやすい．

④ 眼球およびその周辺（眼瞼，結膜，涙管など）の詳細な診察
- 結膜充血や出血，角膜浮腫，前房出血や前房蓄膿（座位にしないと見逃す）などの視診．
- 異物を疑う場合，必ず上下の眼瞼を翻転させて隅々まで確認．
- 緑内障を疑うとき，眼球の硬さを触診．
- 眼球運動の確認→眼球運動制限（神経麻痺，吹き抜け骨折に伴う外眼筋の絞扼など）や，複視の出現の有無．

■検査

- **視力検査**：ランドルト環などの視標を用いた測定．**以前の視力からの変化も重要**．
- **眼圧検査**：≧ 30mmHg で緑内障を疑う．**眼球開放創が疑われる場合は禁忌！**
- **細隙灯顕微鏡検査**：異物や角膜損傷（感染性角膜炎，角膜異物，電気性眼炎）の確認．
  → 「フルオレセイン角膜染色＋青色光」で，角膜上皮の欠損の有無やその形状を詳しく観察．
  → 眼球開放創を疑う場合は Seidel（ザイデル）テストも行う．
- **眼球エコー**：網膜剥離，眼球異物，硝子体出血などの検出に有効．
- **眼底検査**：網膜中心動脈閉塞症，網膜剥離，硝子体出血を疑うとき．
- **CT**：眼球内異物や眼窩骨折，外傷性視神経症（視神経管骨折），眼窩蜂窩織炎を疑う時．
- **その他**：化学外傷の場合は，リトマス紙を用いた pH 測定など．

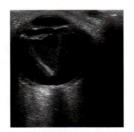

[図 2] 網膜剥離のエコー像
(G Balachandran 先生のご厚意により許可を得て掲載．Radiopaedia.org, rID: 5695)

<Seidel（ザイデル）テスト>

- 角膜の穿孔や裂傷が存在する場合，フルオレセイン角膜染色をすると，損傷部位から染色液が流れ出てくるように見える．

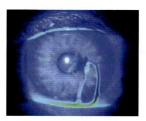

[図3] Seidel テスト陽性の所見

■ER での治療

	病歴・所見・検査など	ER での対応
眼化学外傷	・疼痛，視力低下，結膜充血など． ・原因物質の同定． ・pH，角膜損傷の程度を確認（アルカリ性は重篤化しやすい）．	・pH が中性（7.0）になるまで，**生理食塩水（もしくは蒸留水）で十分に洗浄**． ・pH が確認できなければ，最低でも 1〜2L で洗浄． ・**迅速に眼科へコンサルト**．
眼球開放創	・瞳孔不整，形状異常など． ・**Seidel（ザイデル）テスト陽性**．	・眼球を圧迫しないよう，タリビッド眼軟膏®を塗布して眼帯で保護． ・疼痛コントロール ・迅速に眼科へコンサルト．
眼窩コンパートメント症候群	・外傷による球後血腫の急速な増大などによる． ・**急激な視力低下，眼圧上昇，眼球突出**など．	・緊急で**外側眼角切開術**が必要となる場合もある（早期に認識することが最も重要!!）． ・迅速に眼科医にコンサルトする．
急性緑内障発作	・眼痛，虹視，霧視などの訴えの他，頭痛で受診することもある． ・**眼圧測定と瞳孔診察（散瞳）が重要**．	・**20%マンニトール 1〜3g/kg を 30 分で点滴静注** ・**1%または 2%ピロカルピン（サンピロ®点眼液）を 10 分ごとに点眼（5〜10 回まで）** ・アセタゾラミド（ダイアモックス®）250mg 内服
網膜中心動脈閉塞症	・突然の**無痛性**の視力低下（黒内障） ・眼底検査で "cherry red spot"	・**眼球マッサージ**（臥位で眼球を指で圧迫→解除） ・t-PA が有効な可能性あり． ・治療開始は 100 分以内に！

[表2] 各疾患の診察所見と治療（次頁につづく）

	病歴・所見・検査など	ER での対応
網膜剥離	• **無痛性**の視力低下. 飛蚊症症状. • **眼球エコー**が有用（硝子体の中に線状の構造物が浮遊して見える）.	• 24 時間以内に眼科コンサルト • ER での網膜剥離に対する眼球エコーの感度は高くない[4] ため, 疑う例では必ず眼科へ紹介する.
眼窩蜂窩織炎	• 眼窩周囲の炎症に加え,「目を動かすと痛い」などの訴え. • 発熱などの全身症状を伴うことも. • 眼球突出, 眼球偏位, 眼球運動障害などを認める場合は要注意. • 髄膜炎や海綿静脈洞血栓を起こすこともあり, 緊急性が高い. • 疑ったら**眼窩部 CT**！	• **早期に認識することがなにより重要！** • **眼窩隔膜前蜂窩織炎（眼窩周囲蜂窩織炎）との鑑別**が必要. • 疑った段階で抗菌薬治療を開始. • ときに外科的ドレナージが必要となることも.

[表 2] 各疾患の診察所見と治療（つづき）

■ Disposition

• 眼科緊急疾患の場合は, 速やかに眼科医の指示を仰ぐ.
• 「視力」という, 非常に重要な機能の予後に直結するため, 判断や対応に迷う時は, 迷わず眼科にコンサルトする.

〈参考文献〉
1) 眼科 ER まるごとマスター ―緊急性から考えようエマージェンシー. 東京: メジカルビュー社; 2007.
2) 今日の眼疾患治療指針. 東京: 医学書院; 2000.
3) Prabhat K, et al. Am Fam Physician. 2007; 76: 829-36.
4) Kim DJ, et al. Acad Emerg Med. 2019; 26: 16-22.

SPAM マスコット誕生秘話

～こうしてブタちゃん（名前はまだない…）は生まれた～

　私は卒後臨床研修一期生として未知の制度に投げ込まれた世代である．学生時代から顕微鏡を通した組織像の美しさに魅せられ，将来の専攻は病理学と決めていた．しかし，臨床の現場を知らないとカルテすら読めないため，臨床研修の導入は好意的に捉えていたように思う．一方で，いかんせん前情報がなかったため，何処で研修を積むかは極めて難しい問題であった……はずだが，実は私，浦添総合病院しか見学してません．ハシゴを外されたら記念すべき研修浪人一期生になるところであった．

　当時の浦添総合病院は研修病院としての実績はほとんどなかったが，全国に先駆けて地域医療支援病院に認定された施設としては有名であった．以前から沖縄の先鋭的な臨床教育には憧れがあり，さらに群星沖縄臨床研修プロジェクトという全国に類を見ない病院群での研修プログラムにも興味を引かれた．そこで，学部6年時に福岡での大規模病院説明会に参加し，プロジェクトの代表として登壇された宮城征四郎先生と合流する形で沖縄へ見学に行く段取りをつけて頂いた．その沖縄への機中で，本来は奥様が隣席に予約されていたところを私に変えていただき，宮城先生とご一緒させていただいたのは今でも貴重な思い出である．

　機中にて宮城先生に『病理医になる前提で，沖縄で本当の臨床の経験を積みたいです．』と胸の内を打ち明けた．正直なところ，将来的に臨床医として沖縄の医療に貢献することができないであろうことに後ろめたい気持ちもあり，臨床に興味のないヤツなぞ要らん，などとお叱りを受けることも覚悟していた．しかし，宮城先生はうんうんとうなずきながら，「それは素晴らしいね．病理医は少なくて困っている．是非，群星で臨床研修をやっていきなさい．」との温かいお言葉を頂いた．体細胞一個一個の遺伝子発現が"YES"の方向に転写活性化していたため，その場で研修先を決めてしまったわけだが，我ながら英断だった．人生，大事な決断であればあるほど考える時間は少ないものだし，それまでにどのような生き方をしてきたのかが問われる瞬間である．私の即断に対して当時研修管理委員長だった井上徹英先生からは，『然るべきタイミングで然るべき判断ができるのも重要な資質だ！』と激励の言葉をかけていただいた．余談だが，私の嫁さんにも同じノリでお付き合いを始めてすぐにプロポーズしたのだが，さすがにこれは調子に乗りすぎていたみたいでかなりドン引きされてしまった．あれはどうも然るべきタイミングではなかったようだし，そっち方面の資質はなかったようです．いや，井上先生のせいだとかは一言も言ってないですよ．

327

浦添総合病院に集まった同期の研修医は，全国津々浦々から非常に個性豊かな面子が揃っていた．当初は病理志望とか打ち明けるとゼク呼ばわりされて変人扱いされないだろうかと不安だった．しかし強烈な個性の塊に囲まれていると，自分が普通の人間で良かった，という安心感を通り越して，むしろ自分のキャラ弱すぎて霞んでんじゃね？　という焦燥感すら感じた．しばしば喧嘩をすることもあったが，充実した研修生活が送れたのは同期のおかげである．みんな，元気でやってるかな？　私はすっかり臨床医ではなくなってしまったが，代わりにみんなが素敵なお医者さんになってくれていることでしょう．

　そんな研修中のある日，運命的なオファーを受けたことを今でも鮮明に覚えている．「ゼクちゃんさぁ（注：病理解剖時にテンション上がりすぎて結局あだ名はゼクになっていた），今度救急のトレーニングコース作ることになったんだけどマスコット描いてくんない？」……と，確か研修2年目の後半だったかな，恐らく同期のF先生からこんなチャラい感じで頼まれたような気がする（今となっては記憶が全く鮮明でない）．その名は「SPAM」．え？　あのゴーヤチャンプルーによく入っている，通称「ポーク」の沖縄ソウルフード??　コースの内容をよく聴いてみると，酸素投与，ライン確保，モニター装着の基本技術を身につけることから始まる浦添総合病院発のプログラムらしい．その洗練されたコンセプトを聴いた刹那に，ブタちゃんをモデルに三点セットを盛り込むアイデアが，それこそ脳裏に電撃が走るように浮かんだのである．その過程に言葉が介在する余地などなく，あとは内発的に湧き上がる衝動をスケッチブックに投影させたものがあのSPAMのブタちゃんマスコットである．……と，SPAMマスコット誕生秘話の一番重要なプロセスを『言葉では説明できません』とか放棄している時点でこのコラムの趣旨が崩壊しているが，本当に完成度の高いものってそういうものなんだよね，たぶん．そんな我が分身は，コースで使用する冊子やSPAM特製Tシャツの胸にもあしらわれ，皆から愛されているようであった．2年の研修を修了したのち，達者でな，という気持ちをブタちゃんに託し，私は病理学の修行を積むために沖縄を後にし上京した．

　それからすっかり臨床から離れ，病理診断と基礎研究に明け暮れながら十余年が過ぎたある日，当時面識のなかった浦添初期研修の後輩である山内素直先生から突然メールにて連絡を受けた．SPAMのガイドブックを中外医学社から出版する予定で，なんとマスコットがまだ健在であり，新たにイラストを描いて欲しいというのだ．正直なところ，SPAMの輪がまだ拡がり続けていることを予想だにしていなかったし，ブタちゃんがまだ生きているとは夢にも思っていなかった．私は走りながら考えることのできない人間なので，救急医療に貢献することなどなかろうと思っていたのだが，こんな形で私の分身があのつぶらな瞳でずっとずっと若い研修医のトレーニングを見守ってくれていただなんて．遠く遠く離れていた糸を

太平洋を飛び越えて紡いでくれた山内先生には感謝の念が絶えないし，その行動力にはただただ感服するのみである．ガイドブックの全然隠れていない隠し味として，喜んで協力させていただいた．

　私の中での臨床経験は沖縄でのそれが全てである．病理診断の申込書に込められた臨床医の熱い想いから思い出されるのはいつでも沖縄の先生方のそれであり，病理標本の先に思い浮かべる患者様やご家族の笑顔や涙は，いつでも沖縄で勉強させていただいた方々のそれである．そんな現場最前線から生まれたこのER診療ガイドブックが，全国の迷える研修医の皆さんの道しるべとなってくれることを，我が分身とともに願ってやまない．

2019年10月吉日

松坂　恵介

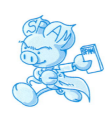

索引

■あ

アスピリン	232
アスピリン喘息	54
安曇野クライテリア	301
アドバンスド・ケア・プランニング	49
アドレナリン	28
アナフィラキシー	26
アナフィラキシーショック	26, 84
アニオンギャップ	133
アルコール性ケトアシドーシス	132
アルテプラーゼ	225

■い

胃・十二指腸潰瘍	151
意識障害	116
異所性妊娠	184
（痛みの）OPQRST	15
イダルシズマブ	221
一過性脳虚血発作	226
一酸化炭素中毒	35, 317
遺伝性血管神経性浮腫	27
医療・介護関連肺炎	43
院内肺炎	43
インフルエンザ	250

■え

壊死性筋膜炎	258
エダラボン	225
エプリー法	204

■お

オクトレオチド	154
オタワ足関節ルール	306
オメプラゾール	153

■か

カルシウムサイン	239
川崎病	299
眼化学外傷	325
眼窩コンパートメント症候群	325
眼窩周囲蜂窩織炎	326
眼窩蜂窩織炎	263, 326
眼球開放創	325
肝硬変	137
肝性脳症	136
感染性胃腸炎	145
感染性心内膜炎	269
カンピロバクター	147

■き

9の法則	318
気管支喘息発作	51
気胸	62
危険なバイタルサイン	12
キサントクロミー	214
気道異物	30
気道確保	20
気道緊急	20
気道熱傷	34
急性冠症候群	228, 234
急性喉頭蓋炎	22
急性上気道炎	250
急性腎障害	274
急性膵炎	176
急性前庭症候群	201
急性大動脈解離	238
急性虫垂炎	156
急性緑内障発作	325
胸腔ドレーン	68
胸部突き上げ法	33
虚血性腸炎	151
起立性低血圧	125
緊急透析の適応	277

331

緊張性気胸　62

■く

クッシング現象　212, 218
クモ膜下出血　212
クラミジア　192
グラム染色　242
クリニカルシナリオ分類　100
グルカゴン　28, 112, 122
グルコン酸カルシウム　113

■け

経口血糖降下薬　123
経口補水液　141, 147
茎捻転　190
経皮的冠動脈
　インターベンション　232
痙攣　206
下血　149
血管迷走神経反射　125
血腫除去術　221
血栓溶解療法　225
血便　149
減張切開　321

■こ

高圧酸素療法　36
高カリウム血症　287
高血圧性脳症　198
高血糖高浸透圧症候群　132
喉頭浮腫　30
高ナトリウム血症　280
項部硬直　265
骨折　309
骨盤内炎症性疾患　192
コンパートメント症候群　310

■さ

3%食塩水　285
ザイデルテスト　325
サムスパイカ　312
サンフランシスコ失神ルール
　130

■し

ジアゼパム　211
シアン中毒　35, 317
シーネ固定　311
ジギタリス　113
市中肺炎　43
失神　124
ジフェンヒドラミン　28
舟状骨骨折　310
修正 Duke 診断基準　272
修正 LRINEC スコア　261
修正 MRC 息切れスケール　57
シュガートング　312
出血量の計算　219
循環血漿量減少性ショック　93
消化管出血　149
上気道閉塞　18
症候性徐脈　110
硝酸イソソルビド　232
硝子体出血　322
小児の発熱　297
静脈洞血栓症　197
上腕骨顆上骨折　310
食道静脈瘤破裂　151
ショック　84
徐脈　110
徐脈ショック　94
ジルチアゼム　109
腎盂腎炎　255
神経原性ショック　84
心原性ショック　93
新鮮凍結血漿　220
心タンポナーデ　84
浸透圧性脱髄症候群　285
蕁麻疹　26

■す

髄液検査　267
髄膜炎　264
スタンフォード分類　239
頭痛　196
ステロイド　54
ストライダー　18

■せ

精巣上体炎	293
精巣捻転	293
前庭神経炎	200
前方引き出しテスト	305
前立腺炎	256

■そ

総水分量	282
相対性瞳孔求心路障害	323
足関節捻挫	303
側頭動脈炎	198
速効型インスリン	135

■た

大腿骨近位部骨折	310
大腸憩室炎	160
大腸憩室出血	151
胆管炎	165
短時間作用型吸入β刺激薬	54
短時間作用型吸入抗コリン薬	
	54
胆石性膵炎	180
胆石発作	165
胆嚢炎	165

■ち・つ

チアミラール	211
チアミン	123
チオペンタール	211
窒息	30
中手骨骨折	310
腸管出血性大腸菌	145
チョークサイン	18
直接作用型経口抗凝固薬	221
チョコレート嚢胞	190
椎骨動脈解離	197

■て

低カリウム血症	290
低血糖	120
低ナトリウム血症	283
デキサメタゾン	25

てんかん	206

■と

橈骨遠位端骨折	314
橈骨頭骨折	310
糖尿病性ケトアシドーシス	132
吐血	149
トラネキサム酸	220
トリプタン製剤	199
ドンペリドン	147

■な

内反ストレステスト	305
ナトリウム排泄分画	275

■に

20%マンニトール	216, 220
ニカルジピン	215, 241, 220
ニトログリセリン	232
尿路感染症	254
尿路結石症	293

■ね

熱射病	139
熱傷	317
熱中症	139

■の

脳梗塞	222
脳室ドレナージ	221
脳出血	218
脳底動脈解離	197

■は

肺炎	43
敗血症性ショック	92
肺塞栓症	70
背部叩打法	33
ハイムリック法	32
羽ばたき振戦	137
バンコマイシン	25
反跳痛	157
汎発性腹膜炎	160

■ひ

ピークフロー	52
ヒスタミン中毒	26
肥大型心筋症	128
ヒドロキソコバラミン	321
ヒドロコルチゾン	94
皮膚軟部組織感染症	258
頻脈	104
頻脈性心房細動	108

■ふ

ファモチジン	28
不安定狭心症	234
フェノバルビタール	211
副腎不全	94
腹部突き上げ法	32
腹膜刺激症状	157
不整脈源性右室心筋症	128
不足水分量	282
フルオレセイン角膜染色	324
フルニエ壊疽	258
プロトロンビン複合体製剤	220
プロプラノロール	240
プロポフォール	211
分岐鎖アミノ酸製剤	138

■へ

閉塞性ショック	84
ベラパミル	109
ヘルペス脳炎	268
便中白血球	146
便培養	147

■ほ

| 蜂窩織炎 | 258 |
| ホスフェニトイン | 211 |

■ま・み

麻黄湯	251
マルファン症候群	238
マロリー・ワイス症候群	151
慢性閉塞性肺疾患	56
ミダゾラム	211

■め

メチルプレドニゾロン	28
メトクロプラミド	147
メニエール病	200
めまい	200

■も・ゆ

網膜中心動脈閉塞症	325
網膜剥離	326
輸血の適応	154

■よ

陽イオン交換樹脂	288
溶血性尿毒症症候群	145
腰椎圧迫骨折	310
腰椎穿刺	214, 264

■ら

ラクツロース	138
卵巣出血	188
卵巣腫瘍茎捻転	190
卵巣腫瘍捻転	182

■り

リベロ・カルバロ徴候	57
硫酸マグネシウム	292
良性発作性頭位めまい症	200
緑内障発作	198
淋菌	192
輪状甲状間膜穿刺	20
輪状甲状靭帯切開	20

■れ

| 冷却法 | 141 |
| レベチラセタム | 211 |

■A

ABCD^2 スコア	226
A-DROP	50
AIUEOTIPS	117
AKI	274
Alvarado スコア	159
Artz の基準	319

acute vestibular syndrome 201

B

βハイドロキシ酪酸 133
barcode sign 64
Baxter 法 320
BPPV 200
Brudzinski 徴候 265
burn index 319

C

cardiogenic ショック 93
Charcot 3 徴 166
Child-Pugh 分類 137
CO_2 ナルコーシス 59
CO-Hb 35
COPD 56
CO 中毒 198, 317
Cullen 徴候 177

D

de Winter's T waves 230
deep sulcus sign 66
discriminatory zone 185
Dix-Hallpike 試験 202
DKA 132
double decidual sac sign 185

E

E. faecalis 257
early CT signs 224
Enterococcus 257
ERCP 180

F

Fitz-Hugh-Curtis 症候群 193
FOOSH 310

G

Garden 分類 315
GI 療法 288

Glasgow-Blatchford スコア 152
Grey-Turner 徴候 177
Gustilo 分類 314
Gutter splint 313

H・I・J

HACEK 271
Hamman 徴候 58
head impulse test 203
HEART スコア 235
HHS 132
Hinchey 分類 161
HINTS テスト 202
Hoover 徴候 57
Hunt & Kosnik 分類 216
hyper acute T 229
hyperdense MCA sign 224
hypovolemic ショック 93
I ♡ ABCDE APProach 40
Jónsson 分類 52

K・L

Kernig 徴候 265
killer sore throat 250
Kussmaul 呼吸 132
lung sliding 64

M

McBurney 点の圧痛 157
mMRC 息切れスケール 57
Murphy 徴候 166

N

NIHSS 218
NSTEMI 234

O

obstructive ショック 93
obturator 徴候 157
Ottawa SAH Rule 213

P

Parkland 法 320

索引

PAT	297
PEF	52
PERC Rule	73
POUND スコア	198
primary approach	8
psoas 徴候	157

■Q

qSOFA	44
QT 延長症候群	104

■R

RAPD	323
Reynolds 5 徴	166
RICE 処置	307
Rovsing 徴候	157
rt-PA	225
RUSH（rapid ultrasound in shock）exam	86

■S

seashore sign	64
secondary approach	14
Seidel テスト	325

Sengstaken-Blakemore チューブ	154
septic ショック	92
Sgarbossa's Criteria	231
shared decision making	215
SIADH	283
SNOOP	197
SPAM のポーズ	9
STEMI	228
STEMI Equivalents	230
Stevens-Johnson 症候群	26

■T・U

thumb sign	23
TIA	226
Todd 麻痺	206
Tokyo Guidelines	165
Torsades de Pointes	214
UAP	234

■W

Wallenberg 症候群	200
Wellens syndrome	230
Wells' score for PE	72
WPW 症候群	104

監修者略歴

山内 素直（やまうち すなお）

2008 年筑波大学卒．浦添総合病院（沖縄県浦添市）で初期研修および後期研修（救急総合診療部）．元沖縄県フライトドクター．在沖縄米国海軍病院インターン，東京ベイ・浦安市川医療センター救急専攻医などを経て渡米．アイオワ大学病院で救急レジデンシー修了後，2018 年よりニュージャージー州にあるニューアーク・ベス・イスラエル・メディカル・センターで指導医および EMS/Disaster Medicine（プレホスピタル/災害医療）フェロー．2020 年春より，豊見城中央病院（群星沖縄臨床研修プロジェクト 基幹病院）救急科に赴任予定．

SPAM
浦添 ER 診療 ガイドブック   Ⓒ

発　行	2019 年 12 月 1 日	1 版 1 刷
	2019 年 12 月 20 日	1 版 2 刷
監修者	山　内　素　直	
著　者	浦添総合病院 SPAM 本制作グループ	
発行者	株式会社　中外医学社	
	代表取締役　青木　　滋	
	〒 162-0805　東京都新宿区矢来町 62	
	電　　話　　（03）3268-2701（代）	
	振替口座　　00190-1-98814 番	

印刷・製本／三和印刷（株）　　　　　　　〈MM・YI〉
ISBN978-4-498-16618-9　　　　　　　 Printed in Japan

JCOPY　＜（社）出版者著作権管理機構 委託出版物＞

本書の無断複製は著作権法上での例外を除き禁じられています．
複製される場合は，そのつど事前に，（社）出版者著作権管理機構
（電話 03-5244-5088，FAX 03-5244-5089，e-mail: info@
jcopy. or. jp）の許諾を得てください．